Rosalind Coward · Nur Natur?

Laß Dich nicht
verrückt machen,
glaub an Dich selbst
und genieße das Leben.

Uschi

Aug. 95

Rosalind Coward

Nur Natur?

Die Mythen der Alternativmedizin
Eine Streitschrift

Aus dem Englischen
von Thomas Lindquist

Verlag Antje Kunstmann

Erste Auflage 1995
von der Autorin für die deutsche Ausgabe bearbeitet.

Titel der Originalausgabe:
The Whole Truth. The Myth of Alternative Health, London 1989
Umschlaggestaltung: Frese & Göhler, München,
unter Verwendung eines Bildes von Anton Morris
Satz: Frese, München
Druck und Bindung: G.J. Manz, Dillingen
ISBN 3-88897-099-7

Inhalt

Einleitung

Therapien wie Homöopathie, Akupunktur und Reflexzonenmassage sind heute so weit verbreitet, daß man sie kaum noch als alternativ bezeichnen kann. Denkt man doch bei »alternativ« unweigerlich an Aktivitäten einer Minderheit, die sich gegen die anerkannte Praxis einer breiten Allgemeinheit stellt. Alternative Therapien dagegen, oder zumindest die Vorstellungen über Krankheit, Gesundheit und den Körper, die sie vertreten, sind heute in breiten Kreisen anerkannt. Zeitungen und Zeitschriften verbreiten sie, und eine Flut von Publikationen befaßt sich ausschließlich mit diesem Thema. Doch nicht nur die Alternativmedizin floriert; auch die Grenzen zur Schulmedizin sind durchlässiger geworden, und es ist heute nichts Ungewöhnliches mehr, wenn Heilpraktiker und Kassenärzte zusammenarbeiten.

Noch vor zwei Jahrzehnten hätte niemand diesen Wandel vorhergesehen. Nichts deutete in den sechziger Jahren darauf hin, daß Alexandertechnik oder Aromatherapie eines Tages nicht nur von Sonderlingen, sondern von weiten Kreisen der Bevölkerung praktiziert würden. Kaum jemand hätte in den siebziger Jahren auch nach einem Behandlungsansatz Ausschau gehalten, der körperliches, geistiges und seelisches Wohlbefinden miteinander verbindet. Damals sahen wir uns als optimistische Erben einer rationalen Gesellschaft. Jede Art von Aberglaube wurde abgelehnt, und selbst die Bemühungen der Kirchen um eine rationalistische Begründung ihrer Dogmen fanden wenig Anklang. Begriffe wie »Spiritualität« wurden nur unter Vorbehalt gebraucht, und niemand wäre auf die Idee gekommen, sie mit Gesundheit und Medizin in Verbindung zu bringen. Das wissenschaftliche Weltbild lieferte eine Erklärung der physikalischen Welt, die auch die Einstellung der Menschen zu ihrem Körper und ihrer Gesundheit beherrschte.

Seit den fünfziger und sechziger Jahren herrschte zudem in der Ärzteschaft und im Gesundheitswesen ein grundsätzlicher Optimismus, der sich von unseren heutigen Ängsten und Obsessionen im Zusammenhang mit dem Thema Gesundheit stark unterscheidet. Die meisten Infektionskrankheiten waren unter Kontrolle gebracht. Die Entdeckung eines wirksamen Impfserums gegen Poliomyelitis bezeichnete offenbar das Ende der Furcht vor verheerenden Epidemien. Eine verbesserte Hygiene, erfolgreiche Behandlungsmethoden in der ärztlichen Praxis sowie die Vervollkommnung chirurgischer Techniken nährten die Vorstellung, es gäbe kaum noch unbehandelbare Krankheiten. Und in den Sozialstaaten Westeuropas galt Gesundheit zum ersten Mal in der Geschichte als ein Recht, auf das jeder Bürger Anspruch erheben konnte. Im Krankheitsfall sprang das Gesundheitswesen ein, und die gebotenen Therapien und Heilmittel waren allen zugänglich. Natürlich gab es auch unheilbare Krankheiten wie Krebs, die mächtigen Tabus unterlagen. Aber auch hier verbreitete das medizinische Establishment die Zuversicht, daß es nur eine Frage der Zeit wäre, bis man entsprechende Heilmethoden entdeckte. Es schien, als verfügte die Ärzteschaft über anerkannte und erprobte Therapien für die meisten Krankheiten. Und wo das Wissen fehlte, dort arbeitete die Forschung.

Andererseits waren die Menschen fatalistischer eingestellt. Es gab chronische Krankheiten, die wahrscheinlich niemals verschwinden würden, und auch der Kunst des Arztes waren Grenzen gesetzt. Aber auch hier wähnten sich die westlichen Gesellschaften in einer glücklichen Lage. Sie konnten zufrieden sein mit einer umfassenden und offenkundig humanen ärztlichen Infrastruktur und einer Krankenhauspflege, die auch die unheilbaren Fälle zu versorgen in der Lage war. Auch gab es Medikamente, um die schlimmsten Leiden zu lindern. Die ärztliche Zunft genoß also höchstes Vertrauen, wie auch die endlosen Fernsehserien der sechziger Jahre über die Götter in Weiß bestätigen. Der Arzt war derjenige, der den menschlichen Körper verstand, und die Leute überantworteten ihm ihren Körper mit einem ähnlich vorbehaltlosen Vertrauen, wie sie etwa ein Auto in die Werkstatt brachten. Die Ärzte verkörperten Intelligenz, gesellschaftliches Ansehen und menschliche Anteilnahme. Sie symbolisierten also ein Expertentum im besten Sinne – in einer Zeit, als Wörter wie »Experte« und »Spezialist« noch keinen negativen Beiklang hatten.

Gesundheit wurde für die meisten Menschen erst problematisch, wenn sie krank wurden. Gesundheit und Krankheit lagen – ebenso wie der Tod – außerhalb menschlicher Macht. Vielmehr war Gesundheit etwas, wofür der Arzt zuständig war. Krankheit war eben ein Mißgeschick: Entweder man wurde durch einen von außen kommenden Virus infiziert, oder man war für eine bestimmte Krankheit erblich vorbelastet. Die Vernunft empfahl den Menschen natürlich, ihre Gesundheit zu schützen. Der Krieg hatte ein allgemeines Bewußtsein für die Notwendigkeit guter Ernährung und der Vermeidung von Infektionskrankheiten geschaffen. Was aber damals völlig fehlte, war eine Auffassung von Gesundheit als optimalem Zustand des Wohlergehens, als positivem Besitzstand, auf den wir aktiv hinarbeiten müßten.

Natürlich gab es auch immer Gruppen, die den orthodox wissenschaftlichen Standpunkt ablehnten und eine andere Sichtweise des menschlichen Körpers, von Gesundheit und Krankheit propagierten. Kräutermedizin und Homöopathie sind altehrwürdige Praktiken, die ganz andere Behandlungsmethoden als die Schulmedizin bieten. Tatsächlich kann man behaupten, daß die meisten alternativen Therapien, die heute im Schwang sind, auf Ideen zurückgehen, die zwischen den achtziger Jahren des letzten und den dreißigerer Jahren dieses Jahrhunderts entwickelt wurden. All diese Heilmethoden trugen aber das Stigma des »Unorthodoxen«; ja sie standen im Ruch, unwissenschaftlich, wenn nicht gar mystisch angehaucht zu sein. Was sie über Körper und Gesundheit zu sagen wußten, wurde eher ins Reich der Glaubensvorstellungen verwiesen, denn wissenschaftlich ernstgenommen. Sie galten als zweifelhaftes Erbe des im 19. Jahrhundert beliebten Dilettierens in den Gefilden des Spiritismus und der Parapsychologie, als letzte Reste einer mystischen, irrationalen und wahnhaften Weltanschauung. Selbst die Transzendentale Meditation, die in den sechziger Jahren als Weg zu körperlich-seelischem Wohlbefinden populär wurde, blieb eine gesellschaftliche Randerscheinung: Sie galt als Bestandteil der Hippie- und Drogenkultur und hatte, in den Augen der meisten, nichts mit Gesundheit zu tun.

Heute sind solche Außenseiterverfahren weit verbreitet. Sektiererische Ideen, wie etwa Rudolf Steiners anthroposophische Heilkunde, gelten als respektable Vorläufer einer ganzheitlichen Medizin. Kräuterkunde und Homöopathie sind allgemein akzeptierte Heilverfahren. Als gesundheitsfördernde Entspannungstechniken genießen auch einstmals esoterische Praktiken wie Yoga und Transzendentale Meditation großes Ansehen. Zwar hat das Interesse an diesen Therapien kontinuierlich zugenommen, in den letzten 15 Jahren ist es jedoch noch einmal sprunghaft angestiegen.[1] Es ist eine lautlose Revolution. Zu einem Zeitpunkt, da Politiker aus dem rechten Lager über eine zumindest teilweise Reprivatisierung des Gesundheitswesen diskutieren, honoriert ein großer Teil der Bevölkerung bereits freiwillig die Bemühungen von Heilpraktikern, die eine andere Art der Behandlung von Krankheiten anbieten. Wenn die alternativen Therapien heute allgemein akzeptiert werden, auch wenn man für sie bezahlen muß, so bezeichnet dies einen grundlegenden Wandel in der Einstellung der Menschen zu ihrem Körper und ihrer Gesundheit – eine Veränderung, die nicht nur eine Abkehr von Praktiken der Schulmedizin, sondern einen Bewußtseinswandel darstellt.

Wie erklären wir diesen dramatischen Umschwung der öffentlichen Meinung? Wie erklären wir das neue Ideal optimaler und permanenter Gesundheit und die Überzeugung, daß alternative Therapien den besseren Weg zu ihr weisen können? Was haben diese Therapien den Menschen zu geben, und welche Erklärungen bieten sie, die sie so attraktiv machen? Dies sind Fragen, denen ich in diesem Buch nachgehen möchte – nicht aber der Frage, ob solche alternative Therapien wirken oder nicht.

In der Tat ist der Wandel in der Betrachtungsweise weit bedeutsamer als die Frage, ob eine bestimmte Therapie »funktioniert«. Im Mittelpunkt dieses Wandels stehen neue Vorstellungen von Körper, Natur und Gesundheit und von der Verantwortung des einzelnen für seine Gesundheit. Durch dieses neue Bild des Körpers werden wir dazu angehalten, ein vertieftes Bewußtsein für Gesundheit und Wohlergehen zu entwickeln – ein Bewußtsein, das auf einer tieferen Ebene auch unser Selbstverständnis als Individuen berührt und Auswirkungen auf die Entscheidungen haben wird, die wir im persönlichen wie im sozialen Bereich treffen. Auch wenn diese Veränderungen zunächst unbedeutend erscheinen mögen, haben sie doch weitreichende Folgen für das soziale Bewußtsein; und die politischen Implikationen, die sie nahelegen, sind keineswegs immer progressiv.

In diesem Buch begehe ich das Sakrileg, verschiedene Therapien und Behandlungsweisen in einem Atemzug zu nennen, die sich schlecht miteinander vertragen. Erfahrene Praktiker der Homöopathie werden nicht begeistert sein, mit Verkäufern von heilmagnetischen Edelsteinen in einen Topf geworfen zu werden. Und innerhalb der alternativtherapeutischen Szene ist man über die eher »mystischen« oder »spirituellen« Elemente sehr geteilter Meinung. Viele Therapeuten, besonders Vertreter der Homöopathie und Akupunktur, distanzieren sich von esoterischen Praktiken, hinter denen sie mehr Religion als Medizin vermuten. Sie selbst verstehen sich als Ergänzung zur Schulmedizin und wollen Heilmethoden und eine Kenntnis des Körpers bereitstellen, die sie in der orthodoxen Medizin vermissen. Wenn ich all diese alternativen Heilmethoden zusammenfasse, so nicht, um sie pauschal abzuqualifizieren. Ich selbst habe alternative Therapien in Anspruch genommen und sympathisiere mit manchen ihrer Ideen und Methoden. Es gibt jedoch Gemeinsamkeiten zwischen den verschiedenen Theorien, die eine kritische Zusammenschau geradezu herausfordern. Außerdem bin ich überzeugt, daß hinter den alternativtherapeutischen Ansätzen ein gemeinsames Anliegen steht, das ihre Beliebtheit erklärt.

Mit diesem Buch begebe ich mich auf ein schwieriges Terrain: den Versuch, eine Archäologie der Gegenwart zu schreiben. Zeitgenössische Phänomene zu untersuchen, heißt den Bedeutungsinhalt eines Glaubenssystems zu entschlüsseln, das gerade erst im Entstehen begriffen ist. Im Fall der alternativen Therapien ist dies besonders schwierig, weil sie sich selbst in mancher Hinsicht als radikale

Gesellschaftskritik verstehen und mit Anliegen in Zusammenhang gebracht werden, mit denen weite Bevölkerungskreise sympathisieren, wie dem Kampf gegen den Einsatz von Chemie und die Zerstörung der Umwelt. Inwieweit diese politischen Anliegen durch die Philosophien der Alternativmedizin tatsächlich gefördert werden, bleibt jedoch zu prüfen.

Ich betrachte die alternativen Therapien in diesem Buch unter beiden Aspekten: als Vorreiter wie als Symptom eines tiefgreifenden Wandels der Einstellungen. Sie erscheinen zum einen als Avantgarde einer neuen Auffassung von Körper und Gesundheit. Zugleich sind diese Therapien selbst Symptome für weiterreichende Entwicklungen. Dies wird viele, insbesondere alternative Therapeuten selbst überraschen, hängt für sie die Beliebtheit der alternativen Therapien doch lediglich mit den Unzulänglichkeiten und Mißerfolgen der konventionellen Medizin zusammen. Doch die Motive, die viele Menschen in den Bannkreis der alternativen Therapien ziehen, gehen weit über die Unzufriedenheit mit der konventionellen Medizin hinaus. Was diese Heilmethoden so attraktiv macht, ist die neue Mythologie, mit der sie Natur und Gesundheit umgeben.

Gewiß entstand die alternative Gesundheitsbewegung aus einer wachsenden Unzufriedenheit mit der schulmedizinischen Auffassung von Gesundheit, und ihre Kritik an der orthodoxen Medizin ist durchaus ernstzunehmen. Weitverbreitet ist z.B. der Eindruck, daß die Schulmedizin ihr Versprechen allgemeiner Gesundheit für breite Bevölkerungskreise nicht eingelöst hat. Trotz ihrer hochtrabenden Ansprüche sind der konventionellen Medizin bei der Bekämpfung von Krankheiten wie Krebs oder chronischen und degenerativen Leiden keine überzeugenden Erfolge gelungen. Schlimmer noch, diese Krankheiten sind offenbar eher auf dem Vormarsch, und die angebotenen Behandlungsweisen erscheinen vielen Kritikern als nutzlos, wenn nicht gar kontraproduktiv. So gilt etwa die chirurgische und medikamentöse (chemotherapeutische) Behandlung von Krebs in fortgeschrittenem Stadium sowohl als unwirksam wie auch als ungeheuer belastend für den Betreffenden. Die Überlebensfristen scheinen sich nicht allzusehr zu unterscheiden, gleich, ob sich jemand einer orthodoxen Behandlung unterzieht oder nicht. Der einzige Unterschied liegt oft darin, daß derjenige, der sich mit solchen Methoden behandeln läßt, häufig unter unangenehmen Nebenwirkungen zu leiden hat.

Die Kritik der Alternativmedizin richtet sich nicht zuletzt gegen solche aggressiven medikamentösen Therapien. Auch in dieser Hinsicht versteht sich die Bewegung als Sprachrohr einer wachsenden Unzufriedenheit der Menschen mit den angebotenen Behandlungsweisen. Skandale um gefährliche Medikamente wie Thalidomid gaben der Kritik neuen Auftrieb und nährten den Verdacht, daß es der konventionellen Medizin manchmal mehr um die Profite geht als um die Gesundheit der Menschen.

Die Methoden und Heilmittel der »High-Tech»-Medizin stehen jedoch nicht nur für das Profitdenken innerhalb des konventionellen Medizinbetriebs; sie spiegeln zugleich eine bestimmte Auffassung von Krankheit wider, die sich darauf beschränkt, Krankheiten in ihren Symptomen zu behandeln. Bei Krebs etwa geht es der Schulmedizin nach Auffassung ihrer Gegner nur um die Beseitigung des Tumors, nicht so sehr um die Frage, was den Krebs im Gesamtorganismus hervorgebracht hat. In dieser Haltung liegt für die alternativen Therapeuten die Ursache für manche inhumanen Aspekte der konventionellen Medizin, der die Beseitigung der Symptome wichtiger erscheint als die Lebensqualität des Patienten.

Die Kritik an der Schulmedizin speist sich also aus zwei Quellen: ihrem »Versagen« gegenüber bestimmten Krankheiten und dem Vorwurf, daß sie selbst – etwa durch den übermäßigen Gebrauch von »Chemie« – dazu beiträgt, unsere Gesundheit zu gefährden. Ein Bericht der konservativen British Medical Association, der keinerlei Sympathie mit der alternativen Medizin erkennen läßt, vermutete hinter solcher Kritik unersättliche Erwartungen; verwöhnt durch die Erfolge der Schulmedizin, erhofften sich die Menschen nunmehr offenbar die Beseitigung aller Leiden – etwas, das keine Medizin der Welt zu leisten vermöge. »Merkwürdig ist, daß diese Kritik an der Medizin zu einer Zeit auftritt, da die modernen Errungenschaften rationaler Therapie- und Diagnosetechniken eine Revolution in der wirksamen Behandlung vieler Krankheiten eingeleitet haben, so daß unsere Erwartungen an die medizinische Wissenschaft seit den fünfziger Jahren sprunghaft gestiegen sind.«[2] Mit anderen Worten, das ärztliche Establishment führt die Unzufriedenheit mit der konventionellen Medizin nachgerade auf deren außerordentliche Erfolge zurück. Ein wichtiger Kritikpunkt bleibt in dieser Antwort der medizinischen Orthodoxie ganz außer Betracht: der Vorwurf, daß die konventionelle Medizin inhuman sei und unnötige Leiden verursache. Gerade die »Sanftheit« der alternativen Medizin und ihre Verwendung »natürlicher« Substanzen und Behandlungsmethoden gewinnt ihr ja immer neue Anhänger und macht sie für die Kritiker der konventionellen Medizin attraktiv.

Nicht ohne Grund machte sich die alternative Therapiebewegung auch zum Sprachrohr einer wachsenden Unzufriedenheit mit der »Professionalität« des Medizinbetriebs, jener Errungenschaft, auf die die Begründer eines staatlichen Gesundheitssystems so stolz waren. Das Bild des Spezialisten, der aufgrund seiner fundierten wissenschaftlichen Ausbildung richtige Diagnosen stellen konnte und daher absolutes Vertrauen genoß, ist inzwischen verblaßt. Gewachsen ist dagegen die Unzufriedenheit mit einem anonymen und unpersönlichen Medizinbetrieb, in dem Zeit für den Patienten zur Mangelware geworden ist. Buchtitel wie *How to Raise a Healthy Child in spite of Your Doctor*[3] belegen, daß der Arzt heute für viele Menschen nicht mehr der wohltätige Mittler zwischen hoher Wissenschaft und breiten Bevölkerungskreisen ist. Vielmehr wird er als Vertreter eines Berufsstandes gesehen, dem an seiner Stellung in der sozialen Hierarchie zumindest ebensoviel gelegen ist wie am Wohl oder den Rechten seiner Patienten – weshalb er gelegentlich auch Fehler vertuscht.

Nirgends äußert sich die Kritik an der konventionellen Medizin deutlicher als in dieser veränderten Einstellung zum Arzt im besonderen oder dem Medizinbetrieb im allgemeinen. Alle alternativen Therapeuten, mit denen ich sprach, kritisierten das bestehende System und die vorherrschende Beziehung zwischen Arzt und Patient. Die Ärzte, so heißt es, vernachlässigten den persönlichen Kontakt mit ihren Patienten. Den menschlichen Körper betrachteten sie als ihr Eigentum und nähmen sich das Recht heraus, selbstherrlich über den Verlauf der Behandlung zu bestimmen. Die Gefühle des einzelnen Kranken blieben außer Betracht, selbst wenn es gelte, ihm eine verhängnisvolle Prognose zu eröffnen. Die alternativen Therapien hingegen böten den richtigen zwischenmenschlichen Kontakt und vermittelten dem einzelnen das Gefühl, selbst die Kontrolle über seinen Körper und seine Gesundheit zu haben. Statt unpersönliche Standardtherapien anzubieten, gingen sie sensibel auf den Patienten und seine Bedürfnisse ein.

Als »alternativ« in diesem Sinne bezeichnen sich alle der von mir befragten Therapeuten, auch wenn sie dem an die Ärzte gerichteten Vorwurf des »Spezialistentums« höchst ambivalent gegenüberstehen. Viele von ihnen bestreiten keineswegs die Notwendigkeit von berufsständischen Körperschaften, genormten Prüfungen und professionellen Strukturen, die es erlauben, auch die Praktiker alternativer Therapien zur Verantwortung zu ziehen. Selbst diese Therapeuten waren jedoch überzeugt, eine echte Alternative zur konventionellen Medizin zu bieten, auch wenn sie letztlich die Hoffnung hegten, daß die Schulmedizin eines Tages die Werte der komplementären Medizin übernehmen werde. Sie wünschen sich also, daß die orthodoxe Medizin ihnen ähnlicher werden möge: natürlich, sensibel und ganzheitlich.

Was die Menschen bewegt, ihre Hoffnungen auf alternative Therapien zu setzen, ist jedoch offenbar mehr als ein bloßes Unbehagen am bestehenden Medizinbetrieb. Deutliches Zeichen dafür ist, daß die Kritik an der Schulmedizin nicht in eine umfassendere politische Kritik des Gesundheitswesens umgesetzt wurde. Denn alle bislang erwähnten Kritikpunkte hätten sehr wohl zu direkten politischen Konsequenzen führen können.

Es ist, zum Beispiel, ohne weiteres einsichtig, daß der inhumane Umgang mit Patienten in Krankenhäusern auch durch die hierarchischen Arbeitsstrukturen bedingt ist, die den Facharzt, der die Diagnose bestimmt und die Behandlung leitet, streng von all jenen trennt, die tatsächlich die Pflege der Patienten übernehmen. Krankenschwestern und -pfleger werden schlecht bezahlt, genießen wenig Ansehen und sind nur selten mit wirklicher Verantwortung für den Patienten betraut. Zudem herrscht in der Medizin, beinah noch mehr als in anderen Berufen, ein maskulines Arbeitsethos, wobei die höheren Positionen fast ausnahmslos von Männern besetzt sind, die ihre Identität von der Fähigkeit ableiten, lange Dienststunden durchzustehen, ohne Schwäche oder Gefühl zu zeigen. In einer solchen Hierarchie gerät der Patient leicht aus dem Blickfeld. Wenn sich niemand unmittelbar für ihn verantwortlich fühlt, wenn die Pflege selbst als zweitrangig gegenüber den Kenntnissen des »Spezialisten« gilt, sind Pannen und ein unpersönlicher Umgang mit dem Patienten quasi vorprogrammiert.

Unter diesem Gesichtspunkt wäre sehr wohl eine Gesundheitspolitik vorstellbar, die über Fragen der Krankenhausfinanzierung oder einer Beteiligung der Patienten an den Behandlungskosten weit hinausginge. Solch eine Politik könnte darauf hinarbeiten, professionelle Hierarchien abzubauen und den praktischen Pflegedienst aufzuwerten. Arbeitsstrukturen wären denkbar, die das Verhältnis zwischen Patienten und ärztlicher Zunft humaner gestalteten und die Ärzte empfänglicher für die Bedürfnisse ihrer Patienten machten. Dies sind jedoch Fragen, die die alternative Medizin ebensowenig beschäftigen wie die Vertreter der orthodoxen Medizin. Die Kritik, die von alternativen Therapeuten gegen die medizinische Orthodoxie vorgebracht wird, ist keine primär politische, insofern sie nicht auf eine Veränderung der Organisationen und Strukturen des existierenden Gesundheitswesens abzielt.

Statt dessen haben wir es mit einer Kritik zu tun, die auf einem weltanschaulichen Gegensatz zu den Gesundheitskonzepten und Praktiken der Schulmedizin beruht. Die Kritik an Organisationsformen und Strukturen, an Hierarchie und Arbeitsteilung im Medizinbetrieb, hat sich ausgeweitet zu einer pauschalen Kritik an den Werten und Grundprinzipien des Gesundheitswesens. Die alternative Gesundheitsbewegung macht sich zum Sprachrohr einer fundamental-philosophischen Opposition gegen die herkömmliche Auffassung von Gesundheit, eine Opposition, die sich gern als Kritik am »spirituellen Bankrott« der orthodoxen Medizin artikuliert.

Die alternativen Therapeuten selbst sehen ihre Arbeit gern im Rahmen eines »New Age«-Ethos, in dem der einzelne nicht mehr nur Teil eines bürokratischen Systems ist, sondern in seiner Individualität voll anerkannt wird. Nur die Alternativmedizin trägt nach ihrem Selbstverständnis dieser Individualität wirklich Rechnung. Das Streben nach Gesundheit und Wohlbefinden ist dabei häufig mit einer spirituellen Sinnsuche verbunden, und die alternativen Therapien verstehen sich als Stimme dieser neuen Sehnsucht:

> Viele Menschen sind zunehmend auf der Suche nach einem neuen Sinn und Verständnis ihres Lebens, nach etwas Höherem als den rein materialistischen Werten und den von etablierten Religionen verbreiteten Lehren … Wir alle, die wir auf die eine oder andere Art an einer esoterischen Bewegung zur Erweiterung menschlicher Möglichkeiten mitarbeiten, sind uns bewußt, daß wir in einer Zeit sowohl spiritueller wie materieller Veränderung leben und daß ein sehr großes Bedürfnis nach einem fundamentalen Wandel im planetarischen Bewußtsein besteht.[4]

Auch wenn solche Aussagen extrem erscheinen mögen, äußert sich in ihnen doch ein neuer Ton, der alles andere als selbstverständlich ist. Eine *Gesundheits*bewegung ist zum Hort diffuser Sehnsüchte nach einem neuen Zustand spiritueller Bewußtheit geworden.

Obwohl auf dem Begriff »Gesundheit« ein ganzes Glaubensgebäude errichtet wird, wäre es jedoch verfehlt, die alternative Gesundheitsbewegung nur als eine Art Ersatzreligion abzutun. Die enorme Beliebtheit ihrer Vorstellungen läßt sich nur damit erklären, daß sie allgemein veränderten Ideen von physischer und emotionaler Befindlichkeit entsprechen, vom Verhältnis zwischen Körper und Geist, der Möglichkeit eines heilen Lebens und der Rolle des Individuums. Wohin wir auch blicken, unübersehbar ist die große Bedeutung, die heute der richtigen Lebensführung des einzelnen beigemessen wird, wobei die Frage, ob jemand krank oder gesund ist, vom Grad der »Natürlichkeit« seines Lebens abhängig zu sein scheint und mithin seiner individuellen Verantwortung unterliegt. Gefordert wird dabei eine Beteiligung des »ganzen« Menschen – mit Körper und Geist, mit seinen Gefühlen und seiner Gesinnung – in einem umfassenden Streben nach Gesundheit, auch wenn der Betreffende sich gar keiner bestimmten Therapie unterzieht. Bezeichnenderweise ergeben sich gerade hier Berührungspunkte und fließende Übergänge zur konventionellen Medizin, und nicht ohne Grund werden gerade solche Gedankengänge von den neuen Vertretern einer konservativen Gesundheitspolitik freudig aufgegriffen.

Die Philosophien, die hinter den alternativen Verfahren stehen, sind also offenbar noch weiter verbreitet als diese Verfahren selbst. Sie bringen Ansichten über die Natur, den Menschen und die Beziehung zwischen dem Körperlichen und dem Emotionalen zum Ausdruck, die inzwischen alles andere als alternativ oder außenseiterisch sind, sondern im Gegenteil unsere allgemeinen Vorstellungen von der Beziehung zwischen Körper und Seele beherrschen.

Aussagen über ein »herrschendes Weltbild« sind immer problematisch. Ich könnte mir vorstellen, daß ein alternativer Heilpraktiker, der diese Einleitung liest, mit Empörung auf meine Behauptung reagieren würde, daß seine Sicht der Dinge womöglich verbreiteter sei als das Weltbild der orthodoxen Medizin. Sehen sich die Vertreter der Alternativmedizin doch als relativ ohnmächtige Minderheit, die trotz ihrer zunehmenden Popularität auf offizielle Anerkennung und öffentliche Mittel weitgehend verzichten muß. Die alternativen Heilpraktiker haben nur wenig reale Macht und empfinden diese Situation als besonders bitter, da sie in ihrem Selbstverständnis die orthodoxe Medizin dort ergänzen, wo diese nur wenig Erfolge vorzuweisen hat, bzw. die Schäden beheben, die diese ihren Patienten zufügt. Wenn ich also einen revolutionären Einstellungswandel konstatiere, unterstelle ich damit nicht unbedingt, daß sich auch die Machtverhältnisse verändert hätten. Vielmehr spreche ich von Veränderungen im öffentlichen Bewußtsein, die im übrigen auch in einer zunehmenden Annäherung zwischen den einst oppositionellen Lagern zum Ausdruck kommt: Heilpraktiker arbeiten mit Schulmedizinern zusammen, die sich ihrerseits in Akupunktur fortbilden, und auch für den Patienten wird es immer mehr zur Regel, sich zwischen klassischer Medizin und alternativen Therapien sein persönliches »Gesundheitsprogramm« zusammenzustellen.

In diesem Buch möchte ich, kurz gesagt, einen epistemologischen Wandel nachzeichnen, wie der französische Philosoph Michel Foucault sagen würde. Es geht dabei um einen Wandel der Glaubensvorstellungen und Überzeugungen, wobei Körper, Gesundheit und Natur eine andere Bedeutung gewonnen haben. Ich möchte diese veränderten Bedeutungen genauer untersuchen. Insbesondere will ich versuchen, einige der geläufigsten Begriffe der alternativen Gesundheitsbewegung auf ihre Bedeutung hin abzuklopfen – Begriffe wie »wahre« Gesundheit, Natur, Ganzheitsprinzip, weibliche Intuition, persönliche Transformation und die Möglichkeit eines heilen Lebens. Mein Ziel ist, zu verstehen, was diese oft ineinanderfließenden Begriffe tatsächlich bezeichnen und warum sie gerade zum gegenwärtigen Zeitpunkt solche Popularität genießen

Dabei geht es mir nicht nur um eine intellektuelle Fingerübung. Die unkritische Aufnahme dieser Ideen und die pauschale Form, in der sie in einen allgemeinen Diskurs übernommen wurden, scheinen mir im Gegenteil höchst problematisch. So kann das geforderte unumschränkte Engagement des einzelnen für seine Gesundheit nicht nur einer zunehmend moralistischen Kontrolle den Weg bereiten. In einer neuen Körperreligion drohen paradoxerweise gerade auch die politischen Ziele verlorenzugehen, die am stärksten mit der alternativen Gesundheitsbewegung in Verbindung gebracht werden. Mein Buch ist auch ein Versuch, diese Ziele aus der Umklammerung von Moral- und Glaubensvorstellungen zu lösen und ihnen ihre politische Dimension zurückzugeben.

1. Kapitel

Natur – Das Gute schlechthin

»Natur« ist wohl der wichtigste Begriff der alternativen Gesundheitsbewegung. Die Aussage, daß eine Therapie, ein Medikament oder ein Nahrungsmittel natürlich sei, begründet augenblicklich deren Wert. In der Öffentlichkeit gelten Therapien wie Homöopathie, Kräutermedizin oder Reflexzonentherapie automatisch als »natürlich«. Bezeichnungen wie »Naturheilpraxis« oder »Naturheilkundliche Bewegung« signalisieren stets das Angebot alternativer Therapien. »Alternativ« und »natürlich« sind austauschbare Begriffe geworden, auch wenn alternative Therapeuten diesen Zusammenhang oft gar nicht explizit herstellen. Und es versteht sich, daß die Austauschbarkeit der Begriffe zugunsten der alternativen Therapien ausfällt. Natürlich zu sein bedeutet automatisch, anders und besser zu sein als die orthodoxe Medizin. Diese Vorstellung einer Tugendhaftigkeit des Natürlichen geht weit über die alternativen Therapien hinaus. Allgemein dominiert das Gefühl: Wenn etwas natürlich ist, so muß es gut und heilsam sein.

Doch wie oft denken wir darüber nach, was »Natur« tatsächlich bedeutet – ein Etikett, das in Fragen der Gesundheit so großzügig vergeben wird? Begriffe wie »Natur« verstehen sich nicht von selbst. »Natur« ist nicht einfach Abbild einer objektiven Realität von Feld, Wald und Tieren. Der Naturbegriff hat sich im Lauf der Geschichte gewandelt, und seine jeweilige Bedeutung verrät uns oft mehr über die inneren Anliegen der Menschen zu einem bestimmten Zeitpunkt, als uns objektive Kenntnisse der Natur zu vermitteln. In der neuen Gesundheitsbewegung steht der Begriff »Natur« im Mittelpunkt einer Mythologie über die Beziehungen des Menschen zu seinen Mitmenschen, zu Tieren, Pflanzen und der Gesellschaft insgesamt. Das Wort »Natur«, wie es gegenwärtig gebraucht wird, ist reich an Sinn- und Glaubensvorstellungen über Gesundheit, den Körper und den idealen Lebenszustand des Menschen. Und wie ich zu zeigen hoffe, ist diese moderne Mythologie zum Auffangbecken für Wünsche und Zielvorstellungen geworden, aus denen sich ableiten läßt, wie der einzelne sich seinen Platz in der Gesellschaft vorstellt.

Die modernen westlichen Gesellschaften sind durchdrungen von der Idee, daß es tugendhaft ist, natürlich zu leben. Heute, am Ende des 20. Jahrhunderts, während die technologische Entwicklung unvermindert voranschreitet, sind Millionen Menschen vom Streben nach einer »natürlicheren« Lebensweise besessen. Überall finden wir Beispiele für diese Suche nach Natürlichkeit, nach einer Ernährung und Aktivitäten, die einem natürlichen Prinzip gehorchen. Wenn ein Medikament oder ein Nahrungsmittel »natürliche Ingredienzen ohne chemische Zusätze oder künstliche Konservierungsstoffe« enthält, so ist dies eine sofortige Garantie für Gesundheit und Glück. Die Verheißung prangt auf unzähligen Verpackungen und Konservendosen. Selbst bei Nahrungsmitteln einer hohen Verarbeitungsstufe, wie sie im Supermarkt die Regale füllen, signalisiert dies mehr als ein »Fehlen« gewisser Substanzen; es signalisiert das Vorhandensein irgendeiner zusätzlichen positiven Qualität. Überall stoßen wir auf Beispiele für ein überwältigendes Bestreben, »Künstlichkeit« oder »Verarbeitung« abzulehnen, um »Natürlichkeit« hervorzuheben.

Ähnlich benutzt auch die Werbung das Wort »natürlich«, als könnte sie damit ihren Produkten irgendwelche wünschenswerten Eigenschaften verleihen. Mit diesem Etikett versehen, gewinnen die betreffenden Produkte sofort einen therapeutischen und gesundheitsfördernden Wert. Creightons kosmetische Präparate sind wirksam, so erfahren wir, weil »die Natur selbst Vorbild ist und die Wirkstoffe liefert«. Nahrungsmittel, Vitamin- und Mineralzusätze und Produkte der Schönheitspflege werden als natürlich und wohltuend angepriesen, weil sie nur so auf den Körper einwirken, wie die Natur es beabsichtigt. »Seien Sie behutsam mit Ihrer Haut, wie die Natur selbst es will – ganz natürlich.«[1] Selbst die Werbung für hochkomplizierte Technologie versucht, dieser die großen Tugenden des Natürlichen zuzuschreiben. So vertreibt Kenwood seine Küchengeräte mit einem Bild der Maschine inmitten einer Fülle frischen Gemüses. Die Unterschrift, »Kenwood, natürlich« gibt zu verstehen, wie vernünftig und unvermeidlich es sei, gerade diese Maschine für die häusliche Zubereitung frischer und natürlicher Speisen zu wählen. Über den Widerspruch, mit dem Hinweis auf Natürlichkeit ein hochtechnologisches Gerät zu verkaufen, wird stillschweigend hinweggegangen. Allenthalben werden Waren angeboten mit der Verheißung, uns eine »gütige Natur« ins Haus zu bringen.

In diesem Sinn hat »Natur« in den letzten Jahren eine beispiellose Bedeutung gewonnen. Alle scheinen überzeugt von den Vorzügen einer natürlichen Ernährung, einer möglichst natürlichen Lebensweise und der Befolgung natürlicher Prinzipien. »Natürlich« und »gut«, das sind zwei Wörter, die für die meisten Menschen wie selbstverständlich zusammengehören. Kaum jemand macht sich Gedanken über diese Bedeutung des Natürlichen. Selbst der gesunde Menschenverstand definiert Natur doch als etwas, das noch nicht technologisch verändert oder kommerziell ausgebeutet wurde. Damit wird unterstellt, daß Naturprodukte in unverändertem Zustand sanft und freundlich sind, daß sie Nährstoffe und Ingredienzen enthalten, die dem persönlichen Wohlergehen zuträglich sind. Wenn wir in den Regalen Produkte mit Markennamen wie »Ernteschmaus«, »Gartenblüte« oder »Wilder Thymian« sehen, so ist klar, daß uns die Vision einer technikfreien Natur verkauft werden soll: blühende Wiesen, bäuerliche Ernten und wilde Kräuter. Und diese Vision verheißt Gesundheit, Bekömmlichkeit und Tugend.

Hinter diesem scheinbar simplen Entwurf eines tugendhaft natürlichen Lebens steht aber eine ganze Reihe relativ neuer Ansichten darüber, was Natur ist, warum sie gut und wohltätig ist, und wie der Mensch sich in sie einfügen soll. Nicht immer wurde Natur als etwas so uneingeschränkt Gutes aufgefaßt. Zu verschiedenen Zeiten ihrer Geschichte waren die westlichen Gesellschaften im Gegenteil bestrebt, die »wilde« Natur möglichst weit hinter sich zu lassen. Der Naturbegriff ist in der Tat fast immer ein zentrales gesellschaftliches Konzept, auch wenn er in verschiedenen Kulturen und Epochen jeweils etwas anderes bedeutete. Meinungen darüber, was Natur sei und wie der Mensch sich ihrem Plan einfügen soll, gehören wesentlich zum Selbstverständnis und zur sozialen Ideologie einer Kultur. Stets sind sie ein Hilfsmittel für die Menschen, über ihre Existenz und über die *condition humaine* im allgemeinen nachzudenken. Das 18. Jahrhundert bezog seine Vorstellung vom Naturzustand vor allem aus den sogenannten primitiven Gesellschaften. Rousseau sah Natur in seinem Bild vom edlen Wilden verkörpert. Der edle Wilde war der »ursprüngliche« Mensch in seinem unzivilisierten Zustand. Dafür war er edel, unbefleckt von den Lastern zivilisierten Lebens, ein Wesen in herrlicher Unschuld. Gewiß sagten solche Ansichten nichts über den wahren Zustand der sogenannten primitiven Gesellschaften oder der Menschheit in einem Naturzustand aus. Um so mehr besagten sie dagegen über die Haltung zur westlichen Zivilisation. Trotz aller kulturellen und intellektuellen Errungenschaften sah Rousseau den Menschen in den westlichen Gesellschaften in einem Zustand nach dem Sündenfall. Die Zivilisation hatte die Seele des Menschen verdorben und ihn seinem wilden, aber sonderbar unschuldigen natürlichen Selbst entfremdet.

Solche wandelbaren Vorstellungen von Natur beweisen, daß es so etwas wie Natur in reiner Form nicht geben kann. Es gibt lediglich Naturphänomene – Landschaften, Tier- und Pflanzengattungen –, die von verschiedenen Kulturen in verschiedenen geschichtlichen Epochen unterschiedlich gedeutet und verstanden werden. Über die Menschheit in ihrem Naturzustand gar können wir nur Hypothesen aufstellen. Nichts illustriert diesen Sachverhalt deutlicher als die heutige obsessive Beschäftigung mit Natur und Natürlichkeit. In bestimmten Ideologien – und hier spielt die alternative Gesundheitsbewegung eine wichtige Rolle – ist der Naturbegriff aufgeladen mit definitiven Aussagen über die Eigenschaften der Natur und darüber, wie diese Eigenschaften sich in Menschen und Tieren, die in einem »natürlichen« Zustand leben, widerspiegeln. Das Wort »Natur« hat eine ganze Reihe unterschiedlicher Bedeutungen – wie Bekömmlichkeit, Güte, Reinheit und Gesundheit – angenommen. Und bei näherer Betrachtung wird deutlich, daß diese Bedeutungen mit einer neuen Mythologie von Gut und Böse, Verfall und Erneuerung korrespondieren – einer Mythologie, die zentral um Vorstellungen von Körper und natürlicher Gesundheit kreist.

Die Sünden des modernen Lebens

Obwohl so viele alternative Therapien das Etikett »natürlich« beanspruchen, bleibt meist unklar, was damit gemeint sein könnte. Schon dies deutet auf ein ganzes Bündel ideologischer Bedeutungen, die diesem Wort beigelegt werden. Soweit natürliche Therapien überhaupt exakt definiert werden, lassen die Definitionen sich in bestimmte Kategorien einordnen. Die World Federation of Healing, zum Beispiel, bezeichnet diejenigen Therapien als natürlich, »die ausschließlich Substanzen, Methoden und Verfahren anwenden, die in geschulten und erfahrenen Händen vollkommen ungefährlich sind und daher keine schädlichen Nebenwirkungen befürchten lassen«. Zu den aufgelisteten »natürlichen« Therapien gehören Homöopathie, Osteopathie, Naturopathie, Akupunktur, Psychotherapie, schamanistische Heilung, Chiropraktik, Kräuterkunde, Radionik und Diätetik. Die am häufigsten genannte Bedeutung von »Naturmedizin« ist der Gegensatz zur orthodoxen Medizin. Darunter ist zu verstehen, daß natürliche Therapien ohne technologische Apparate und chemische Drogen auskommen und unaggressiv sind. Wir erfahren zum Beispiel, daß Kräuterpräparate »nicht so aggressiv in den Körper eingreifen wie moderne Medikamente. Vielmehr enthalten sie notwendige Spurenelemente, Vitamine und heilende Substanzen in harmonischer Ausgewogenheit und sind daher geeignet, die Gesundheit des Patienten ohne schädliche Nebenwirkungen wieder herzustellen«.[2]

Solche Definitionen des Natürlichen sind reichlich unbestimmt. Sie unterstellen, daß die orthodoxe Medizin gegen die Gesetze der Natur verstößt und destruktive, ja, militaristische Techniken einsetzt. So vage diese Auffassungen sind, lassen sich doch drei Hauptkriterien für die Natürlichkeit heilender Maßnahmen herausdestillieren:

der Verzicht auf Technologie bei der Herstellung von Medikamenten oder bei der Behandlung des Patienten; Ungefährlichkeit sowie ein Zusammenwirken mit den »natürlichen Kräften« des Körpers.

Das erste Kriterium, nämlich die Ablehnung einer technologischen Medizin, scheint sich zumindest teilweise in das Bild einer allgemeinen Feindschaft gegen die Technik und gegen industriell gefertigte Produkte einzufügen, denen oft »Künstlichkeit« oder »mechanische Wirkungsweise« vorgeworfen wird. Viele der genannten Therapien erheben Anspruch auf Natürlichkeit, weil es nichts gibt, was die direkte Interaktion zweier Menschen unterbrechen würde. Manipulierende Therapien wie Osteopathie, Akupressur, Rolfing, strukturelle Integration usw. halten sich zugute, daß sie einzig und allein mit der Einwirkung der Hände eines Menschen auf den Körper eines anderen arbeiten. So will die Alexandertechnik »durch Einsatz der Hände den Probanden zur richtigen Haltung zurückführen«.[3] Ähnlich arbeiten gewisse physiotherapeutische Behandlungsformen mit »natürlichen Techniken, die einzig durch Berührung der Hände Leid, Schmerzen und Krankheiten zu lindern vermögen«.[4] Doch selbst diese Techniken stellen für manche einen zu starken Eingriff dar. Die Orthobionomie wendet zum Beispiel »keine Kraft an, um eine Korrektur organischer Schwächen zu erzielen, sondern nutzt die natürlichen Reflexe des Körpers und die Aura des Menschen zur Behandlung«.[5] Obwohl solche Methoden nicht in der Natur vorkommen, also menschliche und soziale Techniken sind, werden sie dennoch als »natürlich« verstanden, weil sie keine Technologie einsetzen und den Körper nur anleiten und führen, damit er auf natürliche Weise zur Gesundheit zurückfindet.

Zweitens gründen die alternativen Therapien ihren Natürlichkeitsanspruch auf die Tatsache, daß sie keine chemischen Mittel einsetzen. Wenn alternative Therapien dennoch »Substanzen« verwenden, so behaupten sie, daß diese so naturbelassen wie möglich sind. Der Unterschied zwischen den Medikamenten der Schulmedizin und natürlichen Arzneien liegt gerade darin, daß letztere nicht »synthetisch« sind, d.h. keine künstlich hergestellten Bestandteile enthalten. Die Abneigung dieser Philosophien gegen alles Synthetische beruht auf einem obsessiv vertretenen Antagonismus zwischen »natürlich« und »künstlich«, dem wir in den verschiedenen Strömungen alternativer Therapien immer wieder begegnen werden. Die verfemten synthetischen Produkte setzen ja die Herstellung von Substanzen voraus, die in dieser Form nicht unbedingt in der Natur vorkommen. Die Praktiker der Alternativmedizin betonen aber im Gegenteil, daß sie nur Substanzen verwenden, die in gleicher Form in der Natur vorkommen. Und Kräuterheilkundige begründen ihre Ablehung und ihr Mißtrauen gegenüber konventionellen pharmazeutischen Verfahren damit, daß diese einen bestimmten Wirkstoff herauslösen und synthetisch herstellen, wie etwa Aspirin aus Weidenrinde oder Digitalis aus dem Fingerhut gewonnen wird.

> Diese aktiven Ingredienzen sind auf lange Sicht der Gesundheit nicht zuträglich. In Pflanzen aber kommen die wirksamen Elemente in ausgewogener Mischung vor und werden dem Körpergewebe durch zahlreiche andere vorhandene Bestandteile erschlossen. Das chinesische Präparat Ma Huang zum Beispiel enthält Ephedrin, ein Alkaloid, das den Blutdruck erhöht, wenn die Droge als Extrakt verabreicht wird. In der Pflanze selbst aber sind sechs weitere Alkaloide enthalten, darunter das wichtigste, das erhöhten Blutdruck und beschleunigten Puls nachgerade verhindert. Die isolierte Substanz ist gefährlich, aber die ganze Pflanze ist von der Natur so ausbalanciert, daß sie ein sicheres Heilmittel bietet.[6]

Nicht alle alternativen Therapien sind so bedingungslos auf die »ganze« Pflanze eingeschworen wie die Kräutermedizin. Die meisten aber teilen die Verpflichtung auf rein »natürliche« Substanzen. Der Homöopathie geht es, von allen alternativen Heilmethoden, am wenigsten um solche Natürlichkeit. Ein Praktiker verriet mir, daß in der Homöopathie nicht Natürlichkeit, sondern Sicherheit im Vordergrund stünde. Dieser Praktiker brachte auch seine Sorge über die anderen alternativen Therapien zum Ausdruck. Er meinte, daß manche der in der Kräutermedizin verwendeten Substanzen, wiewohl natürlich, immerhin toxisch seien. In unerfahrenen Händen könnten sie wohl gefährlich werden. Solche Befürchtungen sind gewiß nicht unbegründet, denn in der Natur kommen viele Substanzen vor, die tödlich wirken können, zum Beispiel in Rhabarberblättern und rohen Feuerbohnen. Ähnlicher Kritik ist die Aromatherapie ausgesetzt. Ohne entsprechende Anleitung zum Gebrauch könnten manche der im Handel befindlichen Substanzen gefährlich sein. Pfefferminzextrakt kann, wenn unwissentlich innerlich angewandt, schwere Verbrennungen der Magenschleimhaut verursachen. Jener homöopathische Arzt, dem ich den Hinweis auf das Problem natürlich vorkommender Giftstoffe verdanke, meinte allerdings auch, daß die Homöopathie bessere Sicherheitsgarantieren geben könne, weil die Substanzen in so geringer Menge zur Anwendung kämen, daß keine Schädigung zu befürchten sei. Gleichwohl verweisen Homöopathen immer wieder auf die Tatsache, daß alle homöopathischen Medikamente aus Mineralien, tierischen Extrakten und potenzierten Substanzen gewonnen werden, daß also »nichts synthetisiert wird«.[7] Und dies wird zweifellos als Stärke und Vorzug des Systems angeboten.

Solche Gedanken sind typisch. Sie bezeugen den starken Glauben an den Wert der ursprünglichen, natürlichen Substanzen – im Gegensatz zu extrahierten und kombinierten Stoffen. Wer einzelne Elemente dessen, was in der Natur wächst und gedeiht, isoliert und herausdestilliert, zerstört damit die wohltätigen Eigenschaften der Pflanzen und der Natur. Durch solche Eingriffe werden die positiven Bestandteile von Pflanzen und Mineralien in etwas potentiell Schädliches umgewandelt – in etwas »Chemisches«. »Chemisch« ist eines jener Wörter, die in der alternativen Gesundheitsbewegung mit negativer Bedeutung aufgeladen sind. Alles Chemische muß zwangsläufig schlecht sein. Es erinnert an künstliche und technische Verfahren und beschwört das Bild von wissenschaftlichen Laboratorien, in denen profithungrige Forscher im weißen Kittel ihr Unwesen treiben. »Chemisch« ist somit der diametrale Gegensatz zu »natürlich«. In der Tat ist es aber beinah unmöglich, klar und eindeutig zwischen chemischen und natürlichen Substanzen zu unterscheiden. Viele Chemikalien kommen in der Natur vor. Viele Chemikalien sind aus natürlichen Substanzen gewonnen. Der Gegensatz, den die alternative Gesundheitsbewegung aufrechtzuerhalten versucht, ist also in Wahrheit ein Gegensatz zwischen dem »Ursprünglichen« und dem durch menschliche Einwirkung Veränderten.

Dieser Gegensatz geht weit über tatsächliche Unterschiede hinaus. Wer auf ihm beharrt, behauptet zugleich, daß Wirkstoffe in ihrer ursprünglichen, »heilen« Form denjenigen überlegen sind, die durch Menschenhand verändert wurden. Der Gegensatz zwischen dem Natürlichen und dem Künstlichen ist ein Grundstein der alternativen Gesundheitslehre. Aber es ist ein fragwürdiger Gegensatz. Immerhin könnte man sagen, daß alle menschlichen Tätigkeiten, auch wissenschaftliche und technologische Forschung, nur »natürliche« Aktivitäten des Menschen sind. Und man könnte behaupten, daß Menschen eine »natürliche« Neigung haben, in Gesellschaften zu leben und daß folglich die Entwicklung komplexerer sozialer und industrieller Strukturen ebenso Ausdruck einer natürlichen Veranlagung des Menschen ist. Wer Wissenschaft, Industrie und Technik in einen durchgängigen Gegensatz zur Natur stellt, verbannt die Natur damit an einen völlig imaginären Ort, fern von jeder menschlichen Gesellschaft. Natur wäre in dieser Vorstellung dort angesiedelt, wo man Elemente und Substanzen unberührt von menschlicher Aktivität finden und einen Zustand ursprünglicher Ganzheit erleben kann. Dies ist eine Phantasie, deren ehrwürdige Wurzeln bis zu einer durch die schnellen sozialen Veränderungen der industriellen Revolution bedingten Technikfeindschaft zurückgehen.

Natur kann aus dieser Sicht nur gefährlich oder schädlich werden, wenn der Mensch verändernd in sie eingegriffen hat, etwa durch radioaktive Verstrahlung oder durch den Einsatz von Kunstdünger und Pestiziden in der Landwirtschaft. Vorgänge hingegen, die ungestört in der Natur ablaufen, sind grundsätzlich immer »gut«. Selbst sogenannte Naturkatastrophen – wie z.B. Wirbelstürme, Vulkanausbrüche oder Erdbeben – werden oft auf menschliche Einwirkungen zurückgeführt, wie auf den durch Luftverschmutzung erzeugten Treibhauseffekt bzw. das Ozonloch. Mißtrauen verdienen daher insbesondere menschliche Eingriffe, bei denen irgendeine Art von Technik zur Anwendung kommt. Wissenschaft und Technologie werden – von diesem Standpunkt – manchmal sogar als menschenfeindlich und »militaristisch« abgelehnt, da sie aggressiv wirksame Substanzen hervorbringen, die eher gegen als mit dem Körper arbeiten. Mit ihrem raschen Gespür für allgemeine philosophische Trends stellt die Werbung deshalb heute gerne Produkte in den Vordergrund, die genauso wirken wie die Natur selbst, nämlich sanft und in Zusammenarbeit mit dem Körper. Niemand bemerkt anscheinend den Widerspruch in einem Begriff wie »Naturprodukt«: Er besagt doch im Grunde, daß das betreffende Produkt von Menschenhand gefertigt und dennoch natürlich ist – zwei Sachverhalte, die sich aus der Sicht der neuen Naturphilosophien eigentlich ausschließen sollten.

Hier werden eine ganze Reihe bedeutsamer Gegensatzpaare aufgebaut – wie etwa künstlich versus natürlich, technologisch versus organisch, synthetisch versus ganzheitlich und ursprünglich. Die darin enthaltene Kritik am »Unnatürlichen« wird aber von weiten Teilen der alternativen Gesundheitsbewegung nicht als politische Kritik an der Entwicklung westlicher Technik und Landwirtschaft artikuliert. Vielmehr wird diese Kritik in einen philosophischen Widerspruch zwischen der modernen Gesellschaft und der Natur umgedeutet, wobei zugleich ein Gegensatz zwischen dem absolut Schädlichen und einem ganz und gar Zuträglichen postuliert wird. In dieser Argumentation lebt auch ein religiöser Gegensatz wieder auf, nämlich zwischen Degeneration und Verfall versus Regeneration und Gesundheit. Technologie, künstliche Produkte, Wissenschaft und Maschinen werden nicht nur als Kräfte der Fragmentierung erkannt, sondern als Ursache von Krankheit und Verfall. Um zu verstehen, wie dieser Gegensatz in eine Kritik an der modernen Gesellschaft einmünden konnte, müssen wir noch genauer untersuchen, was mit der Bezeichnung »natürlich« ausgesagt werden soll. Welche Beweise können die Anhänger »natürlicher Therapien« für ihre Behauptung anführen, daß die Natur wohltätig ist und für unseren Körper sorgt, und daß die Natur in ihrer »ursprünglichen« Form sicherer und sanfter ist als alles, was Menschen hervorbringen können?

Die sanfte Natur

Die Vorstellung, daß die Natur wohltätig sei, beruht weitgehend auf bestimmten Annahmen über die »Eigenschaften« der Natur, besonders aber auf einer Hypothese über die Eigenschaften des natürlichen (ursprünglichen) Körpers. Beinahe alle alternativen Therapien vertreten einen starken, fundamentalen Glauben an den natürlichen Willen des Körpers zur Gesundheit, an seine angeborene Fähigkeit, gesund zu sein oder unter den richtigen Bedingungen seine Gesundheit wiederzufinden. Alle von mir untersuchten Therapien behaupten, keine magische »Heilung« anzubieten, wie die konventionelle Medizin sie verheißt. Vielmehr beabsichtigen sie mit ihren Aktivitäten, natürliche Heilprozesse im Körper freizusetzen. Entspannung zum Beispiel ist eine »heilende Gabe der Natur«; T'ai Chi ist der »natürliche Weg zu Frieden und Harmonie«; und die Naturopathie bringt die gemeinsame Auffassung der ganzen Bewegung zum Ausdruck, wenn sie dem Körper selbstheilende Fähigkeiten zuspricht. »Das Heilen von Wunden und Knochenbrüchen werden auf der ganzen Welt als Manifestationen dieser selbstheilenden Kraft des Körpers anerkannt. Nur wenige wissen aber, daß akute Krankheitszustände, etwa Erkältung, Fieber usw., in den meisten Fällen nur Anzeichen dafür sind, daß die heilende Kraft sich entfaltet, um eine Hemmung der normalen Funktionen eines Organs oder Gewebeteils zu beseitigen.«[8]

Die ganze Aufgabe der alternativen Therapien besteht demzufolge einfach darin, dem Körper bei seiner Selbstheilung zu helfen, wenn er durch die Belastungen des modernen Lebens geschwächt ist. »Alternative Therapien suchen *mit* dem Körper zu arbeiten, nicht *gegen* ihn, und verstärken seinen mächtigen Trieb zur selbständigen Heilung.[9] Gesundheit ist also ein Naturzustand, eine Gabe, die uns freigebig geschenkt wird, die wir aber auch leicht verlieren können. »Gesundheit ist der normale, natürliche Zustand des Menschen, und sie wird, ganz ohne Kontrolle durch das Bewußtsein, durch jene wunderbare, ausgleichende, aufbauende und heilende »Intelligenz« erhalten, die wir »Natur« oder »Lebenskraft« nennen. Sie ist es, die Wunden heilt, gebrochene Glieder zusammenwachsen läßt, Blut und Muskelgewebe aufbaut und Abfälle ausscheidet. Sie arbeitet stets nach einem vorherbestimmten Plan der Vollkommenheit und Normalität.[10]

Die Idee der körperlichen Selbstheilung ist zum Angelpunkt aller Aussagen über die Eigenschaften der Natur geworden. Daß in der Natur auch Viren vorkommen, daß Krankheit und Schmerz von Anbeginn zum menschlichen Leben gehören, wird mit Stillschweigen übergangen; ebenso das unvermeidliche Ende allen Lebens. Aus der Tatsache, daß der Körper oft von selbst gesundet, sich regeneriert und Krankheiten abwehrt, werden grundlegende Eigenschaften der Natur abgeleitet. Wenn der Körper auf diese Weise gesunden kann, dann ist Erneuerung das Wesen der Natur. Wenn der Körper sich erneuert, müssen Lebenskräfte in der Natur enthalten sein, essentielle Energien, das heißt Energien, die durch die Körper von Menschen, Tieren und Pflanzen fließen und zu unserem Wohle wirken. Solange diese Energien im Gleichgewicht bleiben und richtig, das heißt ungehemmt fließen, sind sie Voraussetzung für die natürliche Gesundheit und Vitalität des Menschen. Diese Energien sind es, die den Körper befähigen, sich zu regenerieren und seine Gesundheit wiederzugewinnen. Fast alle Therapien, die ich untersucht habe, erklären ihre Erfolge damit, daß sie lediglich die Energien aus einer Blockierung befreien und wieder ins Gleichgewicht bringen und somit dem Körper erlauben, zur Gesundheit zurückzufinden. Manche Therapien pflegen sogar die Überzeugung, daß die natürlichen Heilmittel selbst diese Energien enthalten, wie etwa die Aromatherapie behauptet, daß »reine, essentielle Öle als ›Lebenskraft der Pflanzen‹ zu bezeichnen sind, weil sie die heilenden Eigenschaften dieser Pflanze in ganzer und konzentrierter Form enthalten«.[11]

»Energie« ist also die treibende Kraft hinter der vitalen Erneuerung der Natur. Sie ist das Gemeinsame zwischen Menschen und »natürlichen« Substanzen. So bezeichnete ein T'ai Chi-Experte, typischerweise, die Energie als Essenz des Menschen. »Der Schlüssel zu fortgeschrittener T'ai Chi-Arbeit ist das Verständnis der Energie, die Erforschung ihrer verschiedenen Arten und Formen. Energie ist das Wesen der Person, nämlich das, was sie zum Menschen macht.«[12]

Wohltätig ist für den Menschen die Übertragung dieser lebendigen, heilenden Energien von Pflanzen und natürlichen, noch nicht durch Menschenhand verdorbenen Substanzen. Und in den Pflanzen, Kräutern, Blumen und Gemüsen liegt folglich die Lebenskraft und die Erfahrung wahrer natürlicher Energie beschlossen.

> Es ist befreiend und tröstlich, mit anzusehen, welches Vertrauen die Frauen (in Kulturen, die nicht den Zwängen der Werbung unterworfen sind) in diese Pflanzen setzen, während unsere wissenschaftlichen Experten im Westen sich leichtfertig über den Wissensschatz der Vergangenheit hinwegsetzen – über Erfahrungen, die jahrhundertelang mit einer Gründlichkeit erprobt wurden, die kein heutiges Forschungslabor sich mehr leisten könnte. Geschwindigkeit ist das einzige, was heute zählt. Inzwischen wachsen in Wald und Feld die wilden Blumen, blühen auf und sterben eines natürlichen Todes; ihre Gaben werden zurückgewiesen, ihre Heilkräfte ignoriert.[13]

Die Vorstellung von Lebenskräften und vitalen Energien und ihrem heilenden Potential ist aber höchst selektiv. Nur bestimmte Substanzen verleihen unmittelbar diese essentiellen Energien. Niemand würde den Vorschlag machen, ein frisch geschlachtetes junges Kaninchen zu verzehren, weil dessen Lebenskraft von großem Nutzen für den Esser wäre. Heute noch verkörpern Pflanzen diese geheimnisvollen Attribute der Natur. Niemand spricht mehr von einer »wilden, unbezähmten Natur«. Die Natur ist nicht mehr, wie in Tennysons Tagen, jenes Reich, wo der Starke den Schwachen zu vernichten drohte und wo das Überleben im Wettkampf ein Zeichen von Kraft und Gesundheit war. Der Begriff »Natur« schließt mittlerweile Gewalt und Aggression aus. Wir haben uns weit von Darwin entfernt, dessen Ideen lange Zeit die philosophischen Ansichten über die Natur beherrschten. In seinem Denken waren Kampf und Aggression absolut notwendig. Die Umwelt galt ihrem Wesen nach als feindselig, weil die Ressourcen begrenzt waren. Nicht nur kämpften die Gattungen miteinander um den Zugang zu bestimmten Ressourcen, sondern die Aggression war auch die

Grundlage aller Evolution innerhalb einer Gattung. Die Prachtentfaltung in der geschlechtlichen Werbung des Männchens und die Auswahl des stärksten und auffallendsten Exemplars der Spezies durch das Weibchen war, Darwin zufolge, entscheidend für die Entwicklung der besonderen Attribute einer Spezies, durch die sie in ihrer ökologischen Nische überlebte.

Im Zweifelsfall würden Vertreter moderner Naturauffassungen vermutlich evolutionäre Argumente akzeptieren, wenn auch in stark abgewandelter Form. Im modernen Naturverständnis gibt es weder eine dynamische Evolution noch einen Kampf um das Überleben. Im Vordergrund steht dagegen der wechselseitige Zusammenhang, das harmonische Zusammenleben der einzelnen Spezies. Jede Gattung hat sich demnach zum Nutzen der Nachbarn in einer Kette des Lebens entwickelt. Diese Auffassung von Natur als einem ökologisch interdependenten Ganzen bleibt keineswegs auf die alternative Gesundheitsbewegung beschränkt, obwohl diese, wie wir sehen werden, hier ihre eigenen Akzente setzt.

Ein Beispiel, das diesen Wandel im Verständnis der Natur und insbesondere in der Beziehung des Menschen zu anderen Lebewesen verdeutlichen mag, sind die zoologischen Gärten. In der Mitte des vorigen Jahrhunderts, als die Zoos populär wurden, betrachtete man die Natur und ihre Wunder völlig anders als heute. Sogar die Bezeichnung »zoologischer Garten« offenbart den Unterschied. Die großen botanischen Gärten führten dem Publikum die ganze Vielfalt von Blumen und Pflanzen aus aller Welt vor Augen. Und die Zoos setzten sich nun das Ziel, ähnliches für das Tierreich zu leisten. Der westliche Kulturmensch sollte Gelegenheit finden, die Wunder der Welt zu bestaunen, die unendliche Vielfalt der Gattungen, die Unterschiede zwischen den Gattungen und innerhalb der Gattungen. Überfüllte Käfige wurden auf engem Raum zusammengestellt, ohne Rücksicht auf das Wohl der Tiere. Es ging darum, die Tiere für den Besucher zur Schau zu stellen. Und was diese Schaustellung ermöglichte, war das Wissen: menschliches Wissen, die Klassifizierung aller Spezies, eine Kenntnis der Welt und all ihrer Geschöpfe und der Prozesse, durch die sie sich bis heute entwickelt hatte. Der Zoo war damals vor allem eine enzyklopädische Veranstaltung, ein Ort, an dem der Besucher die ganze Welt kennenlernen und ihre unendliche Vielfalt bestaunen konnte. Falls überhaupt Aussagen über den Platz des Menschen innerhalb der Natur getroffen wurden, so betrafen sie eine Beziehung des Unterschieds. Die Menschheit war radikal verschieden von allen Tieren, oder ihnen unendlich überlegen: sie war das Ziel und Endprodukt der Evolution.

Wie weit ist dies doch entfernt von den ideologischen Bekenntnissen moderner Zoos. In den neuen Zoos sind die Tiere nicht immer leicht zu entdecken. Was dem Besucher vorgeführt werden soll, sind nicht die Tiere an sich, sondern Tiere in ihrer ursprünglichen und natürlichen Umwelt. Belehrende Legenden und Schautafeln erklären ausführlich die körperlichen Merkmale der Tiere und ihre Entwicklung. Was demonstriert werden soll, ist die gelungene Anpassung der Tiere an ihr Milieu. Die Natur wird stets als unendlich erfinderisch dargestellt: Jede Eigenschaft des Tieres, jede Verhaltensweise erfüllt einen Zweck, und die Zoos wollen uns lehren, diesen Zweck zu respektieren. Sofern es in den Zoos noch die alten, trostlosen und öden Käfige gibt, bekehren sie sich rasch zum neuen Konzept oder rechtfertigen ihre Unfähigkeit zur Veränderung schuldbewußt mit ökonomischen Argumenten. Zoos können mithelfen, so erfahren wir, bedrohte Arten zu erhalten. Der Zoo ist der Ort, wo der Mensch Wiedergutmachung an der Natur leisten kann. Für die Tiere mag die Erfahrung zwar die gleiche sein wie immer, doch hochgehalten wird das Ideal einer harmonischen Gleichberechtigung von Mensch und Tier. Wir alle sind Gattungen dieser Schöpfung, aber der Mensch hat seinen kulturellen Vorteil mißbraucht. Zunehmend verbreiten die Zoos eine Botschaft des Schuldgefühls. Demütig sollten wir Menschen die wunderbare Interdependenz und Effizienz der Natur erkennen. Und Reue sollten wir empfinden für den Schaden, den wir den Tieren angetan haben – auch wenn wir sie dafür weiterhin in Käfigen halten müssen.

Diese moderne Auffassung vom zoologischen Garten zeigt manche Gemeinsamkeit mit dem Naturverständnis der alternativen Therapien, insbesondere ihrem Konzept einer in sich harmonischen, dem Menschen grundsätzlich überlegenen Natur. Sie zeigt jedoch auch die Widersprüche und Hilflosigkeiten bei der propagierten neuen »sanften« Nutzung der Natur. Zu dem Gegensatz zwischen schlechter und schädlicher Technik und einer als sanft und energetisch empfundenen Natur tritt jedoch in der alternativen Gesundheitsbewegung noch der religiös überhöhte Gegensatz zwischen Unordnung oder Fragmentierung und Ordnung oder Harmonie. Wenn wir uns an die früheren Zitate über den Nutzen der Kräutermedizin erinnern, wo die Bedeutung der *ganzen* Pflanze hervorgehoben wurde, so wird uns der Sinn dieses weiteren Gegensatzes klar. Denn innerhalb der alternativen Therapieszene hat sich das allgemeine ökologische Bewußtsein von der Interdependenz der Arten zu einer viel eindeutigeren Hypothese über die Eigenschaften der Natur und deren Zweck gewandelt.

Im Umfeld der alternativen Therapien spricht man oft von einem natürlichen »Ganzheitsprinzip«, einer holistischen Interdependenz zwischen den Elementen, die beinahe auf einen göttlichen Schöpfungsplan hinausläuft. Die gütigen Absichten der Natur kommen in einem perfekten Gleichgewicht all ihrer Elemente zum Ausdruck, weshalb sie sich segensreich für den Menschen, vor allem für die Gesundheit auswirken kann. In der oben zitierten Aussage über die Kräutermedizin ist deutlich gesagt, daß nur die ganze Pflanze in ihrer ursprünglichen Form die gesundheitsfördernde Substanz enthalten kann. In der Kräutermedizin ist die Pflanze im Gleichgewicht, jeder ihrer Bestandteile wirkt in Harmonie mit anderen Teilen zusammen – und zu einem gemeinsamen Zweck.

> Wenn der Chemiker oder Arzt in seinen Präparaten Kräuterextrakte verwendet, sind diese entweder mit einem chemischen Produkt vermischt, oder der Wirkstoff wird aus der Pflanze extrahiert und isoliert von den anderen, als wertlos erachteten Teilen verwendet. In beiden Fällen behauptet der Kräuterkundige, daß eine solche Behandlung nicht so wirksam ist wie die Verwendung der ganzen Pflanze.[14]

Wenn die Kräutermedizin immer wieder das vollkommene Gleichgewicht zwischen den Elementen einer Pflanze oder verschiedenen Pflanzen betont, so ist dies kein vereinzeltes Phänomen. Auch die oben geschilderte Einstellung der Alternativmedizin zu synthetischen Produkten beruht auf einer Abneigung, eine ursprüngliche Ganzheit zu zerstören. An dieser Auffassung von Natur als einem ganzheitlichen Gebilde, das in einem naturgegebenen Gleichgewicht ruht, können wir die neue Mythologisierung des Naturbegriffs deutlich erkennen.

Ganzheit, Gleichgewicht und Harmonie

Solche Vorstellungen von einem natürlichen Gleichgewicht und einem richtigen Verhältnis des Menschen zur Natur bleiben nicht auf die alternativen Therapien beschränkt; es sind Spielarten eines allgemeineren *ökologischen* Bewußtseins, das sich der Idee natürlicher Lebenszyklen verpflichtet fühlt: Zyklen und wechselseitige Abhängigkeiten, die durch menschliche Einwirkung bereits ernstlich gestört sind. In den alternativen Therapien aber haben sich solche Gedanken zu einer besonderen Form entwickelt. Die Vorstellung von einem harmonischen Gleichgewicht in der Natur und von der richtigen Beziehung des Menschen zur Natur ist die Grundlage jeder Definition dessen, was Natur eigentlich ist. Der Schlüssel zu dieser Definition ist der Begriff Gesundheit. Demnach ist Gesundheit ein natürlicher Zustand – aber Gesundheit erleben wir nur, wenn wir ein Gefühl der Ganzheit, Ausgeglichenheit und Harmonie in uns selbst erfahren. Daher, so lautet das Argument, muß die Natur selbst diese Werte von Ganzheit, Harmonie und Gleichgewicht zum Ausdruck bringen. So wesentlich sind diese Annahmen, daß viele Praktiker jede Therapie als »natürlich« bezeichnen, die den Leuten hilft, dieses richtige Gleichgewicht zu finden, entweder indem sie ihre Körperhaltung anpassen oder ihre Ernährung, ihre Lebensweise und ihre Einstellung ändern, oder indem sie eine Arznei einnehmen, die das im Körper entstandene Ungleichgewicht zu korrigieren vermag.

Wesentlich in dieser Hypothese über die Natur ist der Glaube an einen – oder sollten wir sagen: die Phantasie von einem – ursprünglichen Zustand des Körpers mit »natürlichen« Impulsen. In den alternativen Therapien wird oft die Rückkehr zu einer natürlicheren Lebenweise empfohlen. Diese wird als harmonische Einstimmung auf die Rhythmen und Zyklen der Natur dargestellt.

> Jungen Leuten, die sich zu einer sitzenden Tätigkeit im Handel oder in der Industrie entschließen, möchte ich in erster Linie den Rat geben, sich einmal klar zu machen, daß es ein Ding der Unmöglichkeit ist, solch ein Berufsleben mit einer gesunden Lebensweise zu verbinden. Gesunde Menschen stehen bei Tagesanbruch auf, verrichten tagsüber körperliche Arbeit im Freien und gehen bei Sonnenuntergang wohlig erschöpft zu Bett. Sie ernähren sich von unverfälschten, lebendigen und frischen Lebensmitteln und bleiben gesund, auch ohne fleischliche Kost.[15]

Diese Vision eines natürlichen Lebens ist hoffnungslos romantisch und illusionär. Es ist die Wunschvorstellung eines heilen bäuerlichen Lebens früherer Zeiten, als gesunde Menschen den Acker bearbeiteten und nur frisches Gemüse aßen. Die vertrackt spaßige Darstellung bäuerlichen Lebens in Monty Pythons *Holy Grail,* oder in *Jabberwocky,* kommt der Wirklichkeit einer solchen Lebensweise vermutlich entschieden näher, mit ihrem dauernden Kampf gegen Hunger, mangelhafte Hygiene und Krankheiten.

Gewiß wird das natürliche Leben nicht immer so hoffnungslos romantisch verklärt wie in dem obigen Zitat. Gemeinsam ist allen Alternativen aber die Idee einer gesunden und natürlichen Lebensweise, auch wenn diese Idee unter den Belastungen und Zwängen des modernen Lebens realistischerweise nicht immer verwirklicht werden kann. Dann bieten sich die Naturtherapien als notwendiger Ausgleich an: Sie können uns helfen, im eigenen Körper die Kräfte der Natur wiederzufinden. Wenn das moderne Leben uns der ursprünglichen Gesundheit entfremdet hat, so können die alternativen Therapien unser natürliches Gesundheitspotential erschließen. Der Körper sehnt sich ja, dieser Ideologie zufolge, nach Gesundheit und hat ein instinktives Verlangen nach einem richtigen Verhältnis zur Natur. Ist er erst einmal von den Verzerrungen und Entstellungen des modernen Lebens in einer technologischen Gesellschaft befreit, so wird sich seine Tendenz zur Selbstheilung und Erneuerung mit unwiderstehlicher und naturgegebener Macht durchsetzen.

Dabei ist man überzeugt, daß der Körper in seiner ursprünglichen Form, oder wenn er seine Gesundheit wiedergewonnen hat, instinktiv wissen wird, was für ihn gesund und bekömmlich ist; ganz so, als sei im menschlichen Körper alle Unschuld beschlossen, die einst von den Religionen der kindlichen Seele zugeschrieben wurde. Heute ist es der Körper, der unschuldig nach allem Guten und Bekömmlichen strebt und sich zutiefst nach der richtigen Beziehung zur Natur sehnt.

> Der Körper vermag sich selbst zu regulieren. Sich selbst überlassen, würde jedermann nach Gesundheit und einem Gleichgewicht mit der Natur streben. Ein zentrales Thema aller Naturtherapien ist die Idee natürlicher Lebenszyklen und ihrer wechselseitigen Abhängigkeiten ... Der Körper und die Welt regulieren sich selbst, und wir brauchen nicht einzugreifen. Es herrscht ein wunderbares Gleichgewicht in der Natur – ein Gleichgewicht, das sich im ganzen Universum wiederholt, von der Struktur des Atoms bis hin zur Position der Erde im Sonnensystem.[16]

Die Naturtherapeuten untermauern diese heile und unschuldige Beziehung des Körpers zur Natur gern mit dem Hinweis auf das neugeborene Kind, das ebenfalls instinktiv weiß, was für es gut und gesund ist. Auch die Muttermilch wird als Beweis für die natürliche Gesundheit des Körpers angeführt. Vom Körper der Mutter produziert und vom neugeborenen Kind begehrt, ist sie als höchstes Symbol einer ursprünglichen Gesundheit und Reinheit anzusehen. Für die naturheilkundliche Bewegung verkörpert das neugeborene Kind die Gabe der Gesundheit, eine Lebenskraft, die sich auch gegen überwältigende Widerstände durchsetzen wird. Es wird sogar behauptet, daß das Kind einen natürlichen Instinkt hat, sich gesund zu ernähren. Oft werden Experimente zitiert, bei denen Kleinkinder, die noch niemals »Junk Food« gegessen hatten, sich ihre Mahlzeiten (aus einer Reihe von »gesunden« Alternativen) selbst auswählen durften. Und obwohl die Entscheidungen der Kinder recht sprunghaft ausfielen, zeigte sich doch nach einigen Tagen, daß sie eine höchst nahrhafte und ausgewogene Mischung von Lebensmitteln zu sich genommen hatten.

Das neugeborene Kind ist also eine Metapher für den natürlichen Zustand des Körpers. Erst die Gesellschaft verdirbt den natürlichen Geschmackssinn, lenkt ihn ab von dem, was gut und bekömmlich ist, und bringt den Körper auf eine abschüssige Bahn der Krankheit, deren Symbol das verabscheute »Junk Food« ist. In der Tat spricht vieles für die Behauptung, daß der Geschmack sozial konditioniert ist. Dies wird bereits durch die Tatsache bestätigt, daß die Eßgewohnheiten der Kulturen so verschieden sind. Geflissentlich übersehen werden in diesen Theorien allerdings alle anderen Faktoren, die gesundheitsschädliches Verhalten oder die Wahl ungesunder Nahrungsmittel konditionieren können. So hat eine Anthropologin noch eine dritte Erklärung für den kindlichen Hang zu Süßigkeiten vorgeschlagen, die über die Ansicht hinausgeht, daß Kinder eben von Natur aus naschsüchtig sind oder auf eine Sucht nach Zucker konditioniert werden.[17] Sie meint vielmehr, daß die Bedeutungen, von denen Süßigkeiten umgeben sind, sie für Kinder so attrakativ machen. Süßigkeiten unterscheiden sich grundsätzlich von den Mahlzeiten der Erwachsenen. Bonbons und Schokolade werden stets in bunten Papiertüten oder farbenfrohen, attraktiven Packungen verkauft. Nie werden sie bei Tisch zu den Mahlzeiten verzehrt. Und häufig sind sie in grellen Farben und bizarren Formen gestaltet, als Würmer, Hüte, Dinosaurier, Finger und Füße in leuchtendem Grün, strahlendem Orange oder glühendem Violett. Kurzum, sie sind das genaue Gegenteil einer normalen Mahlzeit. Süßigkeiten haben nichts mit Hunger und seiner Befriedigung zu tun und sind nicht wegen ihres Nährwerts begehrt. Sie stellen die normale Skala der Werte geradezu auf den Kopf.

Die Freude an Süßigkeiten hat, dieser anthropologischen Erklärung zufolge, vielmehr etwas mit Befreiung von – und Widerstand gegen – die Zwänge zu tun, mit denen Erwachsene die Ernährung umgeben: also die Zwänge der Tischsitten, das Ritual der Mahlzeiten und die konventionellen Geschmacksrichtungen und Eßgewohnheiten. In Theorien, die dem Körper ein natürliches Wissen zuschreiben, was gut für ihn ist und was nicht, ist für solche symbolischen Qualitäten der Nahrung meist kein Platz. Sie zeigen in der Tat wenig Verständnis für ungesunde Gewohnheiten *jeglicher* Art, sei es beim Essen, in der Körperhaltung oder im täglichen Verhalten, die lediglich als ein Abirren vom natürlichen oder richtigen Weg gesehen werden, uns aufgenötigt von einer Gesellschaft, die den Kontakt mit der Natur verloren hat. Abweichungen von der sogenannten gesunden Lebensweise werden daher niemals als reale Entscheidungen begriffen, die für den Betreffenden eine symbolische Bedeutung haben. Sie gelten vielmehr als erlernte und konditionierte Reaktionen jener Unglücklichen, die von einer engen und unmittelbaren Beziehung zu ihrem Körper abgeschnitten sind. Dem Versuch, die Sprache des Körpers zu verstehen, und eine neue Harmonie mit ihm zu verwirklichen, wird eine viel höhere Bedeutung zugemessen als allem, was Kinder mit ihrer Vorliebe für klebrige, die Zähne zerstörende Süßigkeiten symbolisch verwirklichen.

Jene, die an ein instinktives Streben des Körpers nach Gesundheit glauben, sind auch überzeugt, daß nur die technische und kommerzielle Ausbeutung der Natur uns von diesem instinktiven Wissen entfernt hat. Ein vordringliches Ziel der alternativen Therapien ist es daher, die Menschen zu diesem verlorenen Instinkt zurückzuführen, so daß wir die richtige Körperhaltung wiederfinden, einen natürlichen und gesunden Sinn für das Essen wiederentdecken und unserem Körper die Freiheit wiedergeben, seiner natürlichen Neigung zu einer gesunden Lebensweise zu folgen. Immer wieder hören wir von Vertretern der Naturheilkunde, wie wichtig es ist, dieses instinktive Wissen des Körpers um die Zyklen, Rhythmen und gesunden Zusammenhänge der Natur zu befreien und zu respektieren. Manche Therapien, wie Biodynamik und Bioenergetik, bestehen sogar ausschließlich darin, die natürlichen Rhythmen unseres Körpers herauszufinden, sie zu verstehen und mit ihnen zu arbeiten, seien es Rhythmen der Verdauungstätigkeit, des Geschlechtslebens oder anderer Bereiche.

Damit steht wieder einmal der Instinkt, jener dehnbarste aller Begriffe, auf der Tagesordnung. Und der heutige Sprachgebrauch unterscheidet sich nur wenig von allen früheren Beschwörungen des Instinkts, nur daß der Inhalt dieses Begriffs heute etwas anders verstanden wird. Immer wenn jemand sich auf den Instinkt beruft, will er damit eine bestimmte Hypothese über den Körper in seinem ursprünglichen Zustand aufstellen, um die Wertvorstellungen einer sozialen Gruppe oder Kultur zu fördern. Ähnlich wie bei den einstigen Diskussionen über den mütterlichen Instinkt der Frauen oder die promiskuösen Triebe der Männer, soll damit eine Ableitung oder Rechtfertigung für die Wertvorstellungen geliefert werden, zu denen eine Gesellschaft sich bekennt. Solche Thesen über den Körper in seinem ursprünglichen Zustand verraten mehr über Ängste und Anliegen einer Gesellschaft, als daß sie tatsächlich Aussagen über die Natur lieferten. Wie früher, wenn die Idee eines solchen Instinkts leidenschaftlich vertreten wurde, ist auch diese Version weit entfernt von jeder »wissenschaftlichen« Betrachtungsweise dessen, was der Körper ist, was er braucht und was er zu leisten vermag.

Viele der genannten Therapien errichten zwar ein pseudo-wissenschaftliches Begriffsgebäude. Wenn es aber darum geht, diesen natürlichen Zustand des Körpers zu beschreiben, verfallen sie gerne in eine mystische Sprache. Der Körper dient dann als Quelle aller möglichen Vorstellungen von Gesundheit, Gleichgewicht und Harmonie, die auch das Verhältnis von Körper und Geist einbeziehen. Im Mittelpunkt dieser Definitionen eines Naturzustandes der Menschheit steht eine Tautologie. Die Natur des Menschen wird aus der Hypothese über den Gesundheitsinstinkt des Körpers abgeleitet. Gesundheit aber ist nur in einem harmonischen inneren Gleichgewicht zu finden. Dabei weiß der natürlich gesunde Körper angeblich von Natur aus, wie er gesund bleiben kann. Dieses natürliche Wissen aber entdeckt der einzelne nur, indem er sich in Harmonie und Gleichgewicht versetzt – eben die Qualitäten, die angeblich in der

Natur verkörpert sind. Natürlich ist also eine Therapie, die das natürliche Streben des Körpers zur Gesundheit anregt; dieses natürliche Gesundheitsstreben kann nur gefördert werden, wenn der Körper im Gleichgewicht und im Einklang mit der Natur ist.

> Unsere Praktiker glauben, daß der Mensch immer als Ganzheit zu betrachten ist, das heißt, daß der Geist, die Gefühle und alle Funktionen des Körpers voneinander abhängig sind und im richtigen Gleichgewicht zueinander stehen sollten. Auch glauben sie, daß zu solcher Ganzheit – als integraler Bestandteil – eine natürliche Heilkraft gehört, die das Wachstum und Leben aller Lebewesen erhält.[18]

Was die Idee eines solchen Gleichgewichts genau zu bedeuten hat, werden wir in den folgenden Kapiteln untersuchen. Hier ist wichtig anzumerken, daß ein solches Naturverständnis aus der Introspektion abgeleitet ist. Die Natur ist durch menschliche Eingriffe und Angriffe bedroht. Wenn sie überlebt, bietet sie sanfte, sichere und heilende Energien. Natur findet man aber nicht, indem man die Wildnis aufsucht und menschlichen Kontakt vermeidet oder sich in einer idyllischen Landschaft ergeht. Es geht sogar oft nicht einmal darum, jene Aspekte der Natur zu verteidigen, die noch immer durch die Übergriffe der Technik bedroht sind. Einen Zugang zur Natur findet der Mensch, diesen Theorien zufolge, in der Verbindung mit einem mystischen Innenraum – mit etwas, das zwar vorhanden, aber verschüttet ist. Natur ist also jene Heilkraft, die freigesetzt wird, wenn der ganze Mensch in das richtige Gleichgewicht gelangt. In dieser Hinsicht unterscheidet sich der Naturbegriff in der alternativen Gesundheitsbewegung wesentlich von den Naturbegriffen der Ökologie oder der Politik. Hier ist keine äußere Aktion erforderlich, um eine hypothetische »richtige« Beziehung zwischen Mensch und Umwelt zu bewahren. Natur kann vielmehr gefunden werden, indem man auf sein Inneres lauscht.

Damit sei nicht gesagt, daß Anhänger der alternativen Gesundheitsbewegung sich nicht für ökologische Politik oder Politik im allgemeinen engagieren. Manche ziehen aus diesen Ideen radikale politische Konsequenzen. Individuelle Lösungen müssen zwangsläufig beschränkt bleiben, wenn der einzelne keinen sicheren Zugang zu unvergifteter Nahrung hat und nichts tun kann, um die Zerstörung der Umwelt zu verhindern. Politisches Engagement ist aber auch keine notwendige Konsequenz der alternativen Gesundheitsphilosophie. Wenn natürliche Gesundheit mit innerer Harmonie und Balance gleichgesetzt wird, dann bedarf es auch nur einer nach innen gewendeten Lebensweise, um die richtige Beziehung zur Natur zu finden. Und diese Orientierung nach innen beeinflußt – und reduziert – häufig die Reaktion auf äußere politische Fragen: »Wir können nicht abwarten, bis die Regierung Gesetze gegen die Verschmutzung des Wassers erläßt. Darum ist der einzelne aufgerufen, das Problem in seinen eigenen vier Wänden zu lösen.«[19] Diese Innen-Orientierung spiegelt sich auch in der Einstellung zu Unfällen in Atomkraftwerken und zur Gefährdung durch nukleare Strahlung. Gewiß werden die meisten Anhänger der alternativen Gesundheitsbewegung sich mit der Politik der Kernkraftgegner identifizieren. Auffallend stark ist jedoch die Tendenz, individuelle Lösungen für die Strahlengefahr anzubieten. Nach der Katastrophe von Tschernobyl waren die einschlägigen Gesundheitsmagazine voll von Artikeln, die eine Änderung der Lebensweise und der Ernährung empfahlen, um den Effekt der Strahlung möglichst gering zu halten. Natürlich ist nichts dagegen einzuwenden, wenn Menschen sich gegen die Folgen solcher gefährlicher Unfälle zu schützen suchen. Dennoch ist es beunruhigend, wenn ein Ereignis von einer solchen gesellschaftlichen und politischen Tragweite vor allem individuelle Reaktionen hervorruft.

Ebenso auffällig ist die Tatsache, daß jene harmonische Beziehung zur Natur häufig als etwas dargestellt wird, das nur durch geistige und körperliche Anpassung zu erreichen sei. Eine wichtige Rolle spielen dabei Entspannungstechniken und Meditation. Sie gelten als Methoden, um jene geistige Stille zu finden, deren die westliche Gesellschaft entbehrt.

> Die Meditation fördert z.B. die Harmonie von Körper und Geist. Die Idee eines Gleichgewichts ist entscheidend, weil der Westen inzwischen so aktiv und materialistisch geworden ist, daß er den Gebrauch jener Hälfte des Gehirns (der linken Seite), die für Kreativität, Intuition und Entspannung verantwortlich ist, vergessen hat. Unsere Umwelt ist aus dem Gleichgewicht geraten, und die Menschen sehnen sich danach, Stille durch Meditation zu finden.[20]

Hier geht es also um die Idee, daß die Meditation einem Menschen helfen kann, heil und ganz zu werden und jene Aspekte des Selbst zu entwickeln, die in der westlichen Gesellschaft unterdrückt werden, kurzum, ein natürliches Gleichgewicht zu finden: »Das Ziel der Meditation beruht auf der natürlichen Bereitschaft des Geistes, die Dinge in ihrer Ganzheit zu sehen.«[21]

Es ist ein durchgehendes Credo alternativer Therapien, daß der still gewordene und entspannte Geist den Menschen zur »natürlichen« Wahrheit führen wird, zur wesenhaften Ganzheit aller Dinge und zum natürlichen Gleichgewicht des Universums. Wer sich in das Geistige versenkt und sich daran orientiert, wird die Natur entdecken. Meist kleiden sich solche individualistischen Ideen in eine Sprache des Konservatismus. Natur ist Gesundheit, und Gesundheit ist Ganzheit, Balance und Harmonie. Krankheiten müssen folglich als Unordnung, Anarchie und Chaos aufgefaßt werden. Zwar hat die alternative Gesundheitsbewegung gewisse Berührungspunkte mit dem Radikalismus der vegetarischen und öko-politischen Bewegung, aber mit einem ausbalancierten Verhältnis zur Natur ist in der Regel doch nur das harmonische innere Gleichgewicht zwischen den verschiedenen Teilen des Selbst gemeint. Von einer solchen Auffassung ist es nur ein kleiner Schritt zu konservativen Weltanschauungen, denen mangelnde Anpassung und politische Agitation als Produkte einer unausgeglichenen Persönlichkeit gelten. Oder, wie ein Physiotherapeut es ausdrückte: »Wie im Körper, so sollte es auch im Staat ein richtiges Gleichgewicht von Macht, Ordnung, Liebe und Weisheit geben.«

Natur ist also, kurz gesagt, nicht durch empirische Beobachtung, Forschung oder Wissenschaft kennenzulernen. Natur ist weder Landschaft noch Wildnis. Das Wesen der Natur, wiewohl in allen Lebewesen präsent, kann nur durch die Innenschau des einzelnen erkannt werden, durch die richtige Anpassung des eigenen Lebens an die äußere Welt. Wenn die Natur also nicht durch Studium oder empirische Forschung erkannt werden kann, so gibt sie sich durch universelle Wahrheiten zu erkennen. Es ist kein Zufall, wenn man bei eingehenderer Betrachtung feststellen kann, daß der Naturbegriff häufig übergangslos mit gewissen Vorstellungen vom »guten Alten« oder »Althergebrachten« verschmilzt. Die vielgepriesene Natürlichkeit der Naturtherapien besteht oftmals weniger darin, daß sie in der Natur vorkommen, sondern daß sie alte und traditionelle Heilverfahren anbieten. Auch hier sehen wir wieder eine Tautologie am Werk. Als natürlich kann etwas gelten, das sicher ist, denn Sicherheit ist eine Eigenschaft der Natur. Und diese Sicherheit ist angeblich bewiesen, wenn Techniken oder Nahrungsmittel seit Jahrhunderten in Gebrauch sind.

Und wirklich begründen manche der Alternativtherapien ihren Anspruch auf Natürlichkeit einfach mit der Tatsache, daß sie uralte oder traditionelle Vorstellungen vom Körper und von der Heilkunst vertreten. Das Alte ist gleichbedeutend mit dem Guten und Bekömmlichen. »Ma Huang« zum Beispiel »ist eine der ältesten und bekanntesten Pflanzen, die in der chinesischen Kräutermedizin Anwendung finden«[22], »während die amerikanischen Ureinwohner im Südwesten Amerikas schon lange blauen Mais aßen, bevor der gelbe Mais uns vertraut wurde«.[23] Und dann gibt es Nahrungsmittel wie *Mochi,* dessen Authentizität und Bekömmlichkeit durch die Tatsache erwiesen ist, daß es immer noch ein Nahrungsmittel der meisten traditionellen Familien in Japan ist. »Ende Dezember kann man in traditionellen Dörfern noch immer das rhythmische Pochen vernehmen, mit dem die Familien den süßen Reis für das *Mochi*-Mahl zum Neujahrfest zubereiten.«[24] Je besser ein bestimmtes Nahrungsmittel bei primitiven Ureinwohnern bekannt war, je traditioneller seine Zubereitung ist und je weiter sie sich geschichtlich zurückdatieren läßt, desto bekömmlicher ist es offenbar.

Dieser Bedeutungswandel von Alt zu Gesund und Natürlich bleibt nicht auf Nahrungsmittel beschränkt. Naturtherapien werden häufig aufgrund ihres ehrwürdigen Alters angepriesen. In einer Annonce wurde versucht, die Menschen mit folgender Verheißung für T'ai Chi zu gewinnen: »Entdecken Sie selbst, wie diese Übungen aus dem 12. Jahrhundert Ihre Gesundheit verbessern und Ihre Meditation anregen können.« Dem Osten kommt in diesen Philosophien eine privilegierte Stellung zu. Übungen und Methoden aus Fernost transportieren altüberlieferte Wahrheiten, denn sie beruhen auf einem wahren Verständnis der Natur und sind manchmal mit religiösen Lehren verknüpft. Jede orientalische Therapie genießt automatisch diesen Vorzug. Auf Heilmethoden beruhend, die seit alters in Indien oder China gebräuchlich waren, werden sie mit uraltem traditionellen Wissen gleichgesetzt, das in viel engerer Beziehung zum Körper und zu den natürlichen Instinkten steht als alles, was der Westen hervorgebracht hat. Methoden wie Akupunktur, Akupressur und Reflexzonenmassage beruhen in ihrem Verständnis des menschlichen Körpers auf den Philosophien orientalischer Quasi-Religionen. Andere, weniger anerkannte Alternativtherapien sind ähnlich bereit, ihre Vorzüge mit dem Hinweis auf ihre Verbindung zu uralten Wahrheiten zu verkaufen. Reiki, zum Beispiel, »ist eine uralte Wissenschaft, die uns aus Indien und Tibet überliefert ist. Wie bei den meisten Wissenschaften einer universellen Schwingungsenergie liegt auch die Geschichte ihres Ursprungs in den Tiefen unserer Vergangenheit begraben.«[25]

Therapien, die nicht aus dem alten Orient stammen, versuchen auf etwas andere Weise, sich auf ein traditionelles Erbe zu berufen. Manche bemühen sich um den Nachweis, daß ihre Ideen tatsächlich auf alte Religionen und Philosophien zurückgehen. Andere leiten ihre Heilmethoden von der Gründerfigur ab, meist einem Meister aus dem vorigen Jahrhundert. Solche Gründerfiguren gewinnen dann einen ähnlichen Status wie der Guru in orientalischen Religionen: den Status eines Menschen, der natürliche Wahrheiten verstehen und deuten kann. Rudolf Steiner zum Beispiel hat relativ neue Ansätze in die Medizin und Bewegungslehre eingebracht. In seinen Vorstellungen nimmt jedoch die fernöstliche Tradition des Prana, der Lebensenergie als Quelle aller Gesundheit, einen zentralen Platz ein. Einige seiner Anhänger stellen Steiner deshalb gern als einen »Übersetzer« älteren Wissens und älterer Weisheit in einen modernen westlichen Kontext dar.

Der beharrliche Hinweis auf einen Gründer oder den historischen Ursprung der meisten alternativen Therapien mag auf den ersten Blick ganz einleuchtend erscheinen. Immerhin lassen sich die meisten Gedankengebäude auf einen oder einige Hauptvertreter zurückführen, die irgendwann ihre Ideen erstmals an die Öffentlichkeit trugen. Dennoch wird den »Wurzeln« und der Geschichte in manchen dieser Philosophien erheblich mehr Bedeutung beigemessen, als eigentlich notwendig wäre. Ich kann mir keine alternative Therapie vorstellen, die sich aufgrund ihrer absoluten Neuheit verkaufen würde. Im Gegenteil, eine lange Geschichte, sei es in Form historischer Überlieferung oder in Gestalt eines geschichtlichen Gurus, scheint wesentlich für die Sinnbezüge, mit denen eine alternative Therapie sich umgibt. Natürlich zu sein kann nicht heißen, modern zu sein. Natürlichkeit ist eine Eigenschaft des Alten und Überlieferten, des traditionell Erprobten.

Es gibt eine Parallele zu dieser Tendenz, die alten Philosophien des Ostens mit einer Nähe zur Natur gleichzusetzen. Der Nachweis, daß bestimmte Methoden und Substanzen von Menschen aus unterentwickelten, nicht-technisierten Gesellschaften angewandt wurden, bietet unmittelbar eine Garantie der Natürlichkeit und Bekömmlichkeit gewisser Substanzen. »Ich verbringe beinahe drei Monate im Jahr zu Besuch bei verschiedenen Kulturen und Gesellschaften, die nicht den Zwängen der Werbung ausgesetzt sind. In fernen Regionen wie Afrika, China, Indien oder dem Vorderen Orient konnte ich beobachten, wie Frauen ihre Haut und ihr Haar reinigten, pflegten und verschönerten, wobei sie Zutaten verwendeten, die bereits ihre Mütter, Großmütter und Ahnen verwendet hatten und deren Wirksamkeit sie kannten.«[26] Solche Ansichten könnte man durchaus in einem wohlwollenden Sinn interpretieren. Was sie ausdrücken, ist immerhin Abscheu vor unserer materialistischen und konsumorientierten Gesellschaft, mit ihrem Raubbau an der Umwelt und ihrem übermäßigen Vertrauen auf Technik und Chemie bei der Behandlung von Krankheiten.

Die Annahme, daß manche Gesellschaften der Natur näher stünden, kann man jedoch auch weit weniger wohlwollend interpretieren. Anthropologen würden diese Einstellung als zutiefst ethnozentrisch bezeichnen. Mit anderen Worten, es werden weitreichende Vermutungen über andere Kulturen aufgestellt, die auf mangelnder Kenntnis der dortigen Verhältnisse beruhen und den Standpunkt unserer eigenen »höherentwickelten« Kultur widerspiegeln. Dabei wird unterstellt, daß die alten Gesellschaften des Ostens und die modernen nicht-westlichen Gesellschaften der Natur irgendwie näher stünden als die unsere. Empirisch mag es wohl zutreffen, daß diese Gesellschaften nicht den westlichen Entwicklungsstand erreicht haben. Dies besagt aber nicht unbedingt, daß diese Kulturen der Natur näher sind oder waren. Die Philosophen und Anthropologen des 19. Jahrhunderts wurden für ebensolche Annahmen zu Anfang dieses Jahrhunderts heftig kritisiert. Viele dieser frühen Forscher, wie Henry Morgan, McClellan und Bachofen, waren überzeugt, daß Kulturen auf einer technisch weniger fortgeschrittenen Stufe deshalb ursprünglicher wären, weil es ihnen an kultureller Komplexität oder Zivilisation fehlte und sie daher dem Zustand des Naturmenschen näher wären. Erst durch Studien von Anthropologen wie Bronislaw Malinowski wurden solche Vorurteile allmählich überwunden. Völker ohne fortgeschrittene Technologie und ohne eine der unseren vergleichbare gesellschaftliche oder politische Ordnung waren keineswegs primitiv. Vielmehr besaßen sie häufig sehr komplexe kulturelle, politische und religiöse Strukturen, die von den frühen Anthropologen einfach nicht zur Kenntnis genommen worden waren. Und in ihren religiösen Überzeugungen und Praktiken ging es oft gerade darum, sich von der Natur abzugrenzen. Eine Kultur als primitiv und naturnah zu bezeichnen wurde zunehmend zum Zeichen dümmlicher rassistischer Intentionen.

Wenn heute wieder alte, technisch unentwickelte Gesellschaften mit Natur gleichgesetzt werden, so steckt dahinter eine andere Triebfeder, als sie die frühen Anthropologen bewegte. Wenn im viktorianischen England Kulturen ohne Technologie mit Natur gleichgesetzt wurden, so geschah dies zum Nachteil dieser Gesellschaften. Sie galten als rückständig, unterentwickelt und unzivilisiert im Vergleich mit den Errungenschaften der westlichen Industriegesellschaft. Naturnähe bedeutete, auf der Leiter der Evolution ein paar Stufen weiter unten zu stehen. Die meisten Alternativtherapeuten wären entsetzt über eine solche Gleichung. Der Vergleich fällt für sie ganz zum Nachteil unserer eigenen Kultur aus. Ohne irgendwelche evolutionsgeschichtlichen Behauptungen aufzustellen, sagen sie lediglich, daß Gesellschaften ohne entwickelte Technik noch frei von den Verfälschungen und Entstellungen unserer Gesellschaft sind. Diese anderen Gesellschaften sind besser. Sie erkennen und verstehen die Natur besser. Tatsächlich ist dies aber nur eine Umkehrung der gleichen rassistischen Unterstellungen, wobei Gut und Schlecht einfach ausgetauscht werden. Auch der Verklärung des Ostens und der primitiven Gesellschaften liegt eine zutiefst ideologische Hypothese zugrunde. Ähnlich wie man diesen Gesellschaften einstmals ein geheimnisvolles Wissen um die Sexualität und ihre Attribute zuschrieb, sind sie jetzt angeblich durchdrungen von einem natürlichen Wissen um Körper und Gesundheit. Entscheidend ist, daß diese Gesellschaften für unsere eigene Kultur noch immer »die anderen« sind – Projektionsflächen unserer eigenen Phantasien, die nichts mit den heutigen oder einstigen Lebensumständen dieser Menschen zu tun haben.

Natur ist also ein äußerst gefühlsbeladener Begriff der alternativen Gesundheitsbewegung. Er beinhaltet eine Reihe von Glaubensvorstellungen über die Bedeutung von Gesundheit, über die Eigenschaften des menschlichen Körpers, über die Beziehung zwischen Körper und Geist und über die Möglichkeit, ein natürliches Leben zu führen. Diese neue Mythologie des Körpers, der Gesundheit und der Natur hat wichtige Konsequenzen für das Gesundheitsbewußtsein des einzelnen – für die Art und das Maß, in dem jeder einzelne sich für seine Gesundheit verantwortlich fühlt. In den folgenden Kapiteln untersuche ich die verschiedenen Elemente dieser neuen Mythologie. Ich werde der Frage nachgehen, warum diese Glaubensrichtungen gerade zum gegenwärtigen Zeitpunkt entstanden sind und auf welche Weise sie die Menschen faszinieren und gefangennehmen. Zunächst aber will ich die Frage beantworten, warum und wieso Gesundheit für viele Menschen ein so wichtiges Anliegen geworden ist.

2. Kapitel

Vollkommen gesund: Neue Glaubensvorstellungen vom Körper

Im späten 19. Jahrhundert gestaltete Flaubert in einer seiner Erzählungen die Legende vom heiligen Julian, dem Samariter. St. Julian hatte bekanntlich einem Aussätzigen geholfen, einen Fluß zu überqueren. Statt ihn zu meiden und zu ächten, schloß Julian den Aussätzigen in die Arme und drückte seine Lippen auf dessen entstelltes Gesicht. Julian wurde heiliggesprochen, weil er aller Christenheit ein Beispiel gesetzt hatte. Es galt als tugendhaft, alle Menschen trotz Krankheit und Entstellung zu akzeptieren. Die Krankheit gehörte eben schlechthin zur Sterblichkeit des Menschen. Das größte Symbol christlicher Liebe war also jemand, der auch in den abstoßendsten Formen von Krankheit und Tod noch die läuterungsfähige menschliche Seele erkennen konnte. Als Flaubert diese Geschichte schrieb, waren solche Werte vielleicht noch verbindlich. Von der Einstellung zu Krankheit und Hinfälligkeit, wie sie im neuen Kult um die Gesundheit beschlossen liegt, sind sie meilenweit entfernt. Moderne Botschaften von Gesundheit und Wohlergehen sprechen uns nicht nur von der Notwendigkeit frei, die Krankheit zu akzeptieren; sie beharren auch darauf, daß wir die Seele nicht vom Körper trennen dürfen. Keine Krankheit, so heißt es, ist unserer Kontrolle entzogen. Wir brauchen Krankheit und Leid nicht hinzunehmen.

Krankheit hat wohl noch etwas mit Tugend zu tun, aber die Tugend liegt nicht in der Fähigkeit des Menschen, Krankheit, Entstellung und Leiden zu akzeptieren, sondern in der Fähigkeit des einzelnen, diese abzuwehren. Wenn natürliche Gesundheit jedem von uns angeboren ist, also nicht durch die Einnahme von Arzneien von außen erworben werden kann, so folgt logisch daraus, daß der einzelne für seine Gesundheit verantwortlich ist. Wenn natürliche Gesundheit in uns beschlossen liegt und nur darauf wartet, freigesetzt zu werden, dann liegt es in der Macht des einzelnen, gesund zu sein und zu bleiben. Hier wird deutlich, daß sich in unseren Ansichten über Körper und Gesundheit eine tiefe Wandlung vollzogen hat. Der sterbliche Leib ist kein Hemmnis mehr auf unserem Weg zur Vollkommenheit. Vielmehr ist er nun der Ort, wo solche Vollkommenheit zu finden ist. Ähnlich wie Menschen früherer Epochen von der Notwendigkeit durchdrungen waren, das Heil ihrer Seele zu gewinnen, ist der einzelne heute von der Notwendigkeit überzeugt, durch unermüdliche Arbeit die im menschlichen Körper beschlossenen Belohnungen zu gewinnen und zu bewahren.

Wahre Gesundheit oder die Möglichkeit der Vervollkommnung

In den letzten zwei Jahrzehnten hat sich die Auffassung dessen, was Krankheit, Leiden und Hinfälligkeit bedeuten, radikal verändert. Allenthalben vernehmen wir die Botschaft, daß es *nicht* ausreicht, sich lediglich gut zu fühlen. »Wenn Sie bedenken, was manche arme Seele erleiden muß, so scheint es mehr als genug. Die Wahrheit ist aber, daß Sie sich viel besser fühlen könnten.«[1] Es ist ein großer Unterschied, so erfahren wir, ob wir uns wohlfühlen oder völlig gesund sind. Und genau dieses Konzept der vollkommenen Gesundheit hat sich heute als positives Ziel, als klare Vorstellung und erstrebenswerte Errungenschaft in den Vordergrund geschoben. »Anscheinend wissen wir in unserem Inneren, daß es einen Zustand vollkommener Gesundheit gibt, auf den alle unsere Bemühungen hinzielen.«[2]

Vollkommene Gesundheit oder wahres Wohlbefinden sind Begriffe, die heute äußerst weit verbreitet sind. Beinahe unmöglich ist es, sich dem Bombardement von Botschaften zu entziehen, die uns anregen sollen, diesen neuen Idealen nachzueifern. Informationen über die Prävention von Krankheiten springen uns im Wartezimmer des Arztes entgegen, werden in Zeitschriften und bunten Wochenendbeilagen verbreitet. Im Fernsehen laufen Gesundheitsmagazine und Ratgebersendungen, die uns sagen, wie wir unsere Gesundheit verbessern können. Im Dienste allgemeiner Fitness werden wir ermahnt, unsere Lebensweise zu ändern. Selbst Politiker verbreiten die Botschaft, daß wir nur auf unsere Ernährung und Lebensweise achten müssen, um gesund zu werden und Krankheiten zu vermeiden. Auch wenn man zu Recht behaupten kann, daß viele von uns in den reichen Ländern des Westens ihre Gesundheit vernachlässigt haben, so geht doch die gegenwärtige Beschäftigung mit der Gesundheit weit über das Maß dessen hinaus, was wir früher meinten, im Einzelfall für unsere Gesundheit erreichen zu können. Heute können wir nicht nur Krankheit vermeiden, wir können sogar mit Hilfe einschlägiger philosophischer Systeme auf einen höheren Zustand des Seins hinarbeiten. »Gesundheit ist mehr als die Abwesenheit von Krankheit. Gesundheit bedeutet, daß man sich gut fühlt. Sie beruht auf einer Harmonie von Körper, Seele, Geist und Gefühl sowie auf zufriedenstellenden Beziehungen mit anderen Menschen und der Gesellschaft insgesamt.«[3]

Anscheinend sind die Zeiten endgültig vorbei, als Menschen ihre Leiden oder kleineren körperlichen Unvollkommenheiten als treue, wenn auch unangenehme Gefährten ansahen. Vorbei sind die Tage, da Krankheit als Unglück galt, die Abwesenheit von Krankheit aber als Glück.

Statt fatalistischer Hingabe empfiehlt man uns heute eine Strategie zur Verhütung beinahe jeglicher Krankheit. Man bietet uns neue Ziele einer »positiven Gesundheit«[4] - oder gar »strahlenden Gesundheit«[5]. Und wir erfahren, daß jeder von uns die Fähigkeit zu vollkommener Gesundheit hat, wobei es die Pflicht jedes einzelnen ist, diesen neuen Zustand zu verwirklichen. »Die aktive Beteiligung des einzelnen an einer Lebensführung, die das Risiko des Krankwerdens herabsetzt, oder an der Kontrolle bzw. Remission bestehender Krankheitsverläufe ist das oberste Prinzip der modernen Medizin und Gesundheitspflege.«[6]

Das Ziel allgemeinen Wohlbefindens ist unauflöslich mit der Idee einer Präventivmedizin verbunden. Wir brauchen nicht zu warten, bis wir krank werden. Wenn wir mehr für unsere Gesundheit tun, so erfahren wir, dann können wir viele der modernen Killer-Krankheiten, ja Krankheiten überhaupt meiden. Diese Verpflichtung auf einen neuen Zustand vollkommener, positiver oder strahlender Gesundheit wird das Engagement jedes einzelnen für seine Gesundheit unendlich erweitern. »Sie können dem Tod kein Schnippchen schlagen. Aber Sie können der Krankheit entgehen. Warum warten Sie, bis die Krankheit zuschlägt? Für Ihre Gesundheit müssen Sie arbeiten, genau wie sie für die meisten Dinge des Lebens arbeiten müssen. Das Personal Health Programm kann schlichte Gesundheit in überschäumendes Wohlbefinden verwandeln.«[7] Zu diesem neuen Ziel vollkommener Gesundheit gehört also eine Reihe neuer Botschaften an den einzelnen - nämlich Botschaften über die Notwendigkeit harter Arbeit und persönlicher Transformation.

In einem interessanten Essay hat Robert Crawford die Ergebnisse einer Untersuchung über die Einstellung der Bevölkerung zur Gesundheit zusammengefaßt, wobei dieser neue positive Gesundheitsbegriff überzeugend deutlich wurde. Keiner der Interviewten litt an einer behandlungsbedürftigen Krankheit. Aber die meisten bezeichneten sich als »nicht wirklich gesund«, was sie damit begründeten, daß sie nicht genug für ihre Gesundheit taten. Alle hatten eindeutig das Gefühl, sie könnten mehr tun, um wahres Wohlbefinden zu erreichen: »Ich habe viele Ideen, was ich für meine Gesundheit tun könnte. Und ich habe wirklich die Absicht, mehr zu tun. Aber im Augenblick tue ich nichts dergleichen. Ich muß erst Zeit dafür finden.« Alle Interviewten definierten Gesundheit als etwas, wofür man mehr tun müsse, als nur den Status quo zu akzeptieren. Sie vertraten die Überzeugung, daß der einzelne sich aktiv für seine Gesundheit einsetzen müsse.

> Ich glaube überhaupt, wir müßten eine bessere Einstellung zur Gesundheit haben. Gesundheit sollte einen größeren Teil unseres Lebens ausmachen ... Ich müßte mich besinnen, einmal Bilanz ziehen und mein Leben ändern. Und dafür brauche ich Zeit ... Ich glaube, ich müßte mit mehr Begeisterung darauf hinarbeiten, gesund zu sein. Bislang ist meine Haltung zu passiv. Ich habe darüber nachgedacht, aber vorläufig unternehme

ich eigentlich nichts. Ich glaube, ich muß hartnäckiger an das Problem herangehen und mir ein Ziel setzen. Ähnlich wie ich mir berufliche Ziele setze, sollte ich Gesundheit als Ziel anstreben.[8]

Gesundheit erscheint in diesen Aussagen häufig als etwas, das nur durch eine umfassende Veränderung der eigenen Lebensumstände erreicht werden kann. Die einzigen Interviewten, die sich als gesund bezeichneten, waren diejenigen, die aktiv etwas für ihre Gesundheit taten. »Ich mache Übungen. Ich esse nicht viel rotes Fleisch. Meine Cholesterinwerte sind niedrig. Ich nehme Vitaminpräparate. Jedes Jahr lasse ich mich vom Arzt untersuchen. Ich glaube, ich bin gesund. Ich mache all dies, und darum glaube ich, daß ich gesund bin.« Gesund zu sein ist in allen diesen Aussagen eine gewichtige Aufgabe, die Arbeit und Einsatz verlangt, auch wenn man gar nicht krank ist. Vollkommene Gesundheit muß immer das Ziel sein, weil nur dadurch Krankheiten abgewehrt und neue Möglichkeiten im Leben eröffnet werden können. In zunehmendem Maß wird dieses neue Ziel als ein ganzheitliches geschildert, eine neue Auffassung, die sich aus der alternativen Gesundheitsbewegung inspiriert. Wohlergehen ist »jener Zustand der Harmonie, der Ganzheit, der Gesundheit«. Es ist »nicht nur die Abwesenheit von Krankheit. Nein! Es ist ein dynamischer Zustand, in dem Körper, Geist und Seele miteinander verbunden sind«.[9] Diese ganzheitliche Auffassung von Gesundheit basiert auf einer neuen Sicht der Person bzw. des Individuums, in der Körper und Geist nicht mehr geschieden oder getrennt behandelt werden. Der Mensch ist »Seele, Körper und Geist«, und diese drei Teile können nicht voneinander getrennt werden. Es genügt deshalb nicht, nur einen Aspekt der Person herauszugreifen. »Entspannt« und »integriert« sind Stichwörter fir diese neue Einstellung zur Gesundheit. Sie will den einzelnen nicht unter Druck setzen, da sie sich auf sanfte Art aller Aspekte seines Lebens annimmt. In Wirklichkeit ist diese neue Orientierung jedoch äußerst gefühlsbefrachtet. Sie verheißt einen Idealzustand vollkommener Gesundheit, der nur erreichbar ist, wenn wir bereit sind, uns ganz auf einen Prozeß der Selbsttransformation einzulassen, bei dem wir nicht nur unseren Körper und unsere geistige Haltung, sondern auch unsere Gefühle verändern.

Die Selbstheilungskräfte des Körpers

Das Ideal eines ganzheitlichen Ansatzes ist heute weit über die alternative Therapiebewegung hinaus verbreitet. Für viele Anhänger alternativer Therapien beinhaltet der Begriff Ganzheitlichkeit jedoch ein wesentlich umfassenderes Konzept. Wahres Wohlergehen zu erreichen, wird nicht nur als eine Möglichkeit der Gesundung, sondern oft auch als ein Geheiltwerden dargestellt, mit allen Konnotationen, die dieser Begriff aus seiner früheren Verankerung im religiösen Diskurs mit sich bringt. Heilung in diesem Sinne verbindet die Prävention oder Genesung von Krankheit mit persönlicher Transformation, mit dem Finden einer »neuen Persönlichkeit«, die mit den heilenden Eigenschaften der Natur im Einklang steht.

In den alternativen Therapien beruht die Möglichkeit des Wohlergehens oder der vollkommenen Gesundheit auf der Vorstellung, daß der Körper von Natur aus gesund sei. Dieser Gedanke wiederum liegt der Überzeugung zugrunde, daß es praktisch keine Krankheit gibt, die nicht überwunden werden kann. So haben Vertreter alternativer Therapien bisweilen dramatische Behauptungen über ihre Fähigkeit aufgestellt, Krankheiten zu behandeln, über die die konventionelle Medizin offenbar wenig Kontrolle hat. Als wesentlich gilt dabei nicht das äußere Krankheitsbild, sondern das allgemeine Wohlergehen des einzelnen, der Grad seiner natürlichen Gesundheit. Dies allein, so erfahren wir, bestimmt die Zeit, die er zur Genesung braucht, oder sogar, ob die Krankheit letzten Endes tödlich verlaufen wird oder nicht. Die Krankheit als solche wird also als sekundär betrachtet. Es geht nicht um die Vision einer Medizin, die die Krankheit attackiert; statt dessen sehen sich die alternativen Therapien im Bunde mit der Natur - im Bunde also mit dem natürlichen Heilungsprozeß des Körpers, den die konventionelle Medizin, wie sie glauben, gefährlich vernachlässigt hat.

Positive Gesundheit bedeutet in diesen Therapien »natürliche« Gesundheit, das heißt, ein hypothetischer Zustand, den wir alle von Geburt an gehabt hätten, hätte das moderne Leben sich nicht dagegen verschworen. Dieser Zustand positiver Gesundheit existiert nicht nur einfach als glückliche Gabe für gewisse einzelne. Häufiger wird er als ein Zustand dargestellt, der durch beschwerliche persönliche Transformationen oder durch die Arbeit bei einem Heilkundigen oder Therapeuten erreicht wird. Trotz offensichtlicher Unterschiede in den Techniken ist den alternativen Therapien die Auffassung gemeinsam, daß ihre Arbeit diese natürlichen Kräfte freisetzt. Es geht entweder darum, einen verlorenen Zustand wiederzufinden oder einen Zustand zu erreichen, den der Körper bislang noch nicht erfahren durfte. Wie auch immer, das Ergebnis ist stets dasselbe. Wenn dem Körper auf dem Weg zu wahrem Wohlergehen geholfen wird, kann er seine eigenen heilenden Mechanismen einsetzen und selbst die gefährlichsten Krankheiten des 20. Jahrhunderts besiegen oder abwehren.

Manche der alternativen Therapien betrachten alle Krankheiten als potentiell heilbar. Unter den richtigen Voraussetzungen wird der Körper immer versuchen, sich selbst zu heilen. »Alles, was der Körper zu regenerieren vermag, kann die Homöopathie anregen. Uterinale Fasergeschwülste können sich auflösen, brüchige Fingernägel können verschwinden. Herpes kann Heilung finden. Alle Arten von Virusproblemen können gelöst werden. Aids. Fettsucht. Für alles, was der Körper abzuschütteln vermag, haben wir die geeigneten Mechanismen. Es kommt lediglich darauf an, den Körper zu stimulieren und diese Mechanismen in Gang zu setzen.«[10] Unter allen alternativen Therapien ist die Homöopathie wahrscheinlich der konventionellen Medizin am ähnlichsten, da sie über ein System von Arzneien und Behandlungsmethoden für bestimmte Leiden verfügt. Aber auch hier finden wir, wie ein Mitglied der Hahnemann Medical Clinic in Berkeley, Kalifornien, bestätigt, ganz ähnliche Vorstellungen wie in allen anderen alternativen Therapien. Letzten Endes zielt das komplexe System der Homöopathie insgesamt darauf ab, die natürlichen Heilungsprozesse des Körpers zu unterstützen. Der

Patient erhält eine Medizin, die die Symptome, die er bereits hat, nachahmt oder steigert. Anders als die konventionelle Medizin, die auf die Beseitigung dieser Symptome zielt, glaubt die Homöopathie, daß sie Zeichen dafür sind, daß der Körper die Krankheit bekämpft. Gleiches mit Gleichem zu behandeln, unterstützt also das, was der Körper von Natur aus für sich zu tun versucht. Es geht darum, wie ein Homöopath mir sagte, der natürlichen Vitalität des Körpers zu helfen, die Krankheit zu besiegen.

Die Idee, daß der Körper sich selbst heilen kann, ist einer Reihe von oberflächlich betrachtet sehr verschiedenen Behandlungsmethoden gemeinsam.

> Alle alternativen Therapien ... beruhen auf dem Prinzip, daß eine Vitalkraft im Körper wirksam ist, die dauernd versucht, die Gesundheit und das natürliche Gleichgewicht des Körpers zu erhalten, was immer man ihm zumuten, wie immer man ihn mißbrauchen mag. Wenn diese innere Vitalität überbeansprucht wird, mag es so aussehen, als ob die Heilung zu einem Stillstand gekommen wäre. Dann wird eine alternative Therapie ihr einen neuen Anstoß geben.[11]

Wesentlich ist bei den verschiedenen Behandlungsweisen die Idee eines angeborenen oder natürlichen Instinkts zur Gesundheit, den ich im vorigen Kapitel diskutiert habe. Der Körper, so wird angenommen, tendiert natürlicherweise zu Vitalität und Erneuerung, nicht zu Degeneration und Verfall. Diesen vitalen Zustand natürlicher Gesundheit aber haben die meisten von uns verloren, entweder vor der Geburt oder in einem allmählichen Prozeß im Verlauf unseres Lebens. Die verschiedenen Therapien behaupten, fähig zu sein, diese innere Kraft in uns wiederzufinden, aus der alle Heilung fließen muß: »Heilung beruht auf der Wirkung der vitalen Heilkraft im menschlichen Organismus«.[12]

Wie die Homöopathie glaubt auch die Neuropathie, die noch immer ihren in den dreißiger Jahren formulierten Grundsätzen folgt, daß »der Körper letzten Endes immer nach dem Wohl des Individuums strebt«. Nach dieser Auffassung haben alle Krankheiten dieselbe

Ursache, nämlich »die Ansammlung von Abfallstoffen und körperlichen Ausscheidungen im System, die sich durch jahrelange falsche Lebensgewohnheiten stetig im Körper des Betreffenden akkumulieren«.[13] Die Kur besteht darin, den Körper durch eine Reihe verschiedener Maßnahmen zu »befähigen«, diese Giftstoffe auszuscheiden, in diesem Falle durch Fasten, wissenschaftliche Diät, Hydrotherapie, eventuell auch in Verbindung mit einer Reihe anderer Therapien wie Kräutermedizin oder Osteopathie.

Dieser Glaube an die selbstheilenden Fähigkeiten des Körpers hat durch die stetige Ausbreitung orientalischer Therapien wie Akupunktur, Akupressur oder Shiatsu einen gewaltigen Aufschwung erfahren. Diese »alten« Therapien legen, zumindest in der Form, in der sie in den Westen importiert wurden, großen Nachdruck auf die Fähigkeit des Körpers, sich selbst zu heilen. Akupunktur und Akupressur betonen beide, daß die Wirkung ihrer Therapien darin besteht, Blockierungen im Energiefluß und im Gleichgewicht des Körpers zu lockern, worauf der Körper sich selbst heilen wird. Bei der Akupunktur, so heißt es oft, besteht die heilende Kunst darin, körperliche Ungleichgewichte zu lokalisieren und zu beurteilen, ob diese Ungleichgewichte innere oder äußere Ursachen haben. »Die Behandlung wird es dann den eigenen Kräften des Patienten ermöglichen, die Störung zu heilen. Der Patient selbst ist entscheidender als jeder andere Aspekt der Kur.«[14] Ähnlich sagte mir ein Reflexzonentherapeut, daß die Grundidee darin liegt, die eigenen Heilmechanismen des Körpers freizusetzen – den Körper eher zu stärken als zu kurieren. Shiatsu, das eine zunehmende Popularität als Behandlungsmethode für Streß und als heilende Therapie genießt, »wirkt auf die Energiekräfte des Körpers ein. Wenn jemand krank ist, suchen wir nicht nur nach den Symptomen, wir suchen nach dem schwachen Glied in seinem Energiefluß und wirken auf dieses schwache Glied ein, um ein Gleichgewicht zu schaffen und die Energie des Körpers sowie seinen normalen, starken und kräftigen Zustand wiederherzustellen.«[15]

Viele der westlichen Körpertherapien arbeiten mehr oder minder nach demselben Prinzip. Sie betrachten die »Fehler«, die sie in der

Körperhaltung, in der Muskulatur oder im Zustand der Wirbelsäule finden, als Spiegelbild eines inneren Problems, das die Selbstheilungskräfte des Körpers hemmt. Sie bemühen sich, körperliche, »strukturelle« oder Haltungsschäden zu korrigieren, damit allgemeines Wohlergehen freigesetzt werden kann. Matthias Alexander, der Begründer der Alexandertechnik zur Haltungsverbesserung, schilderte, wie eine Korrektur der Haltung den Körper ins Gleichgewicht bringen und allgemeines Wohlbefinden erzeugen kann. »Wir müssen erkennen«, sagte er, »welche Rolle ein verbesserter Gebrauch der Gliedmaßen bei der Wiederherstellung und Erhaltung der psycho-physischen Leistungsfähigkeit und der körperlichen Grundlagen des Wohlergehens spielt.«[16] Chiropraktiker beschreiben ihre Therapie als Behandlung von »Ursachen« der Krankheit, die als »Nervenstörung« verstanden werden, »mit anschließender nervöser Dysfunktion, durch die der Körper seine Regenerationsfähigkeit verliert, was dann zur Krankheit führt«. Wenn keine Störung vorliegt, so erklären sie weiter, dann »erhält die natürliche Selbstheilung die Gesundheit«[17]. Die Kinesiologie bietet sich als Wissenschaft zur Überprüfung der Muskelreaktionen an, die eine Beurteilung von funktionalen Ungleichgewichten ermöglicht. »Ungleichgewichte werden auf sanfte Art durch Handberührung und Akupressurmassage korrigiert. Auf diese Weise wird in der ganzen Person ein Gleichgewicht der geistigen, physischen und chemischen Energien hergestellt, das den Fortschritt einer natürlichen Heilung fördert.«[18]

Die Vorstellung, daß der Körper eine natürliche Vitalität und einen Willen zur Gesundheit besitzt, ist nicht gerade neu – immerhin stammen einige der Zitate von Autoren aus den dreißiger Jahren –, aber die alternative Therapiebewegung hat ihr zu neuer und extensiver Verbreitung verholfen. Die Idee eines natürlich gesunden Körpers und das Ziel, diese natürliche Gesundheit freizusetzen, sind Teil eines neuen Epistems, eines neuen Systems von Überzeugungen und »Erkenntnissen« über den Körper. Der Körper wird nicht mehr als degeneriert betrachtet, als natürlichen, vor allem sexuellen Impulsen unterworfen, die den Menschen einst unter die Tiere hinabdrückten. Auch ist er kein schwaches Vehikel, dauernd durch die Versuchungen des Fleisches in die Irre geführt – Auffassungen, wie sie die christliche Moral früherer Jahrhunderte beherrschten. Und ebensowenig ist es der sexuell befreite Körper der sechziger Jahre, als Sexualität als das wichtigste Mittel körperlicher Selbstverwirklichung galt.

Statt dessen haben wir einen im Grunde unschuldigen Körper, geboren mit heilsamen Impulsen, aber allmählich durch eine feindselige Welt verschlissen. Es ist ein kräftiger Körper der ewigen Erneuerung, der vervollkommnungsfähige Körper, der keine Affinität zu Krankheit und Dunkelheit hat. »Unser natürliches Geburtsrecht ist strahlende Gesundheit, Schönheit, grenzenlose Energie, jugendliche Vitalität und Freude für unser ganzes Leben.«[19] Durch verschiedene Therapien, die auf den Körper einwirken und durch eine individuelle Verpflichtung zur Gesundheit können wir unseren Körper zu seinem ursprünglichen Zustand des Wohlergehens zurückführen. Es ist beinahe, als hätte eine Umkehrung früherer christlicher Ansichten über Sterblichkeit und Verfall stattgefunden, denen der Körper als Teil der Bürde des Menschen galt. Der Körper, anfällig für Krankheit und Tod, war nur ein Teil der sterblichen Existenz, der Verdorbenheit des materiellen Lebens. Nur die Seele konnte auf Vollkommenheit hoffen. Heute wird der Körper als vervollkommnungsfähig betrachtet, und indem das Individuum diesen Zustand der Vollkommenheit erreicht, tritt es in Verbindung mit einem ursprünglichen, gottgleichen Zustand des Wohlergehens oder der Gesundheit.

Dieser ursprüngliche Zustand des Wohlergehens, den die meisten Therapien anstreben, wird meist als ein Zustand des Gleichgewichts und der Harmonie vorgestellt. Selbstheilung ist möglich, wenn dieser Gleichgewichtszustand wiederhergestellt oder gefunden werden kann. Und hier stehen wir vor einem offensichtlichen Paradoxon. Denn falls der Körper einen solchen Impuls zur Gesundheit besitzt, warum sollten wir dann überhaupt Krankheiten zum Opfer fallen? Wenn der Körper, gibt man ihm nur die Chance, sich stets erneuern und selbst heilen kann, warum existieren dann überhaupt chronische Krankheiten, ja treten sogar immer häufiger auf? Warum gibt es soviel Disharmonie und Mangel an Gleichgewicht? Überflüssig zu sagen, daß dieses Paradoxon für die Anhänger der alternativen Therapien eher ein scheinbares als ein reales ist. Sie haben eine einsichtige Erklärung dafür, warum die Natur so häufig versagt. Aber um diese Erklärung zu verstehen, müssen wir erst genauer untersuchen, wie diese vitalen, erneuernden und selbstheilenden Fähigkeiten des Körpers beschaffen sein sollen. Was ist eigentlich dieser Zustand der Vitalität, der aus dem Gleichgewicht gerät? Was wird da gehemmt, zum Entgleisen gebracht und macht uns anfällig für Krankheiten?

In einer beliebigen Zahl verschiedener Therapien begegnen wir immer wieder den gleichen Antworten. Die natürliche Gesundheit des Körpers, so erfahren wir, ist ausbalancierte Energie, und Krankheit ist die Störung dieses balancierten Energieflusses. Harmonie ist ein Zustand der Energien, der die Hoffnung auf vollkommene Gesundheit und ein Ende der Krankheit verheißt. Diese Vorstellung von natürlicher Gesundheit als einem Gleichgewicht der Energien erscheint jedoch bei genauerer Überprüfung ziemlich merkwürdig. Sie läßt Assoziationen an die Ökonomie einer fortgeschrittenen Industriegesellschaft aufkommen, die ängstlich über der Verteilung ihrer Ressourcen wacht und insbesondere auf harte Arbeit des einzelnen erpicht ist. Hinter dem Energiebegriff verbirgt sich mehr als eine mystische oder wissenschaftliche Erklärung der Gesundheit. Er ist auch eine Metapher, eine höchst angemessene Metapher für eine fortgeschrittene Industriegesellschaft, in der der Zustand des Körpers jener Ort wird, an dem die Anliegen der Volkswirtschaft ihren individuellen Ausdruck finden. Einer genaueren Untersuchung dieser Bedeutungen wollen wir uns jetzt zuwenden.

Vitalkräfte und Energie

»Energie« – dieser Begriff findet sich in jeder Spielart der alternativen Medizin, ob in der einen oder anderen Verkleidung. Zum Beispiel berufen sich Homöopathie und Kräuterheilkunde, die oberflächlich von den eher esoterischen und mystischen Richtungen Abstand nehmen, auf Vitalkräfte zur Erklärung der Wirksamkeit ihrer Kuren.

Homöopathische Präparate werden zum Beispiel durch den Prozeß der Potenzierung hergestellt, ein sonderbares Unterfangen, das die »Potenz« einer Arznei steigert, je mehr sie verdünnt wird. Ein homöopathischer Praktiker verriet mir, daß er, so sehr er die mystischen Elemente alternativer Arzneien ablehne, sich doch keine andere Erklärung für dieses überraschende Phänomen vorstellen könne, als eben eine gewisse Entfaltung natürlicher Energien. Andere Darstellungen der Homöopathie bieten die gleiche Erklärung.

> Nach einem gewissen Maß der Verdünnung ... ist kaum noch ein Molekül der ursprünglichen Substanz nachweisbar. Die Potenz der Arznei soll mit zunehmender Verdünnung steigen. Die latente Energie der Substanz wird angeblich durch diese Methode der Verdünnung freigesetzt, so daß die Wirkung auf den Körper eher mit ihren energetischen Strukturen als mit ihren physikalischen Eigenschaften zusammenhängt.[20]

Auch die Kräutermedizin erklärt bisweilen die Wirksamkeit ihrer Präparate mit Energiefeldern. »Pflanzen haben, wie alle Lebewesen, ein Energiefeld, das womöglich direkt auf das ›Energiefeld‹ der Menschen einwirkt, die mit ihnen behandelt werden.«[21]

Insgesamt betrachtet, sind solche Vorstellungen von Lebenskräften und Energiefeldern nicht nur Randphänomene dieser Therapien. Auch in den meisten anderen alternativen Vorstellungen von Krankheit und Heilung spielen fundamentale Energien eine zentrale Rolle. Durchweg werden die Unterbrechung der Energieströme, ihre Blockierung und das daraus folgende Ungleichgewicht des Körpers für Krankheit oder Anfälligkeit verantwortlich gemacht. Die in breiten Kreisen akzeptierten alternativen Therapien, wie Homöopathie und Akupunktur, teilen diese Ideen von Gleichgewicht und Energie in der Tat mit esoterischen Strömungen. Selbst in der um Ausgewogenheit bemühten British Holistic Medicine Association, die nach eigenem Bekunden die Zusammenarbeit mit der Schulmedizin sucht, wird häufig dafür plädiert, diese körperlichen Vitalkräfte als grundlegend für neue Konzepte der Medizin anzuerkennen: »Die medizinische Lehre wird mehr Nachdruck auf den Energiefluß im menschlichen Körper legen müssen, statt sich so ausschließlich mit dem Studium einzelner physischer Aspekte zu befassen, ohne Zusammenhang mit dem ganzen Menschen.«[22]

Eine wichtige Quelle philosophischer Inspiration, oder zumindest der Bestätigung solcher Vorstellungen vom Körper als einem energetischen System, sind die aus dem Orient importierten medizinischen Lehren, insbesondere die mit der chinesischen Medizin verwandten. Reflexzonenmassage, Akupunktur und Akupressur teilen die Vorstellung von Energie-Meridianen, die den ganzen Körper durchziehen. All diese Theorien vertreten grundsätzlich die Überzeugung, daß »die von der Lebenskraft übermittelte Energie durch ein System unsichtbarer Kanäle oder Meridiane über den Körper verteilt wird. Unter normalen Umständen, bei einem gesunden Menschen, fließt die Lebenskraft *Chi* gleichmäßig durch den Körper und wahrt eine Balance zwischen den drängenden Yang- und den hemmenden Yin-Elementen. Wenn aber Yin oder Yang einseitig vorherrschen, ist die Harmonie des Körpers gefährdet, und daraus kann Krankheit folgen.«[23] Gesundheit ist dann gegeben, wenn die Energie »auf ausgeglichene Weise« durch die Meridiane oder Energiebahnen fließt; doch ein »Übermaß« oder ein »Mangel« führen zu Krankheit. Die Vorstellung eines Ungleichgewichts ist aus einem alten philosophischen System abgeleitet, der Lehre des Tao, der zufolge alle Aspekte des Lebens (der Charakter des Menschen, sein Verhalten und alle Materie, die ihn umgibt) Energien oder Spannungsverhältnisse zwischen den wesenhaften Gegensätze von Yin und Yang zum Ausdruck bringen.

Viele der esoterischen und ausgesprochen mystischen Alternativtherapien bauen auf diesen fernöstlichen Ideen auf oder haben sie in ihr eigenes System übernommen. Die eher am Rande des Spektrums angesiedelten Therapien empfehlen sich ausdrücklich als Heilverfahren zur sachkundigen Behandlung energetischer Ungleichgewichte – wie etwa Reiki, »eine alte Lehre von der universellen Energie«, die »ein New Age-Instrument der Heilung und Transformation« ist.[24] Diese »Wissenschaft« beruht auf Heiltechniken, weitergegeben im Kreise von kundigen Eingeweihten, die allein jene Geheimsprache kennen, aus der universelle »Lichtschwingungen« erzeugt werden;

»sobald die Technik erlernt ist, kann diese universelle Energie von uns eingesetzt werden, um eine Heilung und Ganzwerdung aus der Dynamik von Seele und Geist zu fördern«[25]. Auf einem ähnlichen Prinzip beruht die Radionik: »Wenn die elektromagnetischen Felder, die, wie wir heute wissen, jeden Menschen umgeben, durch Infektionen, Verletzungen, Streß, unbekömmliche Ernährung oder andere nachteilige Faktoren gestört sind, dann wird sich das daraus resultierende Ungleichgewicht als körperliche Krankheit manifestieren.«[26]

Für manche Therapien ist das Energiefeld des Menschen sogar wahrnehmbar für jene, die die Fähigkeit haben, es zu sehen. Hier verbindet sich die Idee körperlicher Energien mit überkommenen parapsychologischen Vorstellungen. So lebt zum Beispiel die Vorstellung von einer menschlichen Aura wieder auf – jenes »leuchtende Feld, das Menschen umgibt, ähnlich wie die Fluoreszenz mancher Meerestiere«[27]. Die aurosomatische Farbtherapie arbeitet mit »den Farben, die jeden Menschen als elektromagnetisches Feld umgeben, das auf das Wohlergehen und die Harmonie des ganzen Körpers einwirkt«[28]. Der Farbentherapeut vermag den Zustand eines Patienten zu beurteilen, indem er dessen Energiefeld deutet, ausgedrückt in den von ihm bevorzugten Farben, und er kann empfehlen, mit welchen Farben man sich umgeben soll. Mit einer von Kirlian entwickelten fotografischen Methode sollen Energiefelder auf lichtempfindliche Platten gebannt werden können und eine »Anleitung zu körperlichem, seelischem und emotionalem Wohlbefinden ermöglichen«[29]. Die fotografische Aufnahme gibt Hinweise darauf, wie gut der Körper ausbalanciert ist, indem sie die Energiefelder oder die Aura um die Hände des Patienten deutet: jeder Finger steht dabei für einen Aspekt der Persönlichkeit.

Theorien, die Krankheit oder Gesundheit auf Energiefelder zurückführen, argumentieren zumeist damit, daß die ganze Welt aus Energien bestehe. Dies gilt vor allem für esoterische Theorien, die alle Phänomene aus Energiezuständen erklären. So plädiert die Dulwich Health Society dafür, an sicheren Orten zu schlafen – das heißt, in guter Entfernung von schädlichen Energiestrahlen. Wünschelrutengänger versuchen, mit verschiedenen Instrumenten, wie Ruten oder Pendeln, den Energiezustand der Erde oder eines Menschen zu »lesen« – eine Theorie, die auf dem »Austausch von Energie zwischen dem Wünschelrutengänger und dem durch ein Pendel oder ein anderes Medium ausgeloteten Gegenstand« beruht.[30] Eine Praktikerin dieser Kunst, Bridget Carey, geht sogar so weit, ihre Einkäufe im Supermarkt auszupendeln, um den positiven oder negativen Energiebetrag von Nahrungsmitteln festzustellen. »Bevor sie sich für etwas entscheidet, sei es Obst, Gemüse oder andere Lebensmittel, pendelt Bridget diese Produkte aus, indem sie ein kleines Silberpendel in der Hand schwingen läßt und die andere Hand gegen ihre Thymusdrüse drückt, während sie sich auf die Frage konzentriert: Wird dies bekömmlich für mich sein?«[31]

Nicht selten wird die moderne Physik als überraschende, wenngleich willkommene Verbündete solcher esoterischen Ansichten zitiert. Die von Einstein entwickelte Relativitätstheorie legt den Schluß nahe, daß alle Materie interagierende Energie ist. Vor allem behauptet die moderne Physik, daß es unzulässig ist, die Materie als getrennt von den mit ihr interagierenden Kräften zu beschreiben (daher die Idee der Relativität). Vielmehr muß die Beschreibung all jene Dinge einbeziehen, die mit ihr interagieren, auch die Präsenz des Beobachters. Diese Vorstellung einander beeinflussender Energiefelder wurde von den alternativen Therapien auf höchst selektive Weise übernommen. Zum Beispiel haben viele Therapien sich die Idee angeeignet, daß alle Materie aus Energie besteht, aber sie haben andere Bedeutungen auf diesen Lehrsatz aufgepfropft. Auffallend ist dabei, wie leicht solche Vorstellungen von interagierenden Energien eine beinah religiöse Qualität annehmen, wobei ein abstrakter wissenschaftlicher Energiebegriff zu der Idee umgedeutet wird, die Welt bestünde aus positiven und negativen Energien.

Nun gibt die Physik keinen Anlaß zu der Vermutung, daß Energiekräfte negative oder positive Eigenschaften haben. Und ganz gewiß liefert sie keinerlei Ansatzpunkt zu jener beinah moralistischen Interpretation, wonach Energien einerseits Schaden und Krankheit, andererseits Gesundheit und Wohlergehen bringen. Die Aussage, daß »Materie relative Energie ist«, ist in der Tat meilenweit entfernt von der Vorstellung, daß »Gesundheit positive Energie« und »Krankheit negative Energie« darstelle. Die Aussagen der modernen Physik legen den Schluß nahe, daß nichts auf der Welt eine feste Identität hat. Alles ist im Prozeß und im Wandel begriffen. Aber die Übernahme dieses Energiebegriffs führt zu direkt gegenteiligen Aussagen. Denn häufig unterstellt die alternative Gesundheitsbewegung, daß es Dinge und Zustände gibt, die einen bestimmten positiven oder negativen Status ausdrücken. Die moderne Physik dagegen erschüttert in gewisser Weise unsere alltäglichen Vorstellungen von einem Individuum mit festen Merkmalen, die sein »Wesen« ausdrücken. Und dies ist, wie wir im 4. Kapitel ausführlicher erfahren werden, genau das Gegenteil der Sicht des Individuums, die in der alternativen Therapiebewegung vorherrscht.

Unter anderem hat dieses Bild der Welt, als bestünde sie aus positiven und negativen Energien, eine ganze Industrie technischer Spielzeuge hervorgebracht – Apparate und natürliche Substanzen, die als technische Hilfsmittel zur Revitalisierung unserer Energiefelder oder als Detektoren zur Bewertung unseres Energiezustandes dienen können. Es gibt zum Beispiel Ionisatoren, die mit negativer Energie umzugehen helfen. Besonders beliebt sind Quarzsteine, weil sich verschwommene »wissenschaftliche« Beweise anführen lassen, die bestätigen, daß Quarze tatsächlich elektrische Eigenschaften haben. Die Folge ist eine Propaganda für magische Eigenschaften von heilmagnetischen Edelsteinen oder »mineralischen Elixieren«. Horrend kostspielige »Pulsorkristalle« können dazu verwendet werden, negative Energien abzulenken, die – wie in diesem Fall behauptet – von allen elektrischen Geräten ausgehen.

> Pulsoren sind semi-intelligente Superkristalle, die buchstäblich in der Lage sind, Schwingungen und die Aura von Menschen und Orten zu verändern oder zu verstärken. Die heilende Kraft dieser Edelsteine manifestiert sich als gesteigertes Wohlbefinden und als Gefühl der Wärme und Sicherheit unter einem Schirm von sanfter, positiver Energie, der uns vor elek-

trischer Strahlung und vor Elektrosmog, vor negativen Energien und Vibrationen schützt, die unser Leben bedrohen und vor denen wir uns mit anderen Mitteln nicht schützen können.[32]

Die eher obsukuren Aspekte der alternativen Therapien werden im übrigen nicht nur von Kritikern, sondern auch von Anhängern der Bewegung selbst mit Spott bedacht. Sie verschieben den Energiebegriff ausdrücklich in eine mystische Richtung. In vielfacher Hinsicht teilen sie aber bestimmte Grundannahmen mit den respektableren Therapien. Auch hier findet sich das typische Amalgam von bestimmten, aus der modernen Physik herausdestillierten Ideen mit Vorstellungen von Energie und Gleichgewicht, wie sie sich aus östlichen Philosophien ableiten lassen. Doch wo die östliche Medizin komplexe Zusammenhänge zwischen diesen Energien erkennt, neigen die westlichen Therapien, die ich untersucht habe, zu Denkmodellen, die Assoziationen an die guten und bösen Mächte einer christlichen Geisterwelt hervorrufen. Hier finden wir häufig eine höchst dualistische Auffassung von Energien, verknüpft mit magischen und parapsychologischen Ansichten über negative und positive Kräfte. Abstrakteste Theorien über Energien und die Entstehung des Universums werden mit dem alten Dualismus von Gut und Böse verknüpft. Dieses sonderbare Amalgam legt uns nahe, den Energiebegriff nicht einfach als neue »wissenschaftliche« Erklärung des Körpers und seiner Funktionsweisen zu akzeptieren.

Manche führen das Auftreten dieser neuen Obsession lediglich auf die Tatsache zurück, daß die Wissenschaft des 20. Jahrhunderts die Bedeutung der Energie erst richtig ins Licht gerückt habe. Ich glaube aber, daß es noch andere Gründe dafür gibt, daß Energie in unserem heutigen Verständnis des Körpers eine so große Rolle spielt. Denn gewiß ist es mehr als Zufall, daß eine Gesellschaft wie die unsere nunmehr genau in der Sprache der fortgeschrittenen Industriegesellschaft über den Körper spricht. Energie ist ein zentraler Begriff in einer Industriegesellschaft, die Energie benötigt, um immer mehr zu produzieren, und in der der Mensch dazu angehalten werden muß, effizient zu produzieren und zu konsumieren. Auf den Körper übertragen, erscheint die Vorstellung von Energie somit als Metapher für jene Art von Produktionsverhältnissen, die die Menschen in einer fortgeschrittenen Industriegesellschaft eingehen. Vor allem, wenn im Zusammenhang mit Begriffen wie Gleichgewicht oder Harmonie oder Vitalität von Energie gesprochen wird, steht diese für Leistungsfähigkeit – eine Metapher für den Körper als einem produktiven Apparat, der Energien weder vergeudet noch für sich behält, sondern sich an seine Umgebung und die expandierenden Produktionsmöglichkeiten anpaßt.

Fehlende Harmonie oder gestörtes Gleichgewicht ist ebenfalls eine Metapher, nämlich für Verschwendung und mangelnde Produktivität. Abgespanntheit oder ein »Energietief«, ja selbst ernste Erkrankungen, gelten als Zeichen verschwendeter oder blockierter Energie, die damit eindeutig zum »falschen«, das heißt negativen und unproduktiven Zustand wird. Bisweilen wird diese Schlußfolgerung explizit gezogen: »Ist es ein Wunder, daß es mit der Gesundheit und Produktivität einer Nation abwärts geht, wenn ihre volkswirtschaftlich wichtigste Ressource, nämlich Energie, vergeudet wird?«[33] Es sieht so aus, als sei der Körper des einzelnen zu dem Ort geworden, an dem die Ängste einer industriellen Volkswirtschaft ausgetragen werden. Es ist, als sei der einzelne sozusagen die Stelle, die über die Nutzung der Ressourcen eines Landes entscheidet, die seine Produktivität und Leistungskraft reguliert. Man muß sich doch fragen, ob solche neuen Erklärungen für Krankheit und Gesundheit nicht darauf abzielen, die tieferen Ängste einer kapitalistischen Wirtschaft in die Selbstwahrnehmung des einzelnen hineinzutragen.

Diese Deutung läßt sich weiter untermauern. Schon bei der viel allgemeiner verbreiteten Gesundheits- und Fitneßbewegung ist nicht zu übersehen, daß die Aufgabe, einen ausgeglichenen Energiefluß herzustellen, heute mit der Pflicht des einzelnen zu harter Arbeit und verbindlichem Engagement verbunden ist. Aber auch in der alternativen Gesundheitsbewegung wird die Vorstellung fließender Energien zunehmend mit dem vollen Einsatz des einzelnen in Zusammenhang gebracht. Denn fast alle diese Therapien glauben daran, daß die Freisetzung »positiver Energien« oder selbstheilender Kräfte durch ein gesundes Gleichgewicht auf emotionaler und geistiger Ebene geschieht – kurz gesagt, durch die Einbeziehung der ganzen Persönlichkeit des Patienten in das Werk seiner Rettung. Dies mag widersprüchlich erscheinen, da der Rolle des Heilers oder Mittlers in der alternativen Gesundheitsbewegung doch eine sehr große Bedeutung beigemessen wird. In den esoterischen Therapien scheint die Kraft der Vermittlung an materielle Gegenstände – etwa ein Elixier, einen Edelstein oder ein technisches Gerät – gebunden. Aber auch in den weniger mystischen Therapieformen genießt der »Heiler« einen erhöhten Status, der den des praktischen Arztes deutlich übersteigt. Dies wird aber nicht als grundlegender Widerspruch empfunden. Die Aktivität des Heilers wird als Intervention einer Person oder Substanz erklärt, die die Energien des Körpers zu bündeln vermag und damit die selbsterneuernden Kräfte des Körpers freisetzt. Die Aufgabe des einzelnen ist es, zu dieser Selbstheilung beizutragen. Kurzum, die widersprüchliche Bedeutung des Heilers wird dadurch eingeschränkt, daß er als Katalysator eines Austausches von Energien dargestellt wird.

Nirgendwo ist dies deutlicher sichtbar als bei der Geistheilung, die irgendwo zwischen den respektableren, »wissenschaftlich« fundierten Therapien und den eher esoterischen oder obskuren Therapieformen anzusiedeln wäre. Die zugrundeliegenden Vorstellungen von Energie sind jedoch symptomatisch für die ganze Bewegung. Bei der Geistheilung wird das Heilen als ein »Austausch von Energie« zwischen dem Heiler und dem Patienten betrachtet. Die Fähigkeiten des Heilers, so erfahren wir, beruhen darauf, daß er seinen Körper als Instrument einsetzt. Das Ziel der Geistheilung ist das Kanalisieren von Energien, wobei positive Energie auf den Patienten übertragen und negative Energie von seinem Körper abgeleitet wird. Denn es sind Krankheiten oder Verletzungen des Körpers, die negative Energie abstrahlen. Die Fähigkeit des Heilers beruht auf der »Qualität des ›Lichts‹, das er hervorbringt und auf den Patienten überträgt«.[34]

Die Geistheiler betonen die Tatsache, daß eigentlich niemand direkt heilend auf einen anderen einwirkt. Der Erfolg beruht auf dem

Austausch von Energien zwischen Patient und Heiler. Die eigene Bereitschaft des Patienten zur Genesung gilt als wesentliche Voraussetzung, um den Energiefluß freizusetzen. Der Patient soll sich dem Heiler öffnen und ihn bei seinem heilenden Werk unterstützen – und damit auch sich selbst helfen. »Lernen Sie positiv und kreativ über die Wiederherstellung ihrer körperlichen Gesundheit und über ihren Seelenfrieden zu denken«, lautet etwa der Ratschlag. Matthew Manning, Englands berühmtester Geistheiler, weigert sich sogar, Leute zu behandeln, die nicht vorbehaltlos an die Möglichkeit einer Selbstheilung glauben. Die Betonung der Rolle, die der einzelne bei seiner Heilung spielen soll, ist ein extremes, aber typisches Beispiel für die Philosophie des Gesundheitsstrebens in den alternativen Therapien. All diese Therapien bekennen sich zu dem Ziel, auf den Energiefluß einzuwirken und »Blockierungen« zu bearbeiten und dadurch die Selbstheilung und eine natürliche Gesundung herbeizuführen; alle betonen aber auch die aktive Rolle des Patienten und seine persönliche Verantwortung dafür, daß die Heilung auch gelingt. »Die Verantwortung sollte immer mehr dem Patienten selbst übertragen werden, und zwar durch Änderung seiner Lebensweise, wobei der Arzt eine untergeordnete Rolle spielt.«[35]

Das Konzept der Selbstverantwortung ist zentral für die alternative Gesundheitsbewegung. »In den letzten Jahren haben ganzheitliche Methoden der Gesundheitsfürsorge die Aufmerksamkeit auf die Rolle des Patienten beim Heilungsprozeß gelenkt, und vor allem die Verantwortung für die Erhaltung der Gesundheit ist von der ärztlichen Zunft auf den einzelnen übergegangen.«[36] Nur unter voller Beteiligung des einzelnen läßt sich Gesundheit erreichen. All jene, die bei alternativen Heilpraktikern Hilfe suchen, werden über das ihnen abverlangte Engagement aufgeklärt: »Die größte und schwierigste Herausforderung der Präventivmedizin liegt darin, daß sie die Veranwortung für die Gesundheit zum großen Teil auf den Patienten überträgt.«[37] Nur bei solcher Beteiligung dürfen wir auf wahres Wohlergehen hoffen – ein Wohlergehen, das gewaltige Möglichkeiten der Veränderung in sich trägt, nicht nur für unser eigenes Leben, sondern auch für unsere Umgebung: »Wir können uns verändern und wachsen«, heißt es in einem Buch; »unsere Aufgabe ist es, die Verantwortung zu übernehmen und jene Veränderungen in unserem Leben herbeizuführen, die uns befähigen werden, zum Wohlergehen des Ganzen beizutragen.«[38]

Gesundheit und Fitneß

Erst wenn wir uns ansehen, in welcher Form diese Auffassungen populär geworden und in eine breite Gesundheitsbewegung eingeflossen sind, treten manche der tieferliegenden Bedeutungen klarer zutage. Vor allem in der immer stärker betonten Verbindung zwischen Gesundheit und körperlicher Fitneß wird deutlich, auf was die Vorstellung eines Energieflusses sowie die Verantwortung des Individuums für diese Art von Selbstkontrolle hinausläuft. »Vollkommene Gesundheit« ist auch das neue Ziel eines allgemeinen Strebens nach körperlicher Fitneß. Und indem ihr diese neue Bedeutung beigelegt wurde, ist Fitneß, bezeichnenderweise, zu einer Art von gesellschaftlicher Obsession geworden. »Vorbei sind die alten Zeiten, als man Sport lieber von der Tribüne oder im Fernsehsessel beobachtete. Eine neuere Untersuchung ergab sogar, daß die Zahl derer, die aktiv Sport treiben, die der bloßen Zuschauer um das fünffache übertrifft.«[39] Selbst der Minderheit unter uns, die noch im Lehnstuhl sitzt, wird unvermeidlich der Eindruck vermittelt, daß sie ihr Leben ändern sollte.

Die volkstümlichen Vorstellungen von Fitneß verheißen hohe Belohnung für denjenigen, der vollkommene Gesundheit erreicht. »Emotionale und körperliche Fitneß sollte das Ziel eines jeden Menschen sein, der sich ein produktives Leben voller Energie wünscht.«[40] Und was ist Fitneß? »Es ist mehr als nur die Abwesenheit von Krankheit. Es ist ein Gefühl allgemeinen Wohlbefindens, das von der Geschmeidigkeit der Glieder und der Entwicklung der Muskulatur ausgeht, einer gesunden Lunge und einem kräftigen Herz sowie der Fähigkeit, den Körper vernünftigen Belastungen auszusetzen und dabei positive Resultate zu erzielen.«[41] Ganz bestimmte Veränderungen sind zu erwarten: »Ein stärkeres Herz; ein beweglicherer Körper; eine schlankere Figur; eine bessere Hautfarbe; ein leichteres, offeneres Gemüt. Dies sind die goldenen Belohnungen umfassender Fitneß.«[42] Häufig wird nicht nur eine Steigerung an Energie, Ausdauer und Leistungsfähigkeit in Aussicht gestellt, sondern sogar ein längeres Leben. Regelmäßiges Hüpfen zum Beispiel »kann den Prozeß des Alterns verzögern und sogar umkehren ...«[43]

Auch das neue Ziel der Fitneß geht erheblich über die bloße Abwesenheit physischer Leiden oder einen gestählten Körper hinaus. Wichtiger ist die Verheißung, jenen hochgeschätzten Besitz an Energie zu erwerben. Anders als bei der früheren Diätbesessenheit liegt der Akzent nunmehr auf dem *Erwerben*. Umfassende Fitneß hat eher mit Erwerb als mit Verzicht zu tun. Sie bietet einen Horizont erweiterter Möglichkeiten anstelle von Einschränkung. Um fit zu sein, genügt es nicht mehr, einen statischen Zustand des Körpers zu erhalten. Man muß die Fähigkeiten des Körpers steigern und erweitern. Auf diese Weise haben wir mehr vom Leben – und manchmal ist dies sogar ganz buchstäblich gemeint, etwa wenn Fitneßprogramme uns verheißen, wir dürften jetzt mehr essen, weil sie unseren Stoffwechsel beschleunigen. Gesundheit, wie sie durch wahre Fitneß geboten wird, ist also ein Zustand, der uns befähigen soll, mehr zu produzieren und mehr zu konsumieren.

Und noch ein weiterer Gewinn wird uns in Aussicht gestellt – nämlich eine bessere Einstellung zum Leben. Wie selbstverständlich wird angenommen, daß die neue Fitneß allen Aspekten der Persönlichkeit zugute kommen kann, auch dem Gefühlsleben und der geistigen Einstellung. Raquel Welch zum Beispiel wirbt für Hatha Yoga, weil diese Übungen »ihren Körper, ihren Geist und ihre Gefühle in einer Spitzenkondition erhalten«[44]. In der neuen integralen Auffassung von Gesundheit sind Körper und Geist untrennbar verbunden, weshalb Fitneß unserer geistigen und emotionalen Verfassung ebenso zugute kommt wie unserer physischen Gesundheit: »In den nächsten Jahren könnte es üblich werden, ein physisches Training nicht nur um körperlicher, sondern um geistiger Gesundheit willen zu absolvieren.«[45] Dies ist der neue »dreidimensionale Weg zur Gesundheit«, den die Firma Blue Band Margarine mit der Herausgabe einer Broschüre über »Food, Fitness and Feelings« propagieren möchte.

Solche Auffassungen sind eindeutig expansionistisch und gewinnorientiert: Sie zielen auf die Mehrung des eigenen Selbst. Während alternative Therapien den Nachdruck eher auf ein Gleichgewicht der Energien legen, geht es der Gesundheits- und Fitneßbewegung vielmehr darum, die Möglichkeiten des einzelnen als Produzent und Konsument zu erweitern. Mögliche politische Implikationen, wie die Sorge um die Ressourcen in einer unkontrollierten Wettbewerbswirtschaft, sind ihr fremd.

Es überrascht deshalb nicht, daß die offenkundig »kapitalistischen« Botschaften, wie die Gesundheits- und Fitneßbewegung sie zum Ausdruck bringt, auch ein starkes Element persönlicher Verantwortung enthalten. Klassisch kapitalistische Ansichten über die Notwendigkeit persönlicher Disziplin und Leistung als Grundlage für Produktion und Konsum finden hier ihren Niederschlag. Dies mag den oberflächlichen Betrachter verwundern, sollte man doch annehmen, daß die Fitneßidee hoffnungsvollere – und egalitärere – Momente enthält als frühere Körperkulte. Das Streben nach körperlicher Veränderung war einst ausschließliches Anliegen der Frauen. Es ging vor allem darum, ein paar überflüssige Pfunde »loszuwerden«, um sich den herrschenden, höchst restriktiven Idealvorstellungen vom weiblichen Körper anzupassen. Die neue Hinwendung zu sportlichem Training, Aerobic-Kursen, Jogging usw. ist ein deutliches Zeichen, daß sich der Schwerpunkt von Schönheit und Sexualität auf die Gesundheit – auch die emotionale Gesundheit – verlagert hat. Dieser Wandel zeigt sich selbst in der kosmetischen Industrie. Anita Roddick, die Besitzerin der Firma Body Shop, weigert sich zum Beispiel, in ihrer Werbung mit Bildern eleganter Frauen zu arbeiten oder Schönheit auch nur zu erwähnen. Vielmehr verkauft sie ihre Produkte als »natürlich« und »gesund«, und in der Werbung werden »Reinigung«, »Pflege« und »Kräftigung« stärker betont als verschönernde Effekte.

So könnte man meinen, daß sich heute ein eher egalitäres und weniger auf Zwang und Kontrolle bedachtes Verhältnis zum eigenen Körper durchsetzt, wobei Männer und Frauen einträchtig auf eine Transformation des eigenen Selbst hinarbeiten. Fitneß wird ja in diesen populären Appellen stets als integriertes Paket angepriesen, dazu bestimmt, unser ganzes Leben, und nicht nur unseren Po in Form zu bringen (obwohl natürlich stets die Verheißung mitschwingt, daß allgemeine Fitneß glücklicherweise auch eine Traumfigur herbeiführen wird). Die bei weitem wichtigste Voraussetzung für diese Verbesserung des eigenen Lebens ist aber die Verpflichtung, für Gesundheit und Wohlergehen hart zu arbeiten.

Bezeichnenderweise geschieht diese Gesundheitsarbeit im Dienste der Fitneß in Form von Drill und sportlichen Übungen. Nur durch beharrliches Training kann der einzelne jene totale Gesundheit erwerben und »jene schöpferische Energie erreichen, die uns erlaubt, jeden Tag und all seine Aufgaben mit Zuversicht und Begeisterung anzupacken«. Dabei ist es nicht so lange her, daß den Gymnastik- und ›Bleib fit‹-Kursen ein beinah peinliches Image anhaftete. Sie ließen an behäbige und ehrbare Hausfrauen denken, die sich gemächlichen Rumpfbeugen hingaben, um einem unvermeidlichen Altersbäuchlein vorzubauen. Energischere Leibesübungen hatten geradezu einen militaristischen und daher unmodernen Beigeschmack und erinnerten an freudlose Turnerei. Rumpfbeugen und Armestrecken, Muskeltraining und Waldläufe galten als Aktivitäten, die nur dem Ziel dienen konnten, sich entweder als Soldat zu verpflichten oder als Turnlehrerin ein perverses Vergnügen am Gehorsam anderer zu finden.

All dies hat sich inzwischen verändert. Körperliche Fitneß wird heute bewundert und beneidet. Sie ist ein Ideal, dem wir alle nacheifern sollten. Allenthalben ermutigt man uns, die Vorzüge körperlicher Ertüchtigung zu erkennen und ihren Lohn in Form von Fitneß zu genießen. Der militaristische Unterton scheint bei sanfteren und modischer klingenden Aktivitäten wie Aerobic und Jogging verschwunden. An seine Stelle ist eine allgemein »gesündere« Einstellung zum Leben getreten. Der Abbau von Streß, neue Ernährungsgewohnheiten und körperliche Übungen verheißen zusammen ein höheres Maß an Energie. Das sportliche Übungspensum, wiewohl unter neuen, modisch klingenden Bezeichnungen, ist aber nicht minder anspruchsvoll. Bereits im Idealbild perfekter Gesundheit für jeden einzelnen ist die Botschaft enthalten, daß körperliche Ertüchtigung harte Arbeit, ein hohes Maß an Selbstkontrolle und Disziplin verlangt, bevor die Ernte solcher Mühen eingefahren werden kann. »Die Disziplin, die wir durch Selbstbeherrschung erleben, gibt uns ein Gefühl von Freiheit und Unabhängigkeit.«[46] Kontrolle und *Selbstdisziplin,* diese Wörter verraten schon, worum es eigentlich geht. Um Fitneß zu erreichen, müssen wir Drill und Routine einhalten. Mit einiger Disziplin, so hören wir, können wir ein persönliches Übungsprogramm aufstellen, das zu phantastischen Ergebnissen führen wird.

Auch diese neuen Methoden der körperlichen Ertüchtigung enthalten ein Element von Masochismus und Selbstunterdrückung. Diejenigen, die uns als leuchtende Beispiele vorgeführt werden, berichten von einem phänomenalen Engagement, das harte Arbeit und Aufopferung erfordert, dafür aber großen Zugewinn an Energie und persönlicher Haltung bringt, vor allem aber ein Gefühl von Leistung und Selbstbeherrschung. »Manche halten mich für besessen. Das bin ich aber nicht. Ich weiß lediglich, daß ich laufen muß, weil es mir eine Möglichkeit bietet, mich gut zu fühlen, voll positiver Selbstkontrolle.«[47] Und es ist kein Zufall, daß die Anhänger der Bewegung ermuntert werden, keinen Schmerz zu scheuen: Jane Fonda zum Beispiel fordert, sich »anzustrengen, bis die Muskeln brennnen«, und Marathonläufer glauben erst jenseits der Schmerzgrenze zu ihrem wahren Selbst zu finden. Überhaupt wird eine starke Verbindung hergestellt zwischen Fitneß und Ausdauer, zwischen körperlicher Leistungsfähigkeit, Selbstdisziplin und Willenskraft. In diesen Kreisen wird die Vorstellung körperlicher Leistungsfähigkeit von einem Fitneß-Ideal beherrscht, das Selbstdisziplin und Willenskraft verlangt. Und wie immer sind Frauen besonders anfällig für den Ruf nach Gesundheit und Fitneß (aus der, so steht zu hoffen, Schönheit folgen wird).

Was zentrale Vorstellungen von Gesundheit betrifft, so gibt es also starke Berührungspunkte zwischen einer weitverbreiteten Gesundheits- und Fitneßbewegung und dem Gedankengut alternativer Therapien. Wenn sich auch die Art, sie zu erreichen, unterscheidet, so ist man sich doch einig, daß es grundsätzlich möglich ist, umfassende Gesundheit und mithin das Ende aller Krankheiten zu erzielen, und daß zu diesem Ziel eine harte Arbeit der Selbsttransformation notwendig ist. In der Fitneßbewegung ist dieses Ideal perfektionierbarer Gesundheit sowohl expansionistisch wie selbstdisziplinierend. Der Königsweg zu mehr Energie und größerer Selbstdisziplin besteht aus körperlichen Übungen. Zur Fitneß gehört also immer eine äußerliche Manifestation der Selbstdisziplin. Für die alternativen Therapien dagegen hat wahres Wohlbefinden eine etwas andere, wenn auch durchaus verwandte Bedeutung. Wahres Wohlbefinden hat etwas mit der Befreiung zu natürlicher Gesundheit zu tun, mit einem wiederhergestellten Gleichgewicht der Energien. Der Lohn aller Mühen liegt in der Möglichkeit gesunden Lebens in einer kranken Gesellschaft, sei es in Form der Abwehr von Krankheiten oder im eher mystischen Sinne einer Transformation des ganzen Menschen.

Energie ist der zentrale Begriff all dieser Bemühungen um eine vervollkommenbare Gesundheit. Ein höheres Maß an Energie ist der Lohn für beharrliches Streben nach Fitneß. In den alternativen Therapien ist der Energiebegriff eher zweideutig. Manchmal kommt darin der Gedanke an Erwerb und Expansion zum Ausdruck, zuweilen aber auch die Sorge um die Erschöpfbarkeit der Ressourcen in einer fortgeschrittenen kapitalistischen Industriegesellschaft, eine Sorge, der metaphorisch durch die Sorge um den ungestörten Energiefluß im Körper Ausdruck gegeben wird. In beiden Erscheinungsformen dieser Energie-Metapher äußert sich aber die Sorge um Unwirtschaftlichkeit und Ineffizienz, wobei Krankheit als unproduktive Verschwendung charakterisiert wird, Gesundheit folglich als Zustand von Effizienz gilt.

Diese Metapher der produktiven Nutzung von Energien wird zunehmend mit einem vollen Engagement des einzelnen in Verbindung gebracht. Nun könnte man fragen, *warum* die persönliche Verantwortung eine so große Rolle in der alternativen Gesundheitsfürsorge spielt. Denn es wäre durchaus ein Modell körperlicher Energien vorstellbar, das nur wenig mit dem einzelnen und seinen Gefühlen oder Absichten zu tun hat. Tatsächlich sind manche fernöstlichen Heilverfahren, wie etwa die in der alternativen Therapiebewegung vielbewunderte Veda-Medizin, sehr fatalistisch. Gesundheit wird bei diesen Heilverfahren nicht durch die Anstrengungen des einzelnen, sondern durch die Kunst des Heilers erreicht. Um zu begreifen, wieso die persönliche Verantwortung bei uns im Westen eine so dominierende Rolle spielt, müssen wir der Frage des Ganzheitsprinzips nachgehen, das für die veränderte Einstellung zur Gesundheit so wesentlich ist. Hier werden wir vielleicht auch Antworten auf die verwirrende Frage finden, warum viele von uns krank werden, wenn doch der Körper einen natürlichen Willen zu Heilung und Selbstheilung hat.

3. Kapitel

Ganzheitlichkeit und die Frage der persönlichen Verantwortung

Alle alternativen Therapien behaupten, mehr oder minder »ganzheitlich« zu verfahren, das heißt, das »ganze System und nicht nur einzelne Teile zu behandeln«[1]. Behauptet wird, daß die ganzheitlichen Methoden, anders als die Schulmedizin, Gesundheit als das Wohlergehen des ganzen Menschen auffassen und daher nicht nur einen leistungsfähigen Körper anstreben, sondern auch seelische oder geistige Gesundheit. Das Ganzheitsprinzip hat wunderbare Implikationen. Es beschwört Visionen einer Medizin, die präventiv, sanft und natürlich sein soll. Der Körper soll durch die Behandlung nicht angegriffen oder verletzt werden. Alle Bereiche unseres Lebens, alle Teile unseres Körpers sollen integriert werden. Da gibt es kein Gefühl der Fragmentierung, wie in der konventionellen Medizin, die angeblich Teile des Körpers oder Symptome behandelt, als wären sie völlig unabhängig voneinander. Vielmehr suggeriert das Ganzheitsprinzip die Möglichkeit einer Integration – eines Gefühls, daß alle Teile unseres Körpers aufeinander bezogen sind und sinnvoll zusammenwirken. Solcher »Holismus« hat beinah religiöse Obertöne, wenn er den ganzen Menschen zu erfassen sucht und damit verspricht, den einzelnen zu heilen. Denn »Heilen heißt ganz und heil manchen; und etwas Ganzes darf keine fehlenden Teile haben, die draußen bleiben«[2].

Das Ganzheitsprinzip ist die beste Werbung für die alternative Gesundheitsbewegung. Holistische Behandlungsmethoden versprechen eine Qualität persönlicher Zuwendung und Betreuung, die in der Schulmedizin selten anzutreffen ist. Außerdem vermitteln die ganzheitlichen Methoden dem einzelnen das Gefühl, an der Wiederherstellung seiner Gesundheit mitzuwirken, ja sie vielleicht sogar selbst zu bewerkstelligen. Doch diese grundsätzliche Überzeugung, daß in jedem von uns der Kern einer ganzen und ungeteilten Person enthalten ist, kann nicht ungeprüft übernommen werden. Denn abgesehen von der Tatsache, daß die Idee eines »ganzheitlichen Menschen« eine bloße Illusion sein könnte, bereitet sie womöglich einer höchst moralisierenden Auffassung von Gesundheit den Weg. Wenn man den Allgemeinzustand des Körpers, seine Empfänglichkeit für Streß usw. auf eine tiefere Bedeutung zurückführt, die in diesem Persönlichkeitskern begründet liegt, läßt sich alles mit dem Hinweis auf diesen inneren Kern erklären. Die Vorstellung, daß der einzelne Kontrolle über seine Gesundheit hat, eröffnet die Möglichkeit, ihn für seine Erkrankung verantwortlich zu machen. Und für diese letztere, schulderzeugende Auffassung von Krankheit liefert die ganzheitliche Betrachtungsweise zahlreiche Anhaltspunkte.

Ganzheitliche Behandlung: Gefühl und Medizin

Die Definition dessen, was unter einem ganzheitlichen Ansatz zu verstehen ist, variiert zwischen den verschiedenen Richtungen. Manche bezeichnen als »ganzheitlich« die bloße Fähigkeit des einzelnen, verschiedene Behandlungsweisen für unterschiedliche Zwecke zu integrieren – etwa die Kräutermedizin für ein bestimmtes Leiden, die Alexandertechnik für die Verbesserung der Körperhaltung und eine Psychotherapie für emotionale Probleme. Eine Minderheit betont die sozialen Konsequenzen des Ganzheitsbegriffs. Sie vertritt die Auffassung, daß das Ganzheitsprinzip auch die Verbindung des einzelnen zu seiner Umwelt umgreift, und empfiehlt Behandlungsmethoden, die nicht nur den inneren Menschen ins Gleichgewicht bringen, sondern dem einzelnen auch zu einer ausgewogenen Beziehung zu seiner Umwelt verhelfen sollen. Im allgemeinen aber definieren Praktiker wie Klienten die Ganzheitsmethode als eine Behandlung des »ganzen Menschen«, ohne Trennlinien zwischen Körper, Geist und Seele. Fast alle preisen den gewaltigen Vorteil dieser Behandlungsweise, die das Individuum in den Mittelpunkt stellt und ein ganzes Spektrum von Lebensbereichen des einzelnen in die

Untersuchung einbezieht – ein Ansatz, den die Schulmedizin zumeist vernachlässigt.

Nun ist nicht zu bezweifeln, daß diese Betonung des »ganzen Menschen« zu Behandlungstechniken führt, die sich ganz wesentlich von den Erfahrungen der meisten Menschen mit den Routineuntersuchungen schulmedizinisch orientierter Ärzte unterscheiden. Nahezu alle Alternativtherapien – abgesehen vielleicht von jenen, die mit Fernheilungen arbeiten (z.B. Radionik oder die Haardiagnose) – stellen äußerst »intime« Fragen über die Lebensumstände des Betreffenden. In den Sprechstunden vieler alternativer Heilpraktiker werden sehr detaillierte Informationen über den Hintergrund des einzelnen erhoben, über seine Familie, seine Krankheitsgeschichte, seine Vorlieben und Abneigungen und seine allgemeine Situation. Diese individuellen Umstände werden bei der Behandlung berücksichtigt, und es ist nicht unbedingt die Regel, daß zwei Patienten mit denselben Beschwerden die gleiche Behandlung erfahren. Stets muß der Heilkundige oder Therapeut sich Klarheit über die allgemeine körperliche Verfassung des einzelnen und seinen emotionalen und geistigen Zustand verschaffen, bevor er eine Behandlung vorschlagen kann.

Diese Zuwendung zum Patienten wird von Anhängern wie von Kritikern der alternativen Therapien als deren großer Vorzug angesehen. Während der Hausarzt früherer Zeiten das soziale Umfeld und die psychische Verfassung seiner Patienten noch selbstverständlich mit einbezog, hat sich die Schulmedizin nach dem Zweiten Weltkrieg durch berufsständische Hierarchien belastet und in ihrem blinden Glauben an die Kraft der Medikamente zunehmend dem Vorwurf der Unpersönlichkeit und Patientenferne ausgesetzt. Demgegenüber bieten die »ganzheitlichen« Therapien ein sehr persönliches Eingehen auf Gesundheitsprobleme. Unter den Gründen für die wachsende Beliebtheit alternativer Methoden erwähnten die Gründer der Holistic Consciousness Foundation (Stiftung für Ganzheitliches Bewußtsein) auch den Wunsch, »sich in der eigenen Individualität bestätigt zu sehen. Dies sind Patienten, die es ablehnen, sich als Sozialversicherungsnummer einordnen zu lassen und vielmehr als Individuum behandelt werden wollen«[3]. Ein Interviewpartner drückte diesen Standpunkt etwas zynischer aus und meinte, daß er in den Sitzungen bei einem alternativen Therapeuten (Akupunkteur und Masseur) einen Gegenwert für sein gutes Geld erhalte; für fünfzehn Pfund Sterling genieße er eine Stunde solider Behandlung und dürfe sich als Individuum anerkannt und beachtet fühlen.

In welchen Formen aber geschieht diese Hinwendung zum Patienten? Da wird in erster Linie die Zeit genannt, die alternative Therapeuten sich für die Behandlung des einzelnen nehmen. Während konventionelle Ärzte ihre Patienten manchmal in fünf bis zehn Minuten abfertigen, widmen sich alternative Therapeuten zumeist eine bis anderthalb Stunden den Bedürfnissen ihrer Klienten. Sie erkundigen sich nach Stimmungsschwankungen und versuchen auch scheinbar geringfügige körperliche Symptome herauszufinden. Sie wollen wissen, was wir in letzter Zeit gegessen haben, ob wir uns körperlich betätigen, wieviel Energie wir haben und wie wir uns fühlen. Aber hier geht es nicht nur um den bloßen Zeitaufwand. Auch der physische Kontakt zwischen Therapeut und Patient ist ein wichtiger Faktor. Alle Klienten, die sich mit der Alexandertechnik, Shiatsu oder nur einer einfachen Massage behandeln ließen, schildern das wunderbare Erlebnis »kundiger Hände«, die den Körper halten, erforschen, führen und formen und jenes herrliche Gefühl vermitteln, daß etwas getan wird, um das körperliche und allgemeine Wohlbefinden auf sanfte und einfühlsame Art zu verbessern.

Wohl am bezeichnendsten für die Ansprüche, die im Namen der ganzheitlichen Methode erhoben werden, ist die Art, wie auch die Gefühle in die Behandlung einbezogen werden. Dies gilt besonders für Therapien, die mit Medikationen arbeiten, im Gegensatz etwa zu manipulativen Therapien. In vielen Fällen geschieht solche Einbeziehung der Gefühle ganz subtil und unterschwellig, angedeutet nur in Fragen nach Stimmungslage, Schlafgewohnheiten und Energie. Es gibt aber auch Heilverfahren, für die das Gefühlsleben eine zentrale Rolle spielt, etwa die Bachblüten- und Aromatherapie. Und diese Therapien unterstreichen denn auch nachdrücklich den Abstand zwischen alternativer und konventioneller Medizin. Bei diesen Behandlungsweisen ist es durchaus üblich, daß Heilmittel auf bestimmte Gefühlslagen oder auf den jeweiligen Persönlichkeitstyp des Patienten abgestimmt werden, statt daß die Behandlung sich auf ein spezifisches Krankheitsbild beschränkt. Die Bachblüten-Therapie zum Beispiel bietet achtunddreißig Rezepturen, unterteilt in sieben Gruppen, die »alle bekannten negativen Gefühlszustände« abdecken. Diese Symptomgruppen sind Furcht, Unsicherheit, mangelndes Interesse an der Gegenwart, Mutlosigkeit und Verzagtheit, übermäßige Sorge um das Wohl anderer, Einsamkeit und Überempfindlichkeit. Der Praktiker mag also Klematis gegen »Tagträumerei und Gleichgültigkeit, Unaufmerksamkeit und eskapistische Gedanken« verschreiben oder Zichorie gegen »besitzergreifende Eifersucht, Selbstmitleid oder Geltungsdrang«.[4]

Mehr als alles andere steht dieses Eingehen auf Stimmungen, Gefühlszustände und charakterliche Dispositionen des Betreffenden für die Idee der ganzheitlichen Behandlung. Man könnte endlos Beispiele aufzählen, aber die folgende Beschreibung homöopathischer Diagnoseprinzipien kann als stellvertretend für eine ganze Bewegung gelten: »Alle Menschen bestehen aus Seele, Körper und Geist, die bei jeder Behandlung zu untersuchen sind. Alle Patienten sollten als Individuen behandelt werden, und darum gibt es keine standardisierte Diagnose. Die Diagnose wird gestellt, indem alle Lebensbereiche eines Menschen untersucht werden. Sein sozialer Hintergrund, sein physischer Typus, seine emotionale Verfassung, seine Körpersprache, seine Kleidung usw. Dies ergibt ein Gesamtbild des ›ganzen Menschen‹.«[5] All dies sind Aspekte des Menschen, die in der Schulmedizin als irrelevant gelten. Einst in die Bereiche der Psychotherapie oder Astrologie verwiesen und für die körperliche Verfassung als unerheblich betrachtet, sind sie nunmehr in den Mittelpunkt des Interesses gerückt.

Unleugbar vernachlässigt die Schulmedizin oft individuelle und emotionale Faktoren, die Krankheiten auslösen oder verschlimmern können, wie etwa das Leiden an der eigenen sozialen Situation, an persönlichen Problemen usw. Doch in ihrem umfassenden Interesse für einstmals vernachlässigte Bereiche gehen alternative Therapien häufig weit über die Einbeziehung all jener individuellen Lebensfaktoren hinaus, die durch die Gefühle vermittelt werden. Die Idee des »ganzen Menschen« ist meist untrennbar mit dem Begriff der Persönlichkeit oder des Persönlichkeitstyps vermischt. Die Homöopathie drückt dies mitunter sehr deutlich aus. Ihre Heilmittel sollen gewisse Persönlichkeitstypen ansprechen – Typen mit charakteristischer Gefühlslage und häufig ganz charakteristischen körperlichen Leiden. »Wenn man sich mit seinen Heilmitteln und ihren psychischen und physischen Eigenschaften gut auskennt und auch die geistige Verfassung des Patienten erkennt, kann man vorhersagen, welche körperlichen Krankheiten ihn befallen werden, und umgekehrt. Wenn man die physische Verfassung des Patienten kennt, kann man Rückschlüsse auf sein Temperament ziehen.«

Ganz deutlich wird dabei ausgesprochen, daß die Arzneien selbst bestimmte emotionale Profile haben, als gäbe es in der Natur negative und positive Gefühle, die in Menschen und Pflanzen zum Ausdruck kommen. Der zitierte Artikel aus der Zeitschrift *Homoeopathy Today* zählt dazu Beispiele auf. Das Mittel Arsen albumid zum Beispiel ist »von Natur aus sehr pedantisch und peinlich genau«. Der typische Patient, dem Arsen albumid helfen soll, wird als »Patient mit dem goldenen Spazierstock-Knauf bezeichnet – sehr straff und korrekt, und der Knauf seines Spazierstocks muß glänzend poliert sein«. In gewisser Hinsicht arbeitet die Homöopathie mit Persönlichkeitstypen und bietet konstitutionell abgestimmte Arzneien an, die durch die von ihnen hervorgerufenen Symptome auf den Patienten einwirken. Der Ignatia-Patient zum Beispiel »ist ein Opfer der modernen Gesellschaft. Durch Erregung und Teilnahme an sozialen Belangen leidet er an Erschöpfung. Anders als der Sepia-Patient, der als still und in sich gekehrt gilt, ist der Ignatia-Charakter gewandt, kultiviert, aufgeschlossen und gebildet.«[6]

All dies erinnert zwangsläufig an Vorstellungen der mittelalterlichen Medizin, die das Temperament des Menschen von gewissen Körpersäften geprägt sah. In einfachster Form unterteilte sie folglich die Menschen in vier verschiedene Charaktertypen und behandelte alle Leiden gemäß dem jeweils dominierenden Charaktertypus, und nicht nach spezifischen Merkmalen der Krankheit. Nun beruht die Homöopathie auf altüberlieferter Forschung über die Wirkungen verschiedener Substanzen auf den Körper und versucht in ihren Behandlungsformen, die Merkmale und Symptome der Krankheit mit dem Charaktertyp des Patienten zu vereinbaren. Dennoch ist nicht zu übersehen, daß der Glaube an eine »konstitutionelle« Heilkunde machtvoll wiedergekehrt ist, und folglich auch der Glaube an die Existenz bestimmter Konstitutions- oder Charaktertypen, die bei der Diagnose eine wesentliche Rolle spielen.

Diese Wiedereinführung von Konstitutions- oder Charaktertypen in die Medizin ist nicht unproblematisch. Bereits die Vorstellung festgelegter Persönlichkeitstypen läßt gesellschaftliche und kulturelle Ursachen für die Unterschiede zwischen Menschen und ihren Reaktionsweisen außer Betracht. Bisweilen wird der Mensch so gesehen, als sei er mit einer festgelegten Konstitution geboren, mit bestimmten Vorlieben und Veranlagungen, die sein Dasein im wesentlichen bestimmen. Diese Auffassung vom Individuum ist nur allzu anfällig für bestimmte Arten von Mystizismus; und es ist kein Zufall, daß neben »respektablen« Heilverfahren wie Homöopathie und Akupunktur auch esoterischere Richtungen wie die astrologische Medizin florieren. Überhaupt genießt die Astrologie, im Kielwasser gewisser alternativer Therapien segelnd, einen erneuten Aufschwung. Auch sie beruht auf der Vorstellung einer begrenzten Anzahl von Persönlichkeitstypen. Und anders als die konstitutionelle Medizin, hat die Astrologie keine Bedenken, die Ursachen dieser verschiedenen Persönlichkeitstypen zu erklären: Alles beruht auf den Konstellationen der Sterne zum Zeitpunkt unserer Geburt. Obgleich die meisten der Therapien, die mit Vorstellungen einer konstitutionellen Heilkunde arbeiten, die Idee einer Konditionierung des Menschen durch die Gestirne verwerfen würden, hat der weitverbreitete Glaube an solche Persönlichkeitstypen dennoch bestimmten, eher mystischen Ganzheitlichkeitsmodellen den Weg bereitet.

In ihrem Verständnis des menschlichen Charakters wirken diese Heilmethoden oft widersprüchlich. Denn der ganzheitliche Ansatz der Medizin betont stets das Maß an Kontrolle, das der einzelne durch seine Fähigkeit zur persönlichen Veränderung über sein Schicksal ausüben kann. Dagegen enthält der Glaube an Persönlichkeitstypen eine fatalistische Komponente. Wenn man die Idee akzeptiert, daß wir alle mit einer wesenhaften Konstitution geboren werden, so ist schwer einzusehen, wie weit der einzelne dieses grundlegende Erbe durch sein Handeln verändern könnte. Die meisten dieser Therapien meiden allerdings den Anschein von Fatalismus. Sie behaupten nicht, daß wir von Geburt an sind, was wir sind, und nichts daran ändern können, weil wir durch angeborene, ererbte oder astrologisch konditionierte Merkmale festgelegt sind. Im Gegenteil, diese Therapien wollen Hilfsmittel zur Veränderung anbieten und behaupten, daß der Persönlichkeitstyp lediglich ein prädisponierender Faktor ist. Doch wie wir noch sehen werden, spielt die Idee der Persönlichkeitstypen tatsächlich eine sehr wichtige Rolle bei diesem neuen Verständnis von Gesundheit. Und manchmal erinnert sie an das statische und beschränkte Modell einer Welt festgelegter Emotionen und Persönlichkeitsmerkmale, nach denen Verhalten und Charakter des Menschen und auch seine Krankheiten sich ausrichten. Tatsächlich hat die ungelöste Spannung zwischen dem Aufruf zur Veränderung und dem Glauben an festliegende Persönlichkeitstypen das Terrain vorbereitet, auf dem schulderzeugende und moralistische Vorstellungen von Krankheit gedeihen konnten.

Spiritualität, Krankheit und Persönlichkeit – der Abschied vom Virus

Wenn in der ganzheitlichen Medizin von der spirituellen Seite des Menschen die Rede ist, so verbergen sich dahinter bestimmte Vorstellungen von seinem Charakter, verstanden als eine Art emotionaler Prädisposition. Obwohl diese Idee der Persönlichkeit in alternativen Therapien oft nur unterschwellig vorhanden ist, bietet sie doch das entscheidende »missing link« zur Erklärung der Frage, warum Menschen krank werden. Beinahe alle Praktiker und Anhänger alternativer Therapien erheben gegen die Schulmedizin den ernstzunehmenden Vorwurf, daß sie sich zu wenig um die spirituelle Verfassung des hilfesuchenden einzelnen kümmert. Schuld an solcher Nachlässigkeit, so erfahren wir, ist der »Materialismus« der Schulmedizin, was bei näherer Betrachtung durchweg bedeutet, daß sie den Gefühlen der Patienten keine Beachtung schenkt. Dieser Vorwurf deckt sich also praktisch mit der Kritik an der Vernachlässigung der Persönlichkeit.

Die ganzheitliche Methode erhebt hingegen den Anspruch, die ephemeren Aspekte der Emotionalität und Spiritualität des Menschen in Rechnung zu stellen, und führt dies auf ein völlig neues Konzept des »Individuums« zurück. Ganzheitlichkeit definiert sich zumeist in Opposition zu jener Trennung von Körper und Geist, mit der die allopathische Medizin operiert, einer Scheidung des Körpers und seiner Funktionen (für die die Medizin zuständig ist) von den verstandesmäßigen (Erziehung, Intellektualität, Vernunft) und den geistigen (Emotionen und Religion). Die ganzheitlichen Methoden bezeichnen diese emotionalen Faktoren gern als das individuell Geistige. Selbst ein Kritiker der alternativen Gesundheitsbewegung, wie Larry Dossey, spricht in diesem Zusammenhang vom »spirituellen Bankrott« der Schulmedizin. »Schon bei der bloßen Erwähnung des Begriffs ›Geist‹ runzelt der Wissenschaftler empört die Stirn. Statt den Geist zu beachten, wenn er sich kundtut, wird der Blick auf meßbare Exaktheit fixiert. Aber trotz aller Schwierigkeiten im Umgang mit solch einem undefinierten Begriff, wissen wir Mediziner alle, daß diese Idee niemals gestorben ist und nie sterben wird.«[7] Und dann berichtet Dossey vom Tod eines alten Mannes, der bis zum Ende störrisch an seiner Zigarettensucht festhielt, und wertet dies als unwiderlegbaren Beweis für die Bedeutung des Geistigen. Die Persönlichkeit des Alten war eben so beschaffen, daß er, obgleich unter schrecklichen Umständen sterbend, stets seinen Sinn für die Vergnügungen und Befriedigungen des Lebens behielt.

Dieses Beispiel ist typisch. Was hier als »spirituelle Seite des Menschen« bezeichnet wird, meint oft dieselben Eigenschaften wie die »Persönlichkeit«. Wo vom ganzen Menschen die Rede ist, gibt es nur eine sehr verschwommene Grenze zwischen Geist und Persönlichkeit. Der Bedeutungswandel der beiden Begriffe ist aber nicht unwichtig. Zwar wurden auch in der Vergangenheit oft Verbindungen zwischen Krankheit und der geistigen Verfassung des einzelnen gezogen; aber noch niemals hat eine Theorie versucht, Krankheiten schlechterdings auf den Charakter oder die »Persönlichkeit« des Betroffenen zurückzuführen. Wenn ein solcher Zusammenhang zwischen Krankheit und Charakter hergestellt wird, so fällt dem Menschen eine noch drückendere Verantwortung für seine Krankheit zu als einst unter dem Diktat der Religion, die Krankheiten als Strafe Gottes betrachtete. Zwar gibt es in allen Weltreligionen eine starke Überlieferung, die eine Verbindung zwischen Krankheit, Gesundheit, Tod und geistiger Welt herstellt. Traditionelle Heiler glauben an die Vorstellung, daß Krankheit auf eine Art geistige Verunreinigung zurückzuführen ist. Das Christentum, insbesondere der Katholizismus mit seinen Teufelsaustreibungen und seinem Glauben an die heilende Kraft von Reliquien, macht dabei keine Ausnahme.

Insgesamt aber wurde Krankheit, zumindest in den Gesellschaften des Westens, nicht als ein ausschließlich persönliches Schicksal verstanden. Krankheit und Leiden waren eher von der Verfassung der Menschheit insgesamt abhängig als vom Versagen des einzelnen. Mit dem Entstehen einer »rationalen« Medizin, so könnte man sagen, wurde das Individuum zum ersten Mal von einer ursächlichen Verbindung zwischen seiner körperlichen Gesundheit und seiner geistigen oder moralischen Verfassung freigesprochen. Wenn ein exakt wissenschaftliches Verständnis die Krankheit auf einen äußeren Virus zurückführte, mit dem jeder sich anstecken konnte, der damit in Berührung kam, konnte man den einzelnen nicht mehr unmittelbar für seine Krankheit verantwortlich machen. In den alternativen Therapien aber lebt der Glaube an die Verbindung zwischen der Lebensweise eines Menschen und der Krankheit bzw. Gesundheit seines Körpers wieder auf. Vorsichtigere Autoren auf dem Gebiet der ganzheitlichen Medizin, wie etwa Patrick Pietroni, betonen bereitwillig, daß sie keineswegs zu einer Epoche des Aberglaubens zurückkehren wollen. Denn »die Annahme geistiger Ursachen für Krankheit und Gesundheit würde uns in die schlimmen alten Zeiten von

Hexen und Schamanen mit ihren Beschwörungen und Brandopfern zurückversetzen, aus dem Descartes und Newton uns im 17. Jahrhundert befreiten«[8]. Alles ist letztlich eine Frage der Lebensweise, so behauptet er. Denn Krankheit und Genesung sind abhängig von der geistigen und mentalen Einstellung des Menschen sowie der Befriedigung, die er in seiner Lebensweise findet.

Solche Vorsicht ist auch notwendig. Denn viel häufiger trifft man auf verschwommene Behauptungen über einen Zusammenhang zwischen Spiritualität und körperlicher Gesundheit. Manche sprechen gar von einer neuen Epoche im Zeichen des Ganzheitsprinzips, die uns erlaubt, den Zusammenhang zwischen Spiritualität und Gesundheit des einzelnen in vollem Umfang zu erkennen. Genesung, so heißt es, kann nur stattfinden, wenn der ganze Mensch sich in »Harmonie« befindet:

> Die ganzheitliche Medizin behandelt den gesamten menschlichen Organismus, ein integriertes Ganzes, das größer ist als die Summe seiner Teile, und nicht nur Symptome, Viren oder Krankheiten. Die ganzheitliche Medizin geht davon aus, daß ein Mensch, dessen Körper, Geist und Seele harmonisch geordnet und dessen Energien im Gleichgewicht sind, keine manifesten Störungen entwickeln wird. Die ganzheitliche Heilbehandlung konzentriert sich daher nicht auf eine Beseitigung der Symptome, sondern gibt dem einzelnen die Kraft, einen Zustand mentaler, emotionaler und spiritueller Harmonie und Ordnung zu erreichen, bei dem Gesundheit eine Konstante des Lebens ist.[9]

Nach dieser Auffassung existieren Krankheiten nicht unabhängig vom einzelnen Menschen, der sie möglicherweise bekommt. Es gibt also keine Krankheit, die man sich zuziehen kann, gleichgültig, was man dagegen unternehmen mag. Es gibt lediglich einen Zustand des Ungleichgewichts, der Blockierung wesenhafter Energien, der es der Krankheit erlaubt, Wurzeln zu schlagen und sich auszubreiten. »Wenn körperliche Organe oder Körpersysteme verstopft oder für längere Zeit jener belebenden Energie beraubt sind, die wir als *Chi* bezeichnen, so disponiert dieser Zustand sie zu einer Störung oder Fehlfunktion.«[10]

Kein Satz wird in der alternativen Therapiebewegung häufiger zitiert als die Aussage des Mikrobiologen René Dubos, der einst schrieb: »Es gibt mancherlei und gar nicht so seltene Situationen in der Humanmedizin, wo die physikalischen, chemischen, physiologischen und wahrscheinlich auch psychologischen Faktoren, die den Wirtsorganismus beeinflussen, eine viel entscheidendere Rolle bei der Verursachung von Krankheiten spielen als das Vorhandensein dieses oder jenes Mikro-Organismus.«[11] Was in dieser Darstellung offenbar ganz verschwindet, ist das Bild von Keimen im Blut oder Viren im Kreislauf, kleinen Wesen von solcher Konkretheit, daß man Kinder einst anhielt, hinter vorgehaltener Hand zu husten, verbunden mit der Ermahung: »Schnupfen, Husten, Heiserkeit, bringt man nicht unter die Leut.« Selbst eine gewöhnliche Erkältung ist durch eine Anfälligkeit des Betreffenden bedingt sowie durch Faktoren, die den Körper dazu disponieren, den Virus aufzunehmen. Man spricht in diesem Zusammenhang zuweilen von »Psycho-Inkubation«, einer inneren Eigenschaft des einzelnen, die ihn krank werden läßt. Auffällig ist allerdings, daß dieses Verschwinden des Krankheitsbegriffs mit einer Wiederbelebung des Begriffs der Persönlichkeit verbunden ist, wenn auch maskiert als die »spirituelle Seite des Menschen«. Der Zustand des ganzen Menschen, sein Geist oder seine Persönlichkeit, disponiert also den einzelnen zur Krankheit. Der Unterschied zwischen früheren spirituellen Erklärungen der Krankheit und heutigen, die von einem solchen Begriff der Persönlichkeit ausgehen, liegt aber darin, daß der einzelne viel direkter und individueller für seine Krankheit verantwortlich gemacht wird.

Die meisten Praktiker würden allerdings einwenden, daß sie keine Schuldgefühle wegen einer Erkrankung hervorrufen wollen. Sie behaupten, mit anderen Worten, daß die persönliche Verantwortung für die Dispositon zur Krankheit bzw. für die Genesung keinerlei moralische Verurteilung des einzelnen für sein Krankwerden bedingt. Viele Vertreter alternativer Therapien beteuern, daß ihre Vorstellungen von Krankheit, vom Ungleichgewicht des Körpers und einer Prädisposition zur Krankheit, keinerlei Kritik am Zustand des Erkrankten enthält. Tatsächlich konzentriert sich ein Großteil der alternativ-therapeutischen Literatur gerade auf die möglichen »äußeren« Ursachen heutiger Krankheitsformen. Aus dem Begriff persönlicher Verantwortung ergeben sich jedoch, wie wir sehen werden, häufig unvermeidbare Konsequenzen. Die alternative Gesundheitsbewegung stellt nicht nur eine ausgeprägte Hierarchie der Bedeutungen äußerer Faktoren auf, die Krankheiten verursachen können, sie zieht auch das Persönlichkeitsbild des einzelnen heran, wenn es zu erklären gilt, wie diese äußeren Faktoren den Körper des einzelnen beeinflussen und zu Krankheit oder Genesung führen. Gerade durch die Idee der Persönlichkeit und die verschiedenen Grade von Harmonie und Disharmonie im Persönlichkeitsbild des Betreffenden werden Gesundheit und Krankheit in der alternativen Gesundheitsbewegung unverkennbar zu Fragen des moralischen Urteils. »Man erntet, was man gesät hat; wieweit jemand seine Gesundheit erhalten oder wiederherstellen kann, hängt proportional davon ab, wie genau er die Regeln befolgt.«[12]

Man erntet, was man gesät hat: die Ursachenfrage in ganzheitlichen Therapien

Die alternative Gesundheitsbewegung ist reich an Erklärungen für die »wahren Ursachen« und die »tieferen Gründe« von Krankheit. Anders als die Diagnoseverfahren der Schulmedizin, die darauf abzielen, die organische Natur von Krankheiten zu verstehen, bemühen sich die alternativen Therapien um ein sehr genaues Bild der Lebensumstände eines Patienten und suchen nach individuellen Gründen, warum er krank geworden ist. Und weil der Krankheit keine unabhängige äußere Existenz zugesprochen wird, muß die Suche nach Krankheitsursachen sich unvermeidlich auf die Lebensbedingungen des einzelnen konzentrieren, die sich vielleicht ändern lassen. »Die Therapie sollte sich mit den tatsächlichen Ursachen einer Krankheit befassen, statt lediglich deren Symptome zu lindern.

Und das heißt, daß der ganze Mensch zunehmend in die Überlegung einbezogen wird, sein Körper, sein Geist und seine Seele, wobei es vor allem um eine Stärkung der Immunkräfte geht, und weniger um einen direkten Angriff auf die Krankheit.«[13]

Wenn also betont wird, daß Krankheit ein Mangelzustand ist, nämlich der Mangel an Gesundheit des Körpers, so hat dies wichtige Konsequenzen für die theoretische Erfassung der Krankheitsursachen. Denn wenn Krankheit keine äußeren und willkürlichen Ursachen hat, was verursacht dann diesen Mangel an Gesundheit und setzt den Körper außerstande, Krankheiten zu widerstehen? Die alternative Therapiebewegung kennt eine ganze Reihe unausgesprochener, wiewohl eindeutiger Erklärungen dafür, warum Menschen ihre Gesundheit einbüßen und krank werden. Und wir dürfen getrost feststellen, daß diese Erklärungen letzten Endes eine Hierarchie bilden, die gewisse Ursachen über andere stellt. An der Spitze dieser Hierarchie steht der Streß, die Krankheit des 20. Jahrhunderts schlechthin, und der Streß ist es auch, der der Idee der persönlichkeitsbedingten Krankheitsursachen in den heutigen Auffassungen von Krankheit und Gesundheit eine so überragende Bedeutung verleiht.

Die Bedeutung von Streß als Krankheitsursache ist allerdings leicht zu übersehen, denn in der alternativen Gesundheitsbewegung hört man in erster Linie Vorwürfe gegen die »moderne Industriegesellschaft«. Unser industrielles Milieu wird als Frontalangriff auf die natürliche Gesundheit verstanden. Der menschliche Körper ist von außen durch Umweltgifte und radioaktive Strahlung gefährdet, und von innen durch chemische Zusätze in Nahrungsmitteln und Medikamenten. George Vithoulkas, einer der »bekanntesten homöopathischen Ärzte der Welt«, drückt dies folgendermaßen aus:

> Die ökologische Problematik der Umweltverschmutzung, mit der wir leben, ist ganz unglaublich. Noch bedeutsamer ist aber die innere Ökologie des Körpers. Dauernd führen wir unserem Körper Drogen zu: unzählige Drogen, jeden Tag neue, und unsere Nahrung ist durch Hormone und Chemikalien vergiftet ... Es ist eine groteske Tatsache: Falls die pharmazeu-

tischen Firmen, die all diese gefährlichen Drogen herstellen, morgen bankrott wären und ihre Produktion einstellten, was für die ganze Bevölkerung den Entzug bedeuten würde, so könnten wir in dieser Gesellschaft ein fürchterliches Wehklagen erleben, Kämpfe und Aggressionen, Wahnsinn und Panik. Dies aber wäre ein exaktes Bild dessen, wie unsere Gesundheit heute beschaffen ist![14]

In dieser typischen Darstellung steht die Schulmedizin eindeutig auf seiten der modernen Industriegesellschaft, beinah als deren Verbündete.

Die konventionelle Medizin erhebt selbstgefällig den Anspruch, das allgemeine Gesundheitsniveau mit Hilfe moderner Technologie zu verbessern, während die alternativen Therapien die Möglichkeit einer wahren Gesundheit in einem ganz anderen Licht betrachten. »Die Statistik behauptet, daß wir heute länger leben. Aber man denke nur an die vielen Herzinfarkte und Krebserkrankungen, die chronischen Leiden, und jetzt auch noch AIDS. Dies ist ein ungeheures Problem, doch anscheinend will niemand es ernst nehmen. Anscheinend will niemand die Fakten sehen.«[15] Allem optimistischen Anschein zum Trotz konstatiert die alternative Gesundheitsbewegung eine umfassende Krise der Gesundheit. Auch wenn die Sterbeziffern womöglich zurückgehen, steht es um die allgemeine Gesundheit viel schlimmer als früher: »Der Pegel der chronischen Degenerationskrankheiten steht hoch und klettert noch höher. Jeder vierte stirbt an Herzkrankheiten. Jeder fünfte stirbt an Krebs. Die Überlebenschancen sind bei den häufigsten Formen von Krebs seit einem Vierteljahrhundert nahezu unverändert geblieben, aber die Inzidenz dieser beiden Krankheiten ist sprunghaft gestiegen.«[16] Und die alternativen Therapien zögern nicht, diese Gesundheitskrise auf die Gefahren des 20. Jahrhunderts zurückzuführen, auf Umweltverschmutzung, schlechte Ernährung und Streß.

Dabei sollte nicht vergessen werden, daß diese Ideen bereits zu Anfang dieses Jahrhunderts in Umlauf waren. In den dreißiger Jahren bezeichnete Dr. Max Gerson Krebs als ein Leiden dieser Gesellschaft, eine Krankheit unserer Lebensweise. Er verwies auf den übermäßigen Einsatz von Kunstdünger und Chemikalien in der Landwirtschaft, die übermäßige Verfeinerung und Verfälschung von Lebensmitteln durch toxische Zusätze, die schlechte Zubereitung der Nahrung sowie die Verschmutzung der Umwelt, und konstatierte, daß diese einzelnen Faktoren zusammenwirken und die Funktionsweise des Körpers insgesamt beeinträchtigen. Und er behauptete, daß diese Faktoren die Widerstandskraft des Körpers mit der Zeit so schwächen, daß schließlich ein geringfügiger Auslöser genügt, um lokale Symptome hervorzurufen.[17]

Als Gerson sich erstmals zu dem Thema äußerte, wurde seine Stimme als die eines kauzigen Rufers in der Wüste vernommen. Heute beherrschen solche Ideen das Denken der alternativen Therapien. Und diese stehen nicht an, Krebs und andere chronische Zivilisationsleiden auf eindeutig identifizierbare Ursachen zurückzuführen.

Fast alle alternativen Therapien glauben, daß diese identifizierbaren Ursachen in der Entfremdung des modernen Lebens von der Natur liegen. Viele halten die schlechte Ernährung der heutigen Zeit für die Hauptquelle von Krankheiten: »Natürliches Wohlergehen erwirbt man nicht über Nacht. Es ist ein langsamer, Schritt für Schritt vollzogener Prozeß. (Auch das Unwohlsein: die meisten Menschen kommen gesund zur Welt und essen sich allmählich krank.)«[18] Andere machen die Umweltvergiftung auf unserem Planeten für die malignen Leiden des Körpers verantwortlich. Diese Vergiftung geht nicht nur von den bekannten großen Risiken aus, wie der Strahlenbelastung nach Atombombentests oder nuklearen Unfällen. In der Technik, der wir im Alltagsleben begegnen, lauert dieselbe Gefahr:

> Schlimmer noch als die Verstrahlung durch Nukleartests sind die unzähligen Leuchtzifferblätter der Uhren, die Radium enthalten. Weltweit setzen sie die Menschen einer Strahlenbelastung aus, die viermal höher ist als die Emissionen von Atomkraftwerken. Ferner die Infrarotstrahlen von Nachtziel-

> gerästen, oder die Ausgang-Schilder der Kinos. Man hat Uran verwendet, um künstlichen Zähnen hellen Glanz zu verleihen, und immer noch laufen Tausende mit radioaktiven Zähnen herum. Auch Fernsehgeräte geben Röntgenstrahlen ab. Ein Röntgengerät im Krankenhaus belastet den Patienten mit etwa 100 Mikrosievert. Ein Sievert ist die Einheit effektiver Strahlenbelastung. Die geringste meßbare Dosis, bei der Krebs entstehen kann, ist 65 mSv.[19]

Weitaus wichtiger als Erklärung für die allgemeine Gesundheitskrise des 20. Jahrhunderts ist der Streß, jene undefinierte, aber nicht minder aggressive Ursache von Krankheiten. Streß ist das größte Gesundheitsproblem unserer Zeit, ein Problem, das früher nicht mal einen Namen hatte. Eine ältere Psychiaterin erzählte mir, daß die Menschen ihre Depressionen und Leiden früher den »Nerven« zuschrieben. Heute ist das Schlüsselwort »Streß«, wobei Streß und mangelndes Wohlbefinden unauflöslich zusammengehören. Über Streß und streßbedingte Krankheiten werden unzählige Bücher geschrieben und Talk-Shows veranstaltet. Man liest Nachrichten über »Streß in unserem Leben« oder die »Erkennung von Streßfaktoren«. Entsprechend stapeln sich Bücher und Selbsthilfe-Ratgeber in den Regalen, die uns belehren, wie wir uns entspannen und den Streß überwinden können. Während als Krankheitsursachen meist die äußeren Risiken des modernen Lebens genannt werden, ist es unweigerlich der Streß, der die Waage vom Wohlergehen zur Krankheit kippen läßt.

Streß, der entscheidende Faktor

Streß wird oft als etwas rein Äußerliches verstanden, das heißt, als Belastung des Körpers durch Chemikalien und Umweltgifte, oder einfach als Streß des modernen Lebens. Darüber hinaus ist der Streß aber auch ein Element des gesamten Lebens eines Menschen. Streß ist die »Gesamtwirkung von persönlicher, gesellschaftlicher und physiologischer Unruhe«[20]. Weil aber der Streß in diesen Theorien sowohl als äußerer wie als innerer Faktor eine Rolle spielt, löst er für die alternativen Therapien ein wichtiges Problem in ihrer Sicht der Krankheit. Deren Gewißheit über die Schädlichkeit des modernen Lebens in einer technologischen Gesellschaft hat nämlich einen Schwachpunkt: Warum erkranken wir nicht alle an Krebs? Wie kann es sein, wenn wir doch alle den Nebenwirkungen von Maschinen und Chemikalien ausgesetzt sind, daß manchen Menschen ein langes und offenkundig gesundes Leben beschieden ist? An diesem Punkt kommt, ganz entscheidend, der Begriff Streß ins Spiel. Er besagt, daß lediglich unsere Fähigkeit, den Belastungen des modernen Lebens standzuhalten, darüber entscheidet, ob die Risiken dieser Lebensweise sich unserem Körper als Krankheit vermitteln oder nicht. Denn Streß wird als etwas verstanden, das sich individuell verschieden auf die Menschen auswirkt und, je nach dem Charaktertyp des Betreffenden, kontrolliert werden kann. Der Streß wird also als Erklärung dafür angeboten, warum manche Menschen anfällig für Krankheiten sind und andere nicht; und er bietet zugleich eine Chance der Heilung, steckt den Bereich ab, auf dem wir entscheidende Veränderungen in unserem Leben vornehmen können.

Als Begründung, warum der Streß ein so chronisches Leiden des modernen Menschen ist, verweisen diese Theorien auf unser Nervensystem, das darauf eingestellt ist, bei lebensgefährlichen Bedrohungen eine körperliche Reaktion hervorzubringen, auch wenn diese Reaktion nicht mehr angemessen ist.

> Heute empfinden wir manchmal Streß und ein drängendes Gefühl der Gefahr, und zwar in Situationen, die keinen heftigen Ausbruch physischer Aktivität verlangen; doch das zentrale Nervensystem reagiert auf Gefahr immer noch in der Weise, daß es uns gegen sie wappnet. Streß belastet uns heute zumeist in Form ... vorbeibrausenden Straßenverkehrs, überraschender schlechter Nachrichten oder Angst vor einem ärgerlichen Streit. In solchen Fällen sind heftige Ausbrüche sympathetischer Aktivität – mit den damit einhergehenden

subjektiven Gefühlen der Angst, Wut und Erregung – oft nicht sehr hilfreich.[21]

Dies ist eine Auffassung von Streß, die uns fast alle Ratgeberbücher zum Thema Gesundheit nahelegen. Es ist also das Produkt einer überflüssigen, wenn auch natürlichen Reaktion des Körpers – die oft erwähnte Kampf- und Fluchtreaktion –, die aber in unserer komplexen modernen Gesellschaft nicht mehr statthaft ist. Statt dessen verinnerlichen wir solche Reaktionen als Emotionen. Und nur der Qualitätsunterschied dieser verinnerlichten Gefühle entscheidet darüber, ob ein Mensch krank werden wird oder nicht.

Merkwürdigerweise sind alle, die sich zum Thema geäußert haben, einmütig der Meinung, daß die Streßbelastung heute viel höher ist als früher. Das moderne Leben, darin sind sich alle einig, ist unendlich viel belastender als alles, womit die Menschheit sich früher auseinandersetzen mußte. Dabei wird indirekt unterstellt, daß schwere Fabrikarbeit, Armut und gar der Tod mehrerer Kinder weniger schwere Belastungen darstellten als der Streß der modernen Wohlstandsgesellschaft. Mir fällt es schwer, diesen Standpunkt zu übernehmen. Denn falls man nicht annehmen will, daß die Menschen früherer Epochen ganz anders fühlten als wir, ist kaum vorstellbar, daß sie durch die furchtbaren Härten, Leiden und Verluste, wie sie für frühere Zeiten typisch waren, so gänzlich unbeeindruckt blieben. Der Idee, daß im 20. Jahrhundert alles schlimmer geworden ist, liegen zwei Annahmen zugrunde. Die eine besagt, daß wir durch Drogen und Chemikalien körperlich geschwächt sind. Die andere lautet, daß die Menschen in vorindustriellen Zeiten bessere Ventile hatten – Rituale, Halt in ihrer Gemeinschaft usw. –, die es ihnen erlaubten, den Streß zu externalisieren, statt ihn zu verinnerlichen. Die letztere Hypothese scheint mir allerdings reichlich anmaßend. Wir wissen schlicht nicht, wieviel Hilfe damals dem einzelnen zuteil wurde, oder ob ein philosophischer oder religiöser Fatalismus den Menschen auch nur im entferntesten Trost bieten konnte.

Wir haben es hier wohl kaum mit einer objektiven Einschätzung der heutigen Streßbelastung zu tun, sondern mit einer ausgeprägten und weitverbreiteten Projektion, die es uns erlaubt, uns als Opfer und nicht als Nutznießer des 20. Jahrhunderts zu sehen. Streß ist sowohl der schlimmste Schrecken der modernen Gesellschaft als auch der lebenswichtige Mittler zwischen dem einzelnen und der Außenwelt – und das Maß, in dem erlebt wird, entscheidet über Krankheit oder Gesundheit. Schon das Wort Streß impliziert einen Zusammenhang der mentalen und physischen Reaktionen. Die Unfähigkeit, mit äußerem Streß fertigzuwerden, gilt häufig als eine Folge zu starker innerer oder emotionaler Belastung. Und damit sind wir wiederum zur Frage der Ganzheit zurückgekehrt. Denn der Streßbegriff bietet die Möglichkeit, den »ganzen Menschen« in das Spannungsfeld zwischen Krankheit und Gesundheit einzubeziehen. Anfälligkeit für Krankheiten wird letzten Endes als das Maß der Belastung durch Streß aufgefaßt und hängt davon ab, ob wir diesen erfolgreich auflösen können.

Streß ist das entscheidende begriffliche Bindeglied des Ganzheitsprinzips, denn er erklärt, auf welche Weise äußere gesundheitsbelastende Einflüsse in individuell unterschiedliche Reaktionen umgesetzt werden. So ist der Streßbegriff wesentlich für die Behauptung der alternativen Therapien, daß Krankheit ein innerer Vorgang ist, eine äußere Manifestation unseres inneren Seins: »Ich glaube ..., daß die Menschen selbst die Situationen aufbauen, in denen sie dann auf Streß reagieren, das heißt, daß sie nicht durch äußere, ihrer Kontrolle entzogene Ereignisse gestreßt werden, sondern sich selbst stressen.«[22] Der Streß erklärt, wieso wir selbst für unsere Krankheit verantwortlich sind. Was immer auch die vorsichtigeren Verfechter einer Verbindung zwischen Körper und Geist auf dem Gebiet der Krankheit sagen mögen, besteht doch ein eindeutiger Konsensus, daß Krankheiten »selbst verursacht sind und selbst geheilt« werden können.[23] Solche Aussagen werden verständlich, wenn man den Streß – wie die Vertreter der alternativen Medizin es tun – an die Spitze aller Krankheitsursachen stellt. Wie wir mit Streß umgehen, ist ein individuelles Problem, und dies allein wird schließlich den Verlauf einer Krankheit bestimmen.

Die Krebspersönlichkeit

Wenn Streß eine Anfälligkeit für Krankheit und Leiden hervorbringen kann, so stehen wir abermals vor der Frage, warum manche Menschen anfällig sind und andere nicht. Dies verweist uns wiederum nachdrücklich auf den Begriff der Persönlichkeit. Denn der persönliche Charakter, die emotionalen Reaktionen und die Veranlagung des einzelnen bestimmen, wie er mit Streß umgeht. Nirgendwo zeigt sich diese Verbindung deutlicher als in der Diskussion um den Krebs, wie sie in der alternativen Therapiebewegung geführt wird. Seit Jahren gibt es eine Richtung in dieser Debatte, die den Standpunkt vertritt, daß emotionale Faktoren entscheidend darüber bestimmen, welcher Menschentyp letztlich der Krankheit anheimfällt. Und zwar ist es das Maß an Streß, dem der einzelne ausgesetzt ist, sowie seine Widerstandsfähigkeit gegen Streß, die darüber entscheiden, ob bei ihm Krebs entsteht oder nicht. Streß und Persönlichkeitstyp hängen also in den alternativen Therapien eng zusammen. Dabei ist die Persönlichkeit beinahe so etwas wie ein Blitzableiter. Bestimmte Arten der inneren Einstellung und der emotionalen Disposition können den Streß gewissermaßen »erden«, so daß der Betreffende dadurch nicht zerstört wird. Blockierte Menschen, die nicht im Gleichgewicht sind, können mit Streß nicht umgehen, und die Krankheit macht sich in ihrem Körper breit. »Streßbewältigung durch ein Überdenken falscher Überzeugungen und durch das Erlernen von Entspannungstechniken kann unsere Anfälligkeit für Krankheiten erheblich verringern.«[24]

Weit verbreitet ist auch die Auffassung, daß es eine »Krebspersönlichkeit« gibt, die durch ihre Lebensumstände und ihre allgemeine emotionale Einstellung zur Krankheit disponiert und dadurch in ihrer Genesungsfähigkeit beeinträchtigt ist. Ein Trauerfall oder eine Scheidung mögen alltägliche Vorkommnisse sein, aber sie werden lebensbedrohend, wenn der Betreffende zu starr und depressiv ist, um Zorn oder Verlustgefühle auszudrücken. Insbesondere die Verdrängung von Wutgefühlen wird als ein emotionaler Zustand genannt, der eine Krebserkrankung begünstigen kann.

> Sehr oft zeigen Krebspatienten ein rigides Verhaltensmuster, wobei sie sich so zu geben versuchen, wie andere Menschen sie haben wollen, und nicht, wie sie selbst sein möchten. Dies führt meist dazu, daß sie bemüht sind, anderen zu gefallen und zu tun, was diese anderen von ihnen erwarten. Oft geht eine unterschwellige passive Unterwürfigkeit damit einher. Menschen dieses Typus werden nicht aggressiv, sie stellen die soziale Ordnung nicht in Frage. Sie wollen geliebt werden.[25]

Die solchermaßen skizzierte Krebspersönlichkeit kocht sozusagen vor Wut und Feindseligkeit, ist aber unfähig, diese Wut auszudrücken, und wendet sie gegen sich selbst. Jemand mit einer »Krebspersönlichkeit« hat ein zu hochentwickeltes Gefühl dafür, was die Gesellschaft verlangt. Mit anderen Worten, er ist ein Konformist, der alle schädlichen Repressionen unserer Gesellschaft verinnerlicht hat. Obwohl in Beschreibungen dieses Persönlichkeitstyps nur selten von Sexualität die Rede ist, unterstellen sie implizit, daß die Krebspersönlichkeit auch unter sexueller Repression leidet, weil sie für die Normen und Erwartungen der Gesellschaft allzu empfänglich ist.

Dieses Bild der typischen Krebspersönlichkeit wird auch auf einige der chronischen Zivilisationsleiden wie Arthritis oder multiple Sklerose übertragen. Also haben wir auch die typische Arthritis-Persönlichkeit: »Rheumatische Arthritiker waren äußerst abhängig, fühlten sich unzulänglich, kamen schwer mit ihrer Umwelt und mit anderen Menschen zurecht und waren im emotionalen Ausdruck stark blockiert … Sie mieden menschliche Nähe, waren sich ihrer starken, nicht artikulierbaren Wutgefühle bewußt, reagierten übermäßig sensibel auf Kritik oder Ablehnung und bemühten sich, den Erwartungen anderer zu entsprechen.«[26] Genau wie von der Krebspersönlichkeit, heißt es auch von der arthritischen Persönlichkeit, daß sie vor allem ihre Sexualität und ihre Wut unterdrückt, da sie bestimmte soziale Werte zu ihrem eigenen Schaden zu sehr verinnerlicht hat. Wie Susan Sontag in ihrem Buch *Krankheit als Metapher* anmerkt, sind manche dieser Beschreibungen zwar voller Mitgefühl, schildern aber mitnichten den heute, am Ende des 20. Jahrhunderts, am meisten geschätzten Persönlichkeitstyp. Es sind soziale Versager und Opfer, die unfähig sind, sich und ihre »inneren Bedürfnisse« auszudrücken.[27]

Somit ergibt sich ein Bild von Krankheiten, die eine »Bedeutung« haben. Krankheiten sind körperliche Symptome bedenklicher Fehlentwicklungen im Leben der Betrteffenden; vor allem einer negativen Einstellung oder einer depressiven Persönlichkeit. Oft wird dem Krebs eine ganz unmittelbare persönliche Bedeutung zugeschrieben. Krebs kann sich entwickeln, weil manches im privaten Leben des Betreffenden falsch gelaufen ist. Die einzige Möglichkeit der Rettung besteht in einer umfassenden Transformation, einer Absage an frühere Lebensgewohnheiten und einer völlig veränderten Einstellung. Krebs ist also eine Krankheit der Lebensweise – das Symptom eines Lebens, das nicht im Gleichgewicht und nicht »ganz« ist. »Professor Doll wiederholt in seinem Werk die Behauptung medizinischer Autoritäten, daß 85 Prozent aller Krebsfälle durch eine veränderte Lebensweise verhütet werden könnten.«[28] Und wenn die innere Einstellung schon bei der Anfälligkeit für Krankheiten eine wesentliche Rolle spielt, so ist sie bei der Genesung ausschlaggebend. Bei der Genesung von einer Krebserkrankung, so erfahren wir, hängt alles von der inneren Einstellung ab, von der Gemütsverfassung, vom Lebenswillen. Der Buchmarkt ist heute voll von Dokumenten über den Triumph des Willens, von Berichten über heroische Kämpfe gegen den Krebs und wunderbare Heilungen, mit Titeln wie *You Can Conquer Cancer* oder *You Can Fight for Your Life*.

Der Willenskraft und der seelischen Einstellung wird beim Überwinden der Krankheit eine überragende Rolle zugeschrieben. »Der Glaube des Patienten, seine Hoffnungen, Ängste und Erwartungen sowie sein allgemeines Wohlbefinden beeinflussen wesentlich das Resultat jeder Behandlung.«[29] Einerseits klingen solche Aussagen ganz vernünftig. Denn es scheint einleuchtend, daß eine positive Einstellung zur Heilung wahrscheinlich eher Erfolg verspricht als eine negative und depressive. Viele Anhänger der alternativen Gesundheitsbewegung gehen jedoch wesentlich weiter, wenn sie die Auffassung vertreten, daß der Grad der Krankheitsanfälligkeit des einzelnen oder sein Wille zur Genesung über den Ausgang entscheiden. Für manche ist dann der Tod eine Niederlage – ein Zeichen dafür, daß die Betreffenden sich nicht verändern konnten. So berichtet eine Autorin über eine Frau, die ihre Therapie abbrach und dann bald an Krebs starb:

> Auch war sie eine sehr neidische und eifersüchtige Persönlichkeit, voller Wutgefühle, obwohl sie sich selbst für gütig und sanftmütig hielt. Hätte sie die Analyse nicht abgebrochen, so könnte sie wahrscheinlich noch heute leben, denn bis zum heutigen Tag ist niemals einer unserer Patienten während der analytischen Behandlung an einer Krankheit verstorben, wie schwer sie auch sein mochte. Dies bestärkt uns in der Überzeugung, daß der Mensch, der die Analyse wirklich akzeptiert, sich für das Leben entschieden hat. Der Patient, der die Behandlung abbricht, tut dies, weil er das Leben bereits aufgegeben hat.[30]

Wenn der Betreffende also ein »ganzheitlicher Mensch« ist, so kann jede seiner seelischen, körperlichen, emotionalen und spirituellen Komponenten den Körper aus dem Gleichgewicht bringen. Die Wertigkeit dieser verschiedenen Teile ist aber keineswegs gleich. Als Hauptverursacher von Krankheiten gelten nämlich Seele, Emotion und Geist.

> In der Gesundheit manifestiert sich … unser innerer Bewußtseinszustand, natürlich nicht nur unser körperliches Wohlergehen, sondern auch unser emotionales, seelisches und spirituelles Wohl. Dies berechtigt zu der Annahme, daß jede Heilung, wenn sie mehr als die Symptome behandeln soll, vom Bewußtsein selbst ausgehen muß. Und daraus folgt, daß alle Krankheit und alles Leiden als psychosomatisch anzusehen sind.[31]

Einstellung und Gemütszustand bieten also den fruchtbaren Boden, in dem die Saat der Krankheit aufgehen kann. Innere Unausgeglichenheit kann uns zu Gewohnheiten führen, die schädlich für den

Körper sind, wie etwa Rauchen oder falsche Ernährung. Der Kranke ist jemand, dessen Leben aus dem Gleichgewicht geraten ist, dessen Körper und Geist sich nicht in Harmonie befinden, der als Mensch nicht »ganz und heil« ist. Geheilt werden diejenigen, die Kraft genug haben, um ihr Leben und ihre Einstellung zu verändern, damit sie heil und ganz werden. »Menschen, die beinahe gestorben wären, vollziehen eine Umkehr und übernehmen die Kontrolle über ihr Leben, wie nie zuvor, wobei sie sich oft ganz und gar einer »richtigen« Lebensweise und dem Pfad zu heilender Gesundheit verschreiben.«[32] In den Kreisen der alternativen Therapie ist der Glaube weit verbreitet, daß alle, die wirklich gesund werden wollen, auch Heilung finden. Sie können ihre Krankheit ablegen, denn sie brauchen sie nicht mehr, falls es ihnen gelingt, ihre emotionalen Gewohnheiten zu ändern: »Meine Krankheit verschwand nach ein paar Jahren von selbst, und seither habe ich nicht mehr die geringsten Beschwerden. Und ich weiß, warum. Weil ich die Krankheit nicht mehr brauche.«[33]

Natürlich ist damit nicht ausgesagt, daß Menschen, die der Krankheit verfallen oder keine Genesung finden, alle schwach sind. Immerhin stehen, wie wir gehört haben, die Chancen für ein gesundes Leben im 20. Jahrhundert nicht gut. Dennoch haftet solchen Vorstellungen der Beigeschmack eines moralischen Urteils an. Obwohl immer wieder auf die Risiken des modernen Lebens hingewiesen wird sowie auf die Wahrscheinlichkeit, daß viele von uns krank werden könnten, betonen die Anhänger alternativer Therapien immer wieder, daß Krankheit und Genesung von der Einstellung abhängen, die der Betreffende zum Leben hat. Solche Ideen umkleiden die Genesung gern mit einer Aura von Heroismus. Wer eine schwere Krankheit überlebt, ist ein Mensch, der die Kontrolle über sein Leben übernommen hat. Ich habe sogar zweimal, und unabhängig voneinander, alternative Heilpraktiker die Meinung vertreten hören, daß sie sich wünschten, sie hätten selber Krebs gehabt, so überzeugt waren sie von der Macht der Entschlossenheit und einer veränderten Lebensweise bei der Bekämpfung der Krankheit. Sie hätten sich die Chance gewünscht, selbst zu beweisen, wie wichtig ihre Verhaltensstrategien für das Erreichen von Gesundheit sind – einer so vollkommenen Gesundheit, daß sie sogar den Krebs abschütteln könnte.

Die Moral beim Kranksein oder Gesundwerden

Der Eindruck, daß hier etwas über Moral und persönliche Willenskraft des einzelnen ausgesagt wird, ergibt sich weniger aus direkten Feststellungen über die Krankheiten selbst, als vielmehr aus Aussagen darüber, was es heißt, geheilt zu werden und gesund zu bleiben. Gesund sein heißt, heil und ganz zu sein; es heißt, daß alle Teile und Aspekte der Persönlichkeit sich im Gleichgewicht befinden und daß der Betreffende in Harmonie mit sich selbst und anderen lebt. In einer der hier zitierten Stellungnahmen wurde Genesung sogar als ein Vorgang der »Vervollkommnung« bezeichnet. »Ein Mensch, dessen Seele, Körper und Geist im Gleichgewicht sind, heilt sich selbst.«[34] Natürlich behauptet niemand tatsächlich, daß ein gesunder Mensch ein guter Mensch sei – und dies nicht einmal andeutungsweise. Aber wenn Gesundheit etwas Ganzheitliches ist, so folgt daraus, daß ein gesunder Körper eine Moral, eine Haltung zum Ausdruck bringt. Und in einem solchen Bezugssystem ist ein kranker, vernachlässigter Körper, eindeutig ein Zeichen dafür, daß seelisch oder spirituell etwas im argen liegt. Es handelt sich aber nicht um eine einfache Welt von Gut und Böse, in der Menschen mit Krebs ein Kainsmal tragen. Doch es ist eine Welt, in der individuelle Intentionen, Willenskraft und die Verpflichtung auf eine richtige und harmonische Lebensweise ihre sichtbare Belohnung in Form von Gesundheit erfahren. Und es ist eine Welt, in der eine falsche Einstellung – die Vernachlässigung eigener Bedürfnisse und Ausdrucksmöglichkeiten – ihre Strafe nach sich zieht. Es ist eine Welt von Helden und Opfern.

In dieser Darstellung von Krankheit und Leiden waltet der Eindruck vor, daß der Körper selbst zum Zeichen geworden ist – ein Zeichen, das die Einstellung eines Menschen verrät. Ein kranker Körper ist Zeichen für etwas Falsches. Die Schwäche des Körpers gegenüber Krankheiten beweist, daß der Betreffende sich nicht in einem integrierten und harmonischen Gleichgewicht befand. Schlimmer noch, können manche Krankheiten als Beweis für eine ganze Reihe negativer Emotionen gewertet werden, wie unterdrückte Sexualität und Wut, Selbstverleugnung und Überanpassung an soziale Zwänge. Ein gesunder Körper dagegen, besonders ein Körper, der sich von einer schweren Krankheit erholt hat, ist Zeichen für eine Leistung und dafür, daß der Betreffende zu einer harmonischen und ausgeglichenen Einstellung gefunden hat bzw. die Krankheit dadurch besiegte, daß er sich selbst verwandelte. Krankheit und Leiden sind in dieser Haltung unauflöslich mit Einstellung und Persönlichkeit verknüpft. Sie sind Ausdruck für moralische Stärke bzw. Schwäche, für Harmonie bzw. Disharmonie, für negative bzw. positive Gefühle.

Auch Sympathien für religiöse Deutungen sind in der alternativen Gesundheitsbewegung weit verbreitet, ja man könnte den neuen Gesundheits- und Körperkult als zutiefst religiös bezeichnen. Natürlich ist mir klar, daß ich dabei von unterschiedlichen Dingen spreche. Die eher esoterischen und mystischen Strömungen innerhalb der alternativen Gesundheitsbewegung vertreten ein Bild vom Menschen als einem spirituellen Wesen, von spiritueller oder religiöser Erfahrung als dem erlebten Einssein mit dem Universum. Spirituelle und physische Harmonie sind durch das Streben nach solchem Einssein zu erreichen, und dieses Einssein wird hauptsächlich dadurch erzielt, daß man in Verbindung mit dem »Natürlichen« bleibt. »Die Hauptursache aller Krankheiten, ganz unabhängig von ihren Symptomen ist (sofern die Umweltbedingungen dem menschlichen Leben nicht fremd und feindlich sind) ein Verstoß gegen die Gesetze der Natur.«[35] Auf der anderen Seite leitet sich die religiöse Qualität solcher Vorstellungen aus einer ganz bestimmten Überlieferung ab – nämlich der des christlichen Puritanismus.

Dies mag eine befremdliche Feststellung sein, da so viele dieser Therapien die »Repressionen« des Christentums ausdrücklich ablehnen und eher Anleihen bei einer pantheistischen Spiritualität oder der Mystik fernöstlicher Religionen machen. Allerdings beweist die Vermischung von Gesundheit und Moral sowie das Bekenntnis zur persönlichen Verantwortung des einzelnen für seine Gesundheit mehr als nur einen Anflug von Puritanismus. Das, was über ein aus der Balance geratenes Leben sowie den Heilungsprozeß ausgesagt wird, gleicht auffallend der Vorstellung seelischer Läuterung, die dem Christentum so teuer ist. In christlichen Darstellungen haben wir es mit einem Sünder zu tun, dessen Leben in Gefahr ist und der schließlich durch die qualvolle spirituelle Krise der Hinwendung zu Gott oder Jesus gerettet wird. Viele alternative Therapien verlangen eine Abkehr von früheren Lebensgewohnheiten (sei es falsche Ernährung, sexuelle Unterdrückung oder ein zu sorgloser Umgang mit dem Körper). Zur Genesung gehört häufig eine Art spiritueller Krise. Wo die Religion von der finsteren Nacht der Seele spricht, warnen zahlreiche Alternativtherapien vor Entzugsphänomenen bei der Ernährungsumstellung, der Durststrecke in der Psychotherapie oder der heilenden Krise in der Homöopathie. Unser körperlicher Zustand, so wird uns angekündigt, muß noch viel schlechter werden, bevor er sich bessern kann. »Im Anschluß an eine Behandlung können gewisse Reaktionen eintreten, da der Körper sich bemüht, Giftstoffe auszuscheiden, und die Ausscheidungsorgane infolge einer Art heilsamer Krise aktiver werden.«[36]

Das Ergebnis dieser Krise, dieser Veränderung in Lebensweise und Einstellung ist, wie gesagt, der »ganzheitliche« Mensch. Und dieser Mensch ist »geläutert«, er hält eine bekömmliche Diät ein, und seine Haltung zum Leben ist eine ganzheitliche. Doch statt einer reinen Seele, die durch die Himmelspforte schreiten wird, haben wir nun den geheilten Körper. Es ist, als hätten wir die ewige Seligkeit zu Lebzeiten errungen. Wir sind durch Zusammenbruch, Krise und Reintegration geschritten. Jetzt können wir die Seligkeit auf Erden genießen. Der Körper und seine Gesundheit sind nun der Schauplatz, wo wir unsere geläuterte Einstellung, unsere Willenskraft, unser Bekenntnis zum Ganzen und Heilen zum Ausdruck bringen können. Und diejenigen, die von einer der großen Krankheiten unserer Zeit genesen sind, werden uns als Helden und Heldinnen vorgehalten, die buchstäblich den Weg verkörpern, auf dem wir zu Lebzeiten diesen spirituellen Zustand erreichen können.

Der Mythos vom integrierten Menschen

Die Ideologie, daß es einen »integrierten« Menschen gibt und geben sollte, durchzieht die alternative Gesundheitsbewegung und deren Vorstellungen von Wohlergehen und Gesundheit. In dieser Bewegung gibt es keinen Zweifel daran, daß solche Ganzheit und Integration erreicht werden kann. Niemand scheint auch nur einen Moment zu zweifeln, daß es wünschenswert und zugleich möglich ist, solch ein Mensch zu werden. Doch wie wir sahen, gibt es kaum Definitionen von Ganzheitlichkeit und gelungener Integration. Auf allgemeinster Ebene ist damit ein Mensch gemeint, der im Gleichgewicht und in Harmonie lebt und alle Aspekte seines Wohlergehens beachtet, das heißt, seinen körperlichen, seelischen, emotionalen und spirituellen Bedürfnissen Rechnung trägt. Eine deutlichere Vorstellung ergibt sich eher andeutungsweise denn aus expliziten Beschreibungen. Ein »ganzheitlicher« Mensch kennt keinen »negativen« emotionalen Zustand, das heißt, er trägt keinen unterdrückten Ärger oder Neid mit sich herum. Er hat solche Emotionen einfach hinter sich gelassen, nachdem sie Ausdruck gefunden haben. Integrierte Menschen können mit Streß umgehen und ihn kreativ nutzen; sie lassen sich durch Streß nicht behindern. Vor allem haben sie eine »ausgeglichene« Persönlichkeit, die Streß abzufangen vermag und dem Betreffenden die Möglichkeit gibt, mit extremen Situationen des modernen Lebens fertigzuwerden, ohne zu erkranken.

Man könnte aber auch durchaus behaupten, daß die Idee vom integrierten Menschen lediglich ein Phantasieprodukt ist – eine Phantasie, die für unsere historische Epoche bezeichnend ist. Seit Freud haben viele Philosophen und Theoretiker betont, daß die Idee einer ganzheitlichen Persönlichkeit, für die es keine inneren Konflikte gibt, eine Illusion ist. In der Vergangenheit war diese Illusion ein Köder, mit dem die Religionen uns einzufangen suchten. Heute ist sie von der Gesundheitsbewegung übernommen waren. Freud war überzeugt, daß das Individuum stets widerstreitende Gefühle besitzt. Bereits die Vorstellung einer Spaltung zwischen unbewußten und bewußten Gedanken beruht ja auf der Idee, daß gewisse Gefühle dem Bewußtsein unannehmbar sind und ins Unbewußte verwiesen werden. Daraus folgt, daß das Unbewußte in Koexistenz mit dem Bewußtsein lebt, stets aber nach Ausdrucksmöglichkeiten sucht, sich durchsetzt und den bewußten Absichten des Individuums widerspricht. Die berühmtesten Beispiele für die widersprüchliche Natur des Menschen versammelte Freud in seiner Traumdeutung, andere sind unter dem Begriff der »Freudschen Fehlleistung« bekannt geworden – beides Beispiele dafür, wie das Unbewußte stets nach Ausdruck sucht und das Individuum häufig mit seinen Vorstellungen verstört und erschreckt. So etwa leitete Freud den Ödipuskomplex aus dem Material von Träumen ab, die sich um den Wunsch drehten, einen der Eltern zu töten – Träume von Menschen, die oberflächlich ihre Eltern liebten und achteten.

Gewiß geht die Freudsche Analyse davon aus, daß das unbewußte Material stets seinen Weg ins Bewußtsein finden wird. Aber er vertrat keineswegs die Illusion einer ganzheitlichen Integration, einer Heilung, eines Zusammenfügens aller Elemente des menschlichen Lebens, in der eine zentrale Wahrheit über die betreffende Persönlichkeit Ausdruck fände. Für ihn war Individualität nur ein stets gefährdetes Konstrukt, widerstreitenden und widersprüchlichen Impulsen unterworfen. Das bescheidene Ziel der Freudschen Analyse in ihrer Anfangszeit war lediglich, dem einzelnen das Leben mit seinen Widersprüchen zu erleichtern. Wie verschieden ist dies doch vom Traum des integrierten Menschen in den alternativen Therapien. Hier ist man nicht bereit, Widersprüche in der Persönlichkeit zuzulassen. Und Menschen, die an inneren Widersprüchen leiden, sind dazu disponiert, eines Tages zu erkranken. »Alle Ebenen sind miteinander verbunden, und ein Krankheitszustand im Körper spiegelt immer auch Konflikte, Spannungen, Ängste oder Disharmonie in anderen Bereichen.«[37]

Die Phantasievorstellung vom ganzheitlich integrierten Menschen ist wesentlicher Bestandteil moderner Gesundheitslehren. Darüber hinaus entspricht sie aber auch einem idealen Persönlichkeitsbild unserer Kultur. Unter dem Einfluß christlicher Ideologien hat sich im

Westen ein Konzept der »Persönlichkeit« entwickelt, das einen Wesenskern oder eine innere Wahrheit des Menschen annimmt, aus dem alle seine Verhaltensweisen und Emotionen erklärbar sind. Diese Auffassung von der menschlichen Persönlichkeit war auch stets mit gewissen moralischen Vorstellungen verknüpft, die besagen, daß es gute und schlechte Menschen gibt und daß alles, was dem Individuum zustößt, aus seinen eigenen Taten erklärbar ist und in seine eigene Verantwortung fällt. Wenn aber solche Vorstellungen auf den Körper und die Gesundheit übertragen werden, ergibt sich der Eindruck, daß ein ganzheitlich integrierter Mensch weitgehend gegen Krankheiten gefeit ist, während der widersprüchliche und disharmonische Mensch zur Krankheit geradezu disponiert ist. In Ratgebern und Abhandlungen zu Gesundheitsfragen wird immer wieder betont, daß jeder einzelne für seine Gesundheit selbst verantwortlich ist und sich entscheiden muß, ob er krank oder gesund sein möchte. Es ist, als sei die Krankheit selbst so etwas wie eine moralische Kategorie geworden, die beweist, in welchem Maß der einzelne die persönliche Kontrolle über sein Leben ausübt.

Dies ist aber keine Welt der Erbsünde, wo es keine Vergebung gibt. Es ist eine Welt, in der ein Zustand des Wohlergehens oder der ganzheitlichen Integration angestrebt und durch harte Arbeit erreicht werden kann. Es herrscht jedoch noch immer eine tiefe Überzeugung, daß der einzelne einen wahren Wesenskern hat und daß dieser Wesenskern irgendwie darüber entscheidet, was dem Betreffenden in seinem Leben zustößt. Die äußeren Zwänge, denen der einzelne im modernen Leben unterliegt, sind also eigentlich belanglos für den Glauben, daß der Mensch letztlich für das verantwortlich ist, was ihm widerfährt. Obwohl Freuds Anschauungen einen starken Einfluß ausübten, gibt es auf tieferer Ebene offenbar einen starken Widerstand gegen die Schlußfolgerung, daß der Mensch im Grunde genommen widersprüchlich und ohne festgelegten Wesenskern ist. Noch stärkerem Widerstand begegnet die Vorstellung, daß der einzelne nur wenig Macht besitzt, den Verlauf seines Lebens zu beeinflussen.

Dies legt die Interpretation nahe, daß die Wiederbelebung der

Ideen von Integration, Ganzheit und innerem Wesen eine Reaktion auf die weitgehende Freisprechung des Menschen von persönlicher Verantwortung darstellte. Je mehr äußere Umstände – die Gesellschaft oder auch der Virus – für menschliches Leid verantwortlich gemacht wurden, je nachdrücklicher Philosophen auf die in sich gebrochene und widersprüchliche menschliche Natur verwiesen, desto stärker scheint diese Reaktion gewesen zu sein. Und genau in dem Augenblick, als traditionelle religiöse und moralische Ansichten intellektuell an Boden verloren, begannen sie sich erneut um das Thema Gesundheit zu gruppieren. Die Sorge um Körper und Gesundheit hat diese Vorstellungen vom in sich widerspruchsfreien und ganzheitlichen Menschen und – daraus folgend – die Moral der persönlichen Verantwortung um so tiefer im Selbstverständnis der Menschen verankert.

Gewiß ist dies ein höchst problematisches Argument. Viele Anhänger der alternativen Gesundheitsbewegung mögen meine Überlegungen als symptomatisch für die moderne Malaise des materialistischen Denkens ansehen, das zu Passivität, Verzweiflung und einem Gefühl persönlicher Ohnmacht führt. Dadurch aber werden meine Fragen nicht verschwinden. Können wir nur dann aktiv über unser Leben entscheiden, wenn wir einen Moralkodex schlucken, der denjenigen schuldig spricht, dem es nicht gelingt, an Körper und Geist gesund zu bleiben? Muß das Gefühl der Selbstkontrolle und Eigenverantwortung aus innerer Umkehr und Anpassung des Verhaltens gewonnen werden? Oder ist dies nicht eher ein Weg, auf dem den Menschen weiterhin die Kontrolle über die wichtigen gesellschaftlichen und politischen Entscheidungen vorenthalten bleibt, die ihr Leben beeinflussen? Im folgenden Kapitel, das von den Bewußtseinsindustrien handelt, werden wir genauer sehen, was hinter dem Streben nach Veränderung und Verhaltensanpassung steckt, das uns als Weg der Transformation und Verbesserung unserer Lebensqualität verkauft wird.

4. Kapitel

Die Bewußtseinsindustrie

In einem kürzlich erschienenen Buch über Gesundheitsfragen[1] werden verschiedene Möglichkeiten aufgeführt, wie wir Streß reduzieren können. Zum einen durch sportliche Übungen, die »vorübergehend Erleichterung« bieten. Zum anderen durch Medikamente, was aber mit ungeheuren Risiken verbunden ist. Die bei weitem effektivste Art, so erfahren wir, besteht darin, unsere »Persönlichkeit zu verändern«. Dies mag als große Aufgabe erscheinen, ist es aber anscheinend nicht. »Persönlichkeit ist erlerntes Verhalten und kann daher wie eine Reihe schlechter Gewohnheiten verändert und dem Willen unterworfen werden.« Solchen Aufforderungen zu persönlicher Veränderung begegnet man bei Anhängern alternativer Heilverfahren häufig. Wenn das Maß an Streß und daher auch die Anfälligkeit für Krankheiten von unserer Persönlichkeit abhängt, dann ist es nur logisch, dafür zu sorgen, daß wir eine gesunde Persönlichkeit haben, um genesen oder gesund bleiben zu können. »Persönlichkeit« erscheint also als der schlafende Riese unter der Oberfläche aller ganzheitlichen Erklärungen von Gesundheit und Krankheit. So überrascht es kaum, daß zwischen den sogenannten »alternativen« Therapien und einer Reihe von »Psycho«-Therapien ein reger Austausch stattfindet.

Praktiker und Patienten alternativer Therapien, wie Reflexzonenmassage, Diätetik oder Aromatherapie bekunden sehr oft ein starkes Interesse an den verschiedensten Psychotherapien, wie etwa Gestalttherapie oder Transaktionsanalyse. Diese Verbindung ist keineswegs zwingend. Ein Aroma- oder Reflexzonentherapeut könnte mühelos ohne jeden Bezug zur Psychotherapie praktizieren, doch auffallend häufig und bereitwillig werden Psychotherapien als Weggefährten und Mitstreiter angenommen, liefern sie doch Deutungen seelischer Probleme und Interpretationen persönlicher Entwicklungsprozesse. Das dominierende Konzept ist dabei das der sogenannten humanistischen Psychotherapien, die in einer Reihe verschiedener Erscheinungsformen auftreten. Mit der zunehmenden Beliebtheit der Naturheilkunde haben diese Psychotherapien eine ganz neue Blüte erfahren. Genauer gesagt, ihre Deutungen seelischer Probleme und ihr Angebot, Veränderungen zu bewirken, sind in den alternativen Therapien zum beherrschenden Erklärungsmodell der Seele und des Bewußtseins geworden. Die Vorherrschaft solcher Erklärungen des Bewußtseins ist nicht unproblematisch. Wie wir im folgenden sehen werden, sind diese Erklärungen alles andere als wertfrei. Sowohl in der Auffassung, wie leicht der einzelne zur Veränderung seiner selbst gelangen kann, als auch in den Aussagen darüber, was an einem Menschen falsch oder unerwünscht ist, spiegeln sich bestimmte Ideologien wider. Sie befürworten letzten Endes eine Verhaltensanpassung an die bestehende Gesellschaft – eine Anpassung, die eine fröhliche Mischung von Gesundheit und materiellem Wohlergehen verheißt. Der einzelne wird zugleich glücklicher, gesünder und erfolgreicher sein.

Veränderung

Im kulturellen Umfeld der alternativen Therapien werden »künstliche Stimulantien« entschieden abgelehnt. Koffein, Drogen, Alkohol und Zucker gelten geradezu als Vertreter des Bösen in der modernen Gesellschaft, denn sie erzeugen künstliche Hochgefühle, Abhängigkeit und Sucht und berauben den Körper seiner natürlichen Kräfte. Trunkenheit, Drogenrausch und die berüchtigten hyperglykämisch erzeugten Hochgefühle werden als Symptome dafür gewertet, daß der Betreffende seinem Körper und dessen natürlichen Kraftquellen bedauerlich entfremdet ist. Ein Mensch, der solche Dinge braucht, ist kein gesunder oder ganzheitlich integrierter Mensch. Mit diesen Ansichten hat sich die alternative Gesundheitsbewegung weit von der Kultur entfernt, aus der sie nach allgemeiner Überzeugung hervorgegangen ist, nämlich der Hippie-Kultur der sechziger Jahre, mit ihrer positiven Suche nach veränderten Seinszuständen und einer Erweiterung des Bewußtseins.

Hier liegt offenbar ein Paradoxon. Denn obwohl die Anhänger der neuen Gesundheitsbewegung alle »künstlich« erzeugten veränderten Zustände höhnisch ablehnen, ist die Veränderung des Bewußtseins und die gesteigerte persönliche Erfahrung ein ganz zentrales Ziel dieser Ideologie. Wo es darum geht, was der einzelne für sein emotionales oder geistiges Wohlergehen tun sollte, ist das Ziel einer Veränderung oder Steigerung des Bewußtseins, so möchte ich behaupten, vielleicht der beherrschende Grundsatz einer persönlichen Ethik in der Gesundheitsbewegung. Der Aufruf, Rettung durch eine veränderte Lebens- und Ernährungsweise zu finden, geht stets einher mit der Forderung, unser Bewußtsein und unser Gefühlsleben zu verändern. Bewußtsein, verstanden als seelische oder emotionale Disposition des Menschen, ist ein zentraler Begriff der neuen Auffassung von Gesundheit.

Gewiß ist die Vorstellung, daß Körper und Seele in Krankheit und Gesundheit miteinander verbunden sind, nicht besonders neu. Daß Krankheit mit Sünde und dem Bösen in Zusammenhang gebracht wurde, haben wir bereits erwähnt. Und schon zu Anfang dieses Jahrhunderts stellte Freud die Hypothese auf, daß manche körperlichen Symptome womöglich ihren Ursprung in psychischen Problemen haben könnten, die der einzelne in sein Unterbewußtsein verdrängt hat. Er bezeichnete diese Krankheiten als psychosomatisch. Aber die Psychoanalyse und die von ihr abgeleiteten Formen der Psychotherapie zögern doch sehr, diese Verbindung übermäßig zu betonen. Sie gestehen der Krankheit bereitwillig eine objektive Realität zu, die wenig mit dem emotionalen Wohlergehen zu tun hat.

In der alternativen Gesundheitsbewegung aber ist diese Vorsicht, was die Verbindung zwischen Seele, Krankheit und einer Möglichkeit der Heilung betrifft, weitgehend verlorengegangen. Und das große Interesse an den sogenannten humanistischen Psychotherapien beruht gerade darauf, daß viele alternative Therapien uns gute Gesundheit verheißen, wenn wir nur unsere innere Einstellung verändern können. Manchmal werden solche therapeutischen Veränderungen sogar als eine Art Seelenrettung angeboten, wie in der folgenden Werbung der Pre-Creation oder Soul Therapy:

> Durch dieses System kann der Mensch mit seiner Seele und mit den göttlichen Energien in Verbindung treten und seine ganze Existenz buchstäblich erneuern. In diesem erweiterten Bewußtseinszustand gelingt es ihm leicht, tiefsitzende Blokkierungen zu lockern. Nicht nur aus diesem Leben, aus früher Kindheit, traumatischen Erfahrungen usw., sondern auch aus anderen Inkarnationen. Diese Therapie hilft auch bei den meisten körperlich-emotionalen, seelisch-psychischen und sexuellen Störungen.[2]

Andere Therapien gehen vielleicht nicht so großzügig mit früheren Inkarnationen um, aber es ist doch typisch, wie hier die Sprache der Psychotherapie mit Verheißungen einer neuen spirituellen und physischen Gesundheit zusammenfließt. Ebenso bezeichnend ist, daß die Veränderung des Bewußtseins, zusammen mit den entsprechenden Verhaltens- und Gefühlsaspekten, immer wieder als Weg zur Genesung angeboten wird.

Diese Bewußtseinsphilosophie, mit ihrer persönlichen Verantwortung für Krankheit und Genesung, wird ganz von der Überzeugung beherrscht, daß wir Veränderungen erreichen können und sollten. Ein Blick auf die Titel der zahllosen Gesundheitsbücher und Ratgeber zeigt, daß Veränderung auf der Tagesordnung steht, gleichgültig, ob wir mit unserem Körpergewicht, unseren lästigen Gewohnheiten, wie etwa Rauchen, unseren Phobien oder unserer Streßbelastung unzufrieden sind. Ratgeber mit der Verheißung »Wie man …« oder »Du kannst!« im Titel finden ihre Käufer und Leser. Persönliche Veränderung ist zu einem zentralen kulturellen Anliegen geworden, daneben gewiß auch zum allbeherrschenden Freizeitsport für Leute, die ihre Schlaffheit wegjoggen und sich in tiefe Entspannung hineinatmen. Oberflächlich betrachtet scheint es, als wäre Fatalismus heute ganz unbekannt: Niemand empfindet sich irgendwie als unwiderruflich determiniert; alle sind zur Veränderung fähig. Und vor allem – wir brauchen diese Veränderung.

Selbst wenn die Art, wie solche Veränderungen zu erreichen sind, von Therapie zu Therapie erheblich variiert, besteht doch ein bemerkenswerter Konsens in der Überzeugung, daß es dem Menschen möglich ist, sich zu verändern. Die meisten der um die Naturheilkunde versammelten Psychotherapien versprechen uns, solche Veränderungen zu ermöglichen. Die Kurse einer Hypnothink Foundation zum Beispiel »werden dich befähigen, dein ganzes Leben zum besseren zu wenden«. Die Rebirthing-Bewegung bietet eine »entscheidende emotionale Transformation, herbeigeführt durch Einsichten, neue Gedanken und ein besseres Verständnis des Lebens und der eigenen Person«[3]. Das höchste Ziel mancher dieser Therapien ist nachgerade die »Wiederherstellung der Freiheit zur Veränderung«[4]. Jede Therapie gibt uns die Verheißung, daß wir uns verändern können, und legt solcher Veränderung einen enorm positiven Wert bei. Allenthalben können wir Kurse für Selbstverwirklichung, Selbstbehauptung, Selbstregulierung und Selbstbewußtsein besuchen, und all diese guten Eigenschaften sind erreichbar durch eine Veränderung unseres innersten Selbst, unseres Bewußtseins. Unter dem bezeichnenden Buchtitel *Frogs into Princes* will die Methode der Neurolinguistischen Programmierung uns über die Prozesse der menschlichen Kommunikation unterrichten, was uns befähigen soll, entscheidende Veränderungen herbeizuführen. »Es ist möglich, jede menschliche Aktivität so detailliert zu beschreiben, daß wir rasch und leicht zu tiefen und anhaltenden Veränderungen gelangen können.«[5]

Oberflächlich betrachtet, liegt solchen Ansichten der Glaube an die unendliche Formbarkeit der menschlichen Seele und Persönlichkeit zugrunde. »Ein Mensch und sein Verhalten sind in einem ständigen Prozeß des Wandels begriffen. Wir können unser Verhalten nach unserem Belieben modifizieren.«[6] Alternative Therapien sehen die Persönlichkeit nicht als etwas Festgelegtes, sei es durch unsere Gene oder durch unsere unmittelbare Umwelt und Geschichte, sondern als stets zur Veränderung fähig. Ortega y Gasset, so heißt es beifällig in einem Buch über Transaktionsanalyse, definiert den Menschen als

»ein Wesen, das weniger aus dem besteht, was es ist, sondern aus dem, was es sein wird«[7]. Der Mensch wird also als wandelbar aufgefaßt, theoretisch frei und in einem Prozeß des Werdens begriffen.

Bei genauerer Betrachtung zeigt sich aber, daß diese Ideen weit weniger neu sind, als es scheinen mag. Wir müssen vorausschicken, daß dic Vorstellung vom Menschen als einem wandlungsfähigen Wesen nicht einen Menschen in ewigem Wandel meint, dessen Identität niemals feststeht. Daß Veränderungen erreicht werden können, soll nicht besagen, daß das Individuum immer wandelbar, veränderungsfähig und unberechenbar wäre. Vielmehr handelt es sich bei der Idee der Wandelbarkeit um ein Werden im Sinne der Verwirklichung eines Potentials oder wahren Wesens, das bereits existierte, aber bislang verleugnet wurde. »Dieser Prozeß kann uns befreien und völlig aufgeschlossen machen, so daß wir fähig werden, die erweiterten Möglichkeiten zu erforschen, die in uns allen liegen.«[8] Die Transformation ist also eigentlich eine Entfaltung. Dies erklärt auch ein Paradoxon, das uns schon in den vorangehenden Kapiteln begegnet ist. Denn diese Theorien des Wandels existieren in fröhlicher Eintracht mit eher fatalistischen Praktiken, wie etwa der Astrologie. Und der Grund dafür ist, daß Veränderung in diesen Psychotherapien meist bedeutet, zu werden, was man bereits ist. Daher kann es kaum überraschen, daß gerade die humanistischen Psychotherapien einen so beherrschenden Platz behaupten, da sie auf einer »positiven Sicht des Menschen beruhen, der die Fähigkeit hat, sich zu entwickeln und sein existierendes Potential zu erweitern«[9].

Das Individuum ist in dieser Darstellung ein in Metamorphose begriffenes Individuum – aber nur insofern, als die Metamorphose etwas verwirklichen wird, was der Betreffende ohnehin geworden wäre, hätten die Umstände es nur erlaubt.

> Der Metamorphose-Praktiker wirkt als Katalysator, und die Energie oder Lebenskraft im Empfänger übernimmt die Führung und vollendet das Werk der Transformation, der Metamorphose von demjenigen, der man ist, zu dem, der man werden kann. Eine leichte Berührung der spinalen Reflexzo-

nen in Füßen, Händen und Kopf genügt, um die Zeit vor der Geburt anzusprechen, als unsere Charaktereigenschaften festgelegt wurden.[10]

Diese Ansichten der Metamorphic Association wirken reichlich esoterisch; was sie mit anderen Therapien gemeinsam haben, ist die Anleitung zur Veränderung: »Viele Menschen benutzen diese Technik allwöchentlich als Werkzeug zu ihrer Entfaltung und zur Verwirklichung ihrer Möglichkeiten.«[11] Veränderung ist dabei fast die falsche Bezeichnung. Anpassung wäre zutreffender, und zwar eine Anpassung, die den Ausdruck dessen ermöglichen soll, was bislang verleugnet wurde: »Anpassung ist ein dauernder kreativer Prozeß des Seins und Werdens. Die Entwicklung unseres Bewußtseins ist jener Prozeß, durch den wir entdecken, wer wir sind und wer wir zu werden wünschen.«[12]

Allenthalben treffen wir auf den Begriff »Bewußtsein«. Oft geht es bei der angestrebten Veränderung nicht um etwas radikal Neues, sondern um ein Bewußtwerden, ein Sich-Kennenlernen und ein Innewerden der eigenen Möglichkeiten. Es ist unverkennbar, daß diese Gedanken sich aus der »Therapiebewegung« der siebziger Jahre herleiten oder doch eng mit ihr verwandt sind. Diese Philosophien lassen an Encounter-Gruppen und Selbstverwirklichungskurse denken, »die man aufsuchen kann, wo man ermutigt wird, anderen Menschen *und sich selbst* (Hervorhebung von mir) zu begegnen, in einer Atmosphäre, die einen befähigt, sich offen und vertrauensvoll der Situation hinzugeben, um einen großen Sprung vorwärts im Selbstverständnis und im Verständnis menschlicher Beziehungen zu machen.«[13] Neu ist lediglich die Form, in der diese Ideen gegenwärtig mit bestimmten Vorstellungen von Krankheit und Gesundheit zusammenfließen. Sich selbst zu begegnen, das heißt seinem wahren Selbst, ist mittlerweile gleichbedeutend mit einem Finden möglicher Gesundheit. Oder, wie der Ehrwürdige Lama Sogyal Rinpoche auf dem »Festival of Mind, Body and Spirit« verkündete: »Wir alle tragen die Möglichkeit in uns, erleuchtet zu werden, zu genesen und unsere Schwierigkeiten zu überwinden.«

Krankheiten und chronische Leiden – besonders jene, denen die Schulmedizin bislang machtlos gegenübersteht – werden von diesen Bewegungen geradezu als *Motor* eingesetzt, um das Bedürfnis nach persönlicher Veränderung anzutreiben. In Angleichung an die Sprache der alternativen Therapien, die eine Krankheit als Zeichen für tiefsitzende Schwierigkeiten in unserer Persönlichkeit auffassen, bieten diese Psychotherapien sich als die probate Antwort auf den Ruf nach persönlicher Veränderung an. Im Umfeld der Gesundheitsbewegung sind Krankheit und persönliche Schwierigkeiten so etwas wie der Posaunenschall, der nach Veränderung ruft, und brauchen daher nicht mehr gefürchtet zu werden. Die Symptome sind nichts anderes als ein Hilferuf, ein Zeichen dafür, daß der Körper oder der Geist eine Veränderung braucht. Ähnlich betrachten auch die meisten Psychotherapien die Krankheit als Zeichen dafür, daß der Betreffende seine Einstellung, sein Verhalten und sein Bewußtsein verändern muß. Nach einer Krise besteht »die Chance, alle Aspekte unseres Selbst im Hinblick auf Wandel und Entfaltung zu überprüfen und somit ein Wiederkehren der Krise zu verhüten. Dies bedeutet auch, daß wir uns über unsere Motive klarwerden, über unsere Absichten, unseren Sinn im Leben und unsere Fähigkeiten«.[14]

Selbst die leidvollsten Erfahrungen müssen als positive Zeichen gewertet werden, denn der »Schmerz der Frustration ist notwendig für die Veränderung«[15]. Es herrscht entschieden die Überzeugung, daß Leiden, Krise oder Krankheit integrale und fundamentale Bestandteile unserer Existenz sind, und manche dieser Therapien vertreten sogar die Idee, daß Krankheit ein Freund werden kann. Wir brauchen sie nicht mehr zu bekämpfen, zu unterdrücken oder zu beseitigen, denn die Krankheit kann zu einem wohlmeinenden Mahner werden. »Mit der Zeit wird das Symptom, das einst unter Schmerzen ertragen, gefürchtet oder gehaßt wurde, die Chance bekommen, sich zu einer Kraft zu entwickeln, die zu Veränderung, persönlicher Entfaltung und einem höhren Maß an Integration führt.«[16] Ein Buchtitel empfiehlt uns: *Liebe deine Krankheit* und gibt den Rat, ihr freundlich und mit Hingabe zu begegnen. Nicht nur kann die Krankheit uns etwas Gutes tun, sondern sie kann nachgerade zur motivierenden Kraft der Veränderung werden, die uns retten soll: »In der Auseinandersetzung mit einer Region unseres Bewußtseins, in der wir eine Blockierung haben, müssen wir vor allem die Gefühle wiedererleben, die wir in diese Region eingeschlossen haben, und ihnen auf liebevolle und akzeptierende Art begegnen.«[17]

Die Krankheit ist also zum Motor einer allgemeinen, individuellen und kollektiven Veränderung geworden – einer Veränderung, der in manchen Darstellungen eine epochale Bedeutung zugeschrieben wird. Die Krankheitsdrohung und die Verheißung wahrer Gesundheit wirken wie Zuckerbrot und Peitsche und sollen die Menschen den Therapien zuführen, die ihnen bei der Veränderung ihrer Persönlichkeit helfen werden. Und die Veränderungen, zu denen dic Menschen bereit sein müssen, werden schließlich die ganze Menschheit verwandeln, wodurch unsere Zeit wahrhaft zur Dämmerung eines neuen Zeitalters wird. »Die Menschheit steht an der Schwelle zu einem großen evolutionären Schritt, der durch eine Veränderung des Bewußtseins erreicht werden kann.«[18] Wo aber liegt eigentlich das Problem in der Einstellung und den Gefühlen der Menschen? Selbst wenn es darum geht, ein bereits existierendes Potential aus der Tiefe zu holen – welches ist der Bewußtseinszustand, der den an Leib und Seele gesunden Menschen hervorbringen kann? Und wie sollen wir ihn erreichen?

Läuterung und vergangenes Leid

Trotz unterschiedlicher Techniken gibt es eine gemeinsame Metapher in all diesen Theorien, die den Weg zur Gesundheit durch eine Veränderung des Bewußtseins propagieren. Es ist die Metapher der aufgelösten Blockierungen. In der einen oder anderen Spielart begegnet uns diese Metapher immer wieder. Wir sollen erkennen, so verheißt ein Psycho-Seminar, »was uns blockiert, so daß wir nicht mit unserem selbstheilenden Potential in Verbindung treten können«[19]. Ein ähnliches Ziel wird in einem Kurs der Self-Empowerment-Bewegung angestrebt: »Was hindert uns eigentlich daran, unser inneres Leben besser zum Ausdruck zu bringen, um das zu sein, was wir wirklich sind...? In diesem Workshop werden wir uns von selbstauferlegten Begrenzungen befreien und unsere innere Kraft entdecken, um ein Schöpfer des Besten und Höchsten in unserer Welt zu sein.«[20]

Es geht den Bewußtseinstherapeuten also hauptsächlich um das Läutern, Befreien, Schmelzen, Auflösen oder Beseitigen von Blokkierungen. Leonard Orr, der Guru der Rebirthing-Bewegung, verrät uns, wie wir ein bestimmtes Buch als »Prozeß der Läuterung«[21] benutzen können. Joanna Noble, die Vorträge über »Weibliche Spiritualität im New Age« hält, sagt uns, daß die Frauen »all das Leid, das ihnen bislang angetan wurde, ansehen und dann wegwerfen« sollten. Es wird uns erst besser gehen, so hören wir, »wenn wir die physische Einengung (Spannung in unserem Körper) bearbeiten und uns wieder leichter fühlen«[22]. Die Kreative Visualisierung verspricht, wir könnten »herausfinden, auf welche Weise wir uns bislang blokkierten und uns durch Ängste und negatives Denken daran hinderten, Befriedigung und Erfüllung im Leben zu finden«[23]. Die Musik-Therapie führt vor, wie Klänge uns »von Streß befreien und unser Bewußtsein verändern«[24] können, während die British Rebirth Society mithelfen kann, »Spannungen für immer aufzulösen«[25].

Diese Blockierungen stammen unweigerlich aus unserer Vergangenheit. Es sind »durch Furcht, Traurigkeit, Angst oder Frustration beherrschte Gedanken aus der Vergangenheit, meist aus der frühen Kindheit«[26]. All diese Therapien vermitteln den Eindruck, daß unsere persönliche Geschichte durch Leid, Kummer und Traumata belastet ist und uns daran hindert, das volle Maß unserer Möglichkeiten zu verwirklichen.

> Kleinkinder haben bemerkenswerte, wenngleich unentwikkelte Fähigkeiten zu lieben, zu verstehen und sich zu entscheiden ... Aber sie sind sehr empfindlich gegen die Übergriffe anderer, gegen die Blockierung, Frustration, Zurückweisung oder Vernachlässigung ihrer tieferen menschlichen Möglichkeiten. Die Folge solcher Übergriffe ist eine Kette von Qua-

> len in Körper und Geist, nämlich die emotionale Qual, die durch Kummer, Angst, Wut und Scham ausgelöst wird, zusammen mit entsprechenden physischen, oft auch muskulären Spannungen.[27]

Zu keiner Zeit der Geschichte haben die Menschen sich als so beschädigt empfunden – belastet durch Wut, Aggression, frustrierten Ehrgeiz und unbefriedigte Bedürfnisse. Noch nie gab es eine Zeit, da die Menschen sich so entschieden als Opfer oder Gefangene ihrer Vergangenheit sahen.

Die Erklärungen, die die verschiedenen Therapien für die Ursache solcher Leiden anbieten, unterscheiden sich nur geringfügig. Für die einen ist es der Kontakt mit anderen »toxischen Menschen«. Für andere ist es die Vernachlässigung durch die Eltern. Wieder andere führen alle Leiden auf das »Geburtstrauma« zurück oder schreiben den Mangel an Menschlichkeit einer allgemeinen Geringschätzung spiritueller Gesundheit zu. Die meisten aber vertreten entschieden die Überzeugung, daß wir in einer »emotional repressiven Gesellschaft« leben, die uns zuerst in unserer Individualität abwertet, und dann den Schmerz und die Frustration abwertet, die wir darüber empfinden. So düster ist das Bild unserer früheren Leiden, daß wir buchstäblich aufgefordert werden, ganz von vorne anzufangen – um wiedergeboren zu werden (in der Rebirthing-Therapie), um »neue Eltern« zu haben (in der Transaktionsanalyse) oder um »unsere persönliche Geschichte zu verändern« (in der Neurolinguistischen Programmierung). Die Bilder früher Beschädigung wurzeln nur selten in der spezifischen Historie und bieten noch seltener substantielle Erklärungen dafür, warum wir in der Familie oder anderen Beziehungen eigentlich so sehr geschädigt wurden. Statt dessen dreht sich hier alles um die Entlastung von Leiden, um den Ausdruck von Wut und Schmerz, so daß es möglich wird, diese wahrhaft zu externalisieren und »loszulassen«. *Cutting the Ties that Bind* (Fesselnde Bande durchtrennen), so lautet ein sehr populärer Buchtitel und zugleich eine gängige Metapher. Wir sollen die Vergangenheit in einem allumfassenden Sinn hinter uns lassen.[28]

Mit diesen Blockierungen aus der Vergangenheit sind äußerst negative Konnotationen verbunden: Es sind »die toxischen Kräfte der Vergangenheit«, die ein Buch über Gestalttherapie zu »schmelzen« sich anheischig macht.[29] Es sind unsere eigenen, »tiefverwurzelten negativen Vorstellungen vom Leben«[30], das Ergebnis einer »akkumulierten negativen seelischen Masse«[31]. Es ist, so erklärt ein Anhänger des Networking Movement, wie wenn wir Junk Food von unserem Speisezettel verbannen: »Dasselbe sollten wir für den Geist tun. Wir müssen uns und andere spirituell ernähren.«[32] Die Vergangenheit erscheint in solchen Darstellungen nur als Abfall, Schrott und Plunder. Unsere Seelen, so heißt es, sind wie Müllhalden einer Überflußgesellschaft. Sie häufen mentale Einstellungen an, die gar nicht dorthin gehören, die uns behindern und Leid verursachen. Nichts an diesen Emotionen ist klar und produktiv. Sie sind überflüssig und dunkel, Hemmnisse unseres kreativen Selbst.

Viele dieser Glaubenssysteme haben eine recht verschwommene Vorstellung vom »Unterbewußtsein« oder dem Unbewußten, das von jenen negativen Kräften beherrscht wird und uns daran hindert, unser wahres Potential zu verwirklichen – oder, wie einer der selbsternannten Gurus der Self-Empowerment-Bewegung es ausdrückte: »Das Unterbewußtsein ist alles, was zwischen dir und deinem herrlichen Selbst steht.«[33] Daher wollen die meisten dieser Therapien uns überreden, diesen Teil unserer selbst aufzugeben. Es gibt eine Reihe bevorzugter Methoden, die dazu dienen sollen, Blockierungen aufzulösen. Denn Blockierungen, so erfahren wir, sind verursacht durch »unterdrückte Gefühle der Angst, der Schuld, des zornigen Unbehagens, die einen Menschen veranlassen, sich zu verschließen und spirituell, emotional, psychisch und sogar physisch zusammenzubrechen«[34]. Der erste Schritt einer solchen Läuterung besteht also üblicherweise in dem Versuch, dem Patienten diese Blockierungen »bewußt« zu machen: »Wir müssen vor allem die Gefühle wiedererleben …, die wir in diese Region eingeschlossen haben.« »Bewußtwerdung« gilt in der Regel als erster Schritt zur Heilung, wenn die Auflehnung gegen das Bewußtmachen dieser negativen Gedanken und Gefühle den Betreffenden krank gemacht hat.

> Wenn der Mensch merkt, daß das Bewußtsein selbst ihm keinen Schaden zufügt, sondern ihm zeigt, welchen Schaden er sich zufügt, entspannt er sich, und sein Organismus hört sofort auf, die für Spannung und Streß verantwortlichen Hormone freizusetzen. Von diesem Punkt zur Heilung ist der Weg kurz und direkt; der Organismus selbst und das homöostatische Immunsystem übernehmen die Führung und beseitigen alle Formen von Krankheit.[35]

Nicht alle Therapeuten fordern das direkte Bewußtmachen früherer Emotionen. Es werden auch eine Reihe anderer Strategien für den Umgang mit unseren Blockierungen angeboten. So etwa die Hypnose, wobei dem Unterbewußtsein Befehle erteilt werden, seine Hemmungen aufzugeben. In der Hypnose wird das Bewußtsein praktisch überlistet. In einem Zustand tiefer Entspannung werden dem Betreffenden andere Gedanken und Gefühle suggeriert, die ihn z.B. vom Rauchen abhalten oder seinen Ängsten den Boden entziehen sollen. Eine andere Strategie bietet die Neurolinguistische Programmierung, die uns lehrt, neue seelische Reaktion oder Prozesse zu erlernen, damit wir den »Müll« unserer gewohnten Reaktionen aufgeben. Ein Lehrbuch schildert, wie eine Frau durch Neurolinguistische Programmierung von ihrer Höhenangst geheilt wurde. Als der Therapeut herausfand, daß sie sich immer das Gefühl des Fallens vorstellte, worauf ihr körperlich übel wurde, lehrte er sie, hohe Aussichtspunkte unter Absingen der Nationalhymne zu ersteigen! Dies war der richtige Trick, so verrät jenes Buch. Er durchbrach ihre gewohnten Reaktionsmuster.[36] Bei einer solchen Behandlung früher Erinnerungen brauchen Gefühle und ihre Ursachen nicht bewußt zu werden. Die Idee ist vielmehr, daß die Psyche überredet wird, sie aufzugeben und damit frei genug zu werden, um ohne überflüssige Schlacken aus der Vergangenheit auf die unmittelbare Situation zu reagieren.

Unabhängig davon, ob ein Bewußtmachen der Ursachen von Blockierungen notwendig ist oder nicht, bestehen zwischen den modischen Psychotherapien im Umfeld der Naturheilkunde mehr

Ähnlichkeiten als Unterschiede. Alle sind sie davon überzeugt, daß uns in unserer Vergangenheit schwerer Schaden zugefügt wurde. Alle hegen den fundamentalen Glauben an die Möglichkeit und Notwendigkeit einer Veränderung; alle sind überzeugt, daß unterbewußte oder unbewußte Emotionen abgelegt oder überlistet werden können; und alle locken mit dem Köder der Gesundheit, der Heilung, der Wiederherstellung eines ganzheitlich integrierten Menschen. Nicht zu übersehen sind dabei manche seltsamen Phantasien, die mit solchen Vorstellungen einhergehen. Der Gesamteindruck ist unweigerlich der eines Krieges gegen toxische Akkumulationen und Ablagerungen. Blockierungen liegen vor, »wo Energie gehemmt ist und nicht mehr fließt«[37], und ihre Beseitigung gleicht irgendwie einer Kur gegen geistige Verstopfung. Die Metaphern, in denen die Beseitigung dieser Blockierungen beschrieben wird, klingen sonderbar chemisch; ihr Resultat merkwürdig hygienisch. Es ist, als müßten ganze Gefühlsbereiche des Menschen purgiert werden, um geläuterte Klarheit zu bewirken. Da gibt es Anklänge an die scientologische Vision der Lauteren – also Menschen, die sich von allen negativen Schlacken aus der Vergangenheit und aus früheren Inkarnationen freigemacht haben. Solche reichlich merkwürdigen Konnotationen beweisen nur, daß wir uns die von diesen Therapien verfolgten Ziele besser ansehen sollten – und auch die Techniken, durch welche die sogenannte Bewußtseinsrevolution erreicht werden kann.

Selbstverwirklichung und deren materielle Vorteile

Offiziell zumindest geht es bei der Läuterung darum, heil und ganz zu werden, ein Gefühl der Ganzheit und Integration in sich zu finden, das gleichbedeutend mit körperlicher Gesundheit ist; daher die endlose Vermehrung von Zentren für »ganzheitliche Psychotherapie«. Ein ganzheitlicher Mensch zu werden ist aber ein ziemlich elastisches Konzept. Sobald man genauer hinsieht, ergibt sich eine reichlich seltsame Kombination von Zielen. Mal wirkt der geläuterte Mensch wie ein friedlicher Yogi, still meditierend und in Kontakt mit seinem höheren Selbst. Dann wieder wird deutlich und zweifelsfrei ausgesprochen, daß der Pfad der Läuterung auch ein Weg zu sozialem und materiellem Aufstieg sein soll, dessen Ziele das ganze Spektrum vom Reichwerden bis zur Vervollkommnung des eigenen Körpers abdecken.

Vielleicht scheint es auf den ersten Blick etwas fehl am Platz, nach den tatsächlichen Zielen solch eines Bewußtseinswandels zu fragen. Immerhin kommen die meisten Menschen mit akuten Krankheitssymptomen zu den Seelen- und Körpertherapien, seien es psychische Schwierigkeiten wie Phobien und Ängste oder physische Krankheiten; zumeist solche, denen die Schulmedizin machtlos gegenübersteht. Die meisten der Therapien, die sich besonders um eine Transformation des Bewußtseins und der Gefühle zu kümmern versprechen, konzentrieren sich auf die Beseitigung »tiefverwurzelter negativer Denkweisen« oder die Veränderung hemmender Verhaltensformen. Im allgemeinen verheißen diese Therapien Hilfe bei Phobien, Ängsten, gesundheitsschädlichen Gewohnheiten, Allergien und verschiedenen körperlichen Gebrechen. Die Werbung für solche Therapien oder Naturheilpraxen liest sich oft folgendermaßen: »Akupunktur, Reflexzonenmassage, Lebensberatung, Shiatsu, therapeutische Massagen etc..., zur Verbesserung von streßbedingten Leiden, physischen Leiden, Apathie, Depression, Erschöpfung ... und als Hilfe zur Wiederherstellung physischer und psychischer Gesundheit.«[38]

Dies vorausgesetzt, könnte man fragen, ob nicht jedes Verfahren, das sich dieser Probleme annimmt und zumindest Chancen auf Heilung eröffnet, sich bereits durch seine Ziele rechtfertigt. Mag sein. Aber es ist auch nicht zu leugnen, daß dem Klienten noch eine Menge mehr angeboten wird. Nur selten kommt es vor, daß eine dieser »heilenden Therapien« sich mit Verheißungen über das zu erwartende Resultat zurückhält. Die meisten machen zumindest nebulöse Angebote einer persönlichen Entfaltung, einhergehend mit gesteigerter Energie, Gesundheit und Zufriedenheit im Leben – Verheißungen also, wie sie im Anspruch der Reiki-Therapie zusammengefaßt sind, »Spannungen und Streß zu verringern, Kreativität und Produktivität zu steigern, die Energien zu erneuern und zu beleben, die persönliche Weiterentwicklung und Transformation zu unterstützen und die Lebensqualität zu steigern«[39]. Nur selten begegnen wir einem so pessimistischen (oder realistischen?) Versprechen, wie Freud es abgab, als er sagte, die Psychoanalyse könne bestenfalls eine krankmachende Neurose in alltägliches Elend verwandeln. Nein, in der heutigen Bewußtseinsindustrie haben wir es mit sehr spezifischen Zielen zu tun; und hinter fast allen diesen Bemühungen um eine Transformation des Bewußtseins stehen dezidierte Erwartungen und Aussagen darüber, welche Emotionen und Zielvorstellungen ein gesunder oder geheilter Mensch zu haben hat.

Oberflächlich betrachtet, lassen sich die von den Bewußtseinstherapien verheißenen Ziele in zwei Gruppen einteilen. Da ist zum einen das Ziel des »ganzheitlichen« oder integrierten Menschen. Dies ist ein Mensch, der ein natürliches Potential in sich finden soll. Suggeriert wird mehr oder weniger explizit, daß dieser integrierte Mensch, der in harmonischem Gleichgewicht mit seinen natürlichen Gesundheitskräften lebt, auch mit der Harmonie des Universums in Kontakt ist. Zum anderen gibt es das Streben nach dem »selbstverwirklichten« Menschen, der glücklich mit seinen Wünschen lebt und entschlossen ist, sich diese Wünsche zu erfüllen. Tatsächlich ist es schwierig, klare Trennungslinien zwischen diesen beiden Kategorien von Zielen zu ziehen.

Betrachten wir die offensichtliche Kluft zwischen den spezifisch materiellen Zielvorstellungen und dem eher philosophischen oder religiösen Streben nach ganzheitlicher Integration, so könnte der Schluß naheliegen, daß sich darin der Unterschied zwischen den »authentischen« Therapien und der Verwertung und Ausbeutung solcher Therapien in »Do it yourself«-Handbüchern manifestiert. Darin mag ein Körnchen Wahrheit liegen, aber eben nur ein Körnchen. Die Unterscheidung zwischen authentischen, nicht-ausbeuterischen Therapien und den kommerziellen und materialistischen Spielarten ist oft schwer aufrechtzuerhalten, denn als gesunder Mensch gilt sehr häufig auch derjenige, der imstande ist, sich seine ehrgeizigen Wünsche zu erfüllen und sich auch in materieller Form zu verwirklichen. Die Titel der Ratgeber und Selbsthilfe-Bücher in den Regalen verraten, um was es geht: *The Wealth Within* von Ainslie Meares, *Getting What You Want* von J.H. Brennan, *Choose Happiness,* von Elizabeth Smith und das berühmte *Erfolg durch positives Denken* von Napoleon Hill und Clement W. Stone. Es sind, wie es ein Self-Management-Programm ausdrückt, »sehr große Gewinne zu erwarten, wenn man die Beziehung zwischen Körper, Seele, Gefühl und Geist erforscht und dabei sein Selbstbewußtsein steigert oder sich Klarheit verschafft über seine Ziele im Leben«[40].

Selbst das scheinbar so einfache Ziel der Bewußtwerdung führt irgendwie zu einem materiellen Resultat. Bewußtwerden heißt ja nicht nur, sich die eigene Vergangenheit sowie die aus früheren Traumata hervorgegangenen Blockierungen und Schwierigkeiten bewußt zu machen. Bewußtwerdung ist auch ein Ziel an sich, ein Zustand gesteigerter Bewußtheit, wobei die Realität auf spontane, ungehemmte und lustvolle Weise erfahren wird. Gesteigerte Bewußtheit wird also nicht nur zum Mittel, um Ängste und Zwänge loszuwerden, sondern auch, um mehr zu bekommen, um reichhaltigere Erfahrungen zu genießen. So werden sogar pränatale Beratungskurse angeboten, in denen Eltern ihre Hemmungen, Probleme und Blockierungen im Zusammenhang mit der Geburt aussprechen und abklären können, um diese dann als gesteigerte Erfahrung zu erleben. Ähnlich bietet das International Center for Active Birth »einen Rahmen, in welchem werdende Eltern Alternativen kennenlernen, ihr Selbstbewußtsein und ihr Verständnis vermehren können, um aus Schwangerschaft, Kindbett und Geburt die bestmögliche Erfahrung zu ziehen«[41]. Aussagen über Selbsttransformation sind reich an solchen gewinnorientierten Implikationen. Ändere dich, und du bekommst mehr und Besseres! Es gibt nichts, was du nicht haben könntest – und du kannst das Beste haben.

Persönliche Entfaltung wird, allgemein gesprochen, als Freisetzung kreativer Potentiale und persönlicher Kräfte verstanden, die in ihrem Ausdruck blockiert waren. Sie ist »die Entdeckung verborgener Kräfte in uns«. Sobald man sich aber genauer ansieht, was eigentlich mit dieser Vertiefung des Selbstverständnisses und dieser Entfaltung vitaler Kräfte gemeint ist, werden eindeutigere Zielvorstellungen sichtbar. Für manche der Therapien sind diese Ziele religiöser Art. Es geht darum, einen »höheren« Teil unserer selbst zu befreien, der mit universellen Werten in Verbindung treten kann. Meditation, die oft als zentrales Element der Selbsttransformation angesehen wird, soll eine »Einstimmung in unser höheres Selbst« gewähren.[42] Bewußtsein heißt bei diesen therapeutischen Ansätzen tatsächlich das Bewußtwerden einer Verbindung der individuellen Seele mit anderen menschlichen Wesen; höheres Bewußtsein resultiert aus der Entdeckung dessen, was allen Menschen gemeinsam ist – universelle Werte wie Friede, Freude und innere Harmonie: »Bei vollem Bewußtsein in diesen ursprünglichen Zustand unseres Selbst hinabzusteigen, während wir noch am Leben sind, und ihn zu erkennen, ohne je wieder davon getrennt werden zu können, dies ist das unbewußte Motiv allen menschlichen Strebens.« Zumindest ist Barry Long, einer der vielen selbsternannten Gurus der Bewußtseinsindustrie,[43] dieser Überzeugung.

Dies ist keineswegs eine vereinzelte Stimme. Esoterische Psychotherapien sind reich an solchen Behauptungen. Was sie den Menschen wiedergeben wollen, ist ein Sinn für das Spirituelle, der durch »bewußte Wahrnehmung« des eigenen spirituellen Potentials erreicht werden kann. Die »humanistische Psychotherapie« umfaßt in ihrem Selbstverständnis zunehmend die »spirituelleren Aspekte der Psychologie« und beherbergt auch Richtungen wie die »Transpersonale Psychotherapie« unter ihrem weiten Dach. Tatsächlich finden Bewegungen wie die Transpersonale Therapie immer mehr Zulauf, die jene »Gipfelerfahrungen« auf ihr Programm geschrieben hat, da wir »mit dem ganzen Universum in Verbindung treten«. Zweifellos liegt darin ein gewichtiger Grund für die außerordentlich gestiegene Beliebtheit der von C.G. Jung ausgehenden Psychotherapie, die »nicht nur die Bedeutung – sowohl individueller wie kollektiver – unbewußter Faktoren für die menschliche Entwicklung betont, sondern auch zeigt, wie der einzelne sich zum ganzheitlichen Menschen entfalten und alle Seiten seines Wesens erfüllen kann«[44]. Einschließlich und vor allem der spirituellen Seite.

Der graphische Zierat in den verschiedenen therapeutischen Praxen und Beratungszentren sagt bereits etwas über die dort herrschende Ideologie aus, noch bevor man einen Blick in die Lehrbücher wirft. Kleine »Embleme«, Pentagramme, Monde, das Yin-Yang-Symbol oder Kreise mit Spiralformen im Innern sollen das Bild einer Philosophie vermitteln, die mit den »Mysterien« des Lebens verbunden ist, wie sie in fernöstlichen Philosophien und Religionen offenbart sind. Die Bedeutung solcher Symbole ist ziemlich eindeutig. Sie stehen für Gleichgewicht, Äquivalenz, Symmetrie. Die Welt, wie diese Ideologie sie zeichnet, ist keine Welt des Konfliktes und Kampfes, sondern der Ordnung und des Friedens. Der selbstverwirklichte Mensch ist in diesen Darstellungen jemand, der allen Ballast der Vergangenheit abgelegt hat und diese Universalien daher in seiner Seele zu finden vermag. In anderen Worten, es geht um ein Annehmen, das Finden einer inneren Welt der Stille und Ausgeglichenheit, das alle äußeren Kämpfe um Veränderung überflüssig macht. Darüber hinaus erscheinen diesen Auffassungen von Bewußtheit in sich selbst widersprüchlich. Auf der einen Seite betonen sie die Bedeutung bewußter Wahrnehmung und gesteigerter Erfahrung, aber gleichzeitig suggerieren sie, daß höhere Erfahrungen mit dem Gefühl einhergehen, sich selbst zu verlieren und mit universellen Emotionen wie Friede, Harmonie und Freude in Verbindung zu treten.

Dies aber ist nicht so paradox, wie es den Anschein haben mag. Zum einen sind solche Bewußtseins-Transformationen für ein Gefühl der Individualität keineswegs bedrohlich. Sie behaupten lediglich, daß das wahre Selbst, das höhere Selbst, diese eindeutigen und benennbaren universellen Attribute besitzt. Zum anderen ist wohl entscheidend, daß dieses scheinbar selbstverleugnende Streben, wie schon angedeutet, sonderbar mit einer Selbstverwirklichung in der materiellen Welt harmoniert. Wie zufällig gibt es eine Wechselwirkung zwischen der Forderung nach Verwirklichung des höheren Selbst und der materiellen Selbstverwirklichung. Die Suche nach dem »höheren Selbst« wird oft als eine Möglichkeit beschrieben, sich von inneren Hemmungen zu befreien, die einer Selbstverwirklichung in der materiellen Welt im Weg stehen. »Bewußtwerden«

kann also auch bedeuten, tüchtiger und leistungsfähiger in der realen Welt zu leben. »Viele Menschen in unserer Gesellschaft haben ihr Bewußtsein dafür verloren, wer sie wirklich sind. Sie sind zeitweilig von der bewußten Verbindung mit ihrem höheren Selbst abgeschnitten und haben darum ihre Kraft und ihr Gefühl der Verantwortung für ihr Leben verloren.«[45]

Viele dieser Therapien brauchen sich mit diesem Paradoxon nicht einmal auseinanderzusetzen. Meist geht es ihnen beim Prozeß der Selbsterforschung ohnehin nur darum, daß wir entdecken, was wir wirklich wünschen, und uns diese Wünsche erfüllen. So wirbt ein psychologischer Ratgeber damit, »das Geheimnis zu enthüllen, wie wir die Kluft zwischen dem, was wir haben, und dem, was wir begehren, überbrücken können«. Diese Bedürfnisse anzuerkennen, ist der erste Schritt zur Transformation. »Wenn wir die Verantwortung für uns selbst übernehmen, so bedeutet dies, daß wir auf unsere eigenen Bedürfnisse antworten«[46] – und dies, so heißt es, sei der wahre Sinn von Ver-antwort-ung. Und dann erläutert uns die Autorin die Ziele eines solchen Selbstverständnisses: »Entspanne dich, mache dir keine Sorgen mehr, sei selbstbewußter und weniger ängstlich.« Immer wieder hören wir von solchen eindeutigen Errungenschaften neuer Bewußtheit: »Sich besser zu fühlen, entspannter zu sein und den eigenen Wert zu akzeptieren.«[47] Und als Ziele werden angestrebt: sich selbst zu akzeptieren, seinen Selbstwert zu erkennen, sich selbst zu verwirklichen und behaglich mit den eigenen Bedürfnissen zu leben. Wir können unsere Phantasie einsetzen, »um zu bekommen, was wir uns im Leben wünschen ..., Liebe, Erfüllung, Freude, befriedigende Beziehungen, lohnende Arbeit, Ausdruck unseres inneren Wesens, Gesundheit, Schönheit, Wohlstand, inneren Frieden und Harmonie«[48].

Konfusion herrscht vor allem dort, wo es um unsere »wahren Wünsche« oder »Bedürfnisse« und die Verheißungen einzelner Therapien geht. Im Ernstfall definieren die meisten Anhänger dieser Therapien das menschliche Potential als die Fähigkeit zu Liebe, Freude und Erfüllung, was doch recht anti-materialistisch anmutet, wenn auch reichlich verschwommen. Für viele andere aber bedeutet

Selbstverwirklichung nichts anderes als das Überwinden von erfolgshindernden Hemmungen, was wiederum materiellen Vorteilen in der Welt den Weg bereitet, sei es, indem man tatsächlich mehr Geld verdient, zu einer dauerhaften Beziehung findet oder ein paar Pfunde abnimmt. Die Methode der kreativen Visualisierung zum Beispiel kann stets nur zum Guten eingesetzt werden – »als Mittel, um die Barrieren zu lockern oder aufzulösen, die wir gegen den von Natur aus harmonischen, liebevollen und freigebigen Fluß des Universums errichtet haben«. Sobald diese aufgelöst sind, ist der Weg frei, um ein fröhlicher, sozial (und sexuell) erfolgreicher Mensch zu werden: »Je mehr ich mich liebe und akzeptiere, desto schöner werde ich. Für Männer (oder Frauen) bin ich jetzt unwiderstehlich attraktiv.«[49] Das ganze Selbstbehauptungs-Training beruht geradezu auf der Philosophie, daß uns nur unsere inneren Hemmungen daran hindern, uns selbst zu verwirklichen und zu bekommen, was wir uns wünschen – was sehr häufig materiellen Erfolg bedeutet.

Praktiker etablierter Therapieformen mögen scheel auf die endlose Reihe von Ratgebern und Selbsthilfe-Büchern herabsehen, die sich auf ihre Lehren berufen. Tatsache ist aber, daß keine klare Trennlinie zwischen dem Einsatz solcher Fähigkeiten zum eigenen Vorwärtskommen oder zur Entdeckung inneren Friedens besteht. Für manche der Therapien ist dies sogar eine falsche Unterscheidung. Materielle Erfolge sind lediglich ein Mittel, unser kreatives Potential zu verwirklichen. Schuldgefühle oder Hemmungen gegenüber Erfolg und Leistung in dieser Welt sind überflüssiger Ballast aus unserer Vergangenheit.

Die Methode des Re-Beliefing zum Beispiel bietet nicht nur »Befreiung von allem seelischen Streß und Freiheit von allen psychologischen Problemen«. Man kann sich auch programmieren lassen, um seine »ehrgeizigen Ziele im Leben zu erreichen«. Das Ziel dieser Programmierung ist der »Status des Erfolgsmenschen«. Beim Re-Beliefing »durchlaufen die Anwärter die verschiedenen Stadien, bis sie ein totaler Erfolgsmensch werden«. Dies sind »selbstbewußte, optimistische Leute. Sie können mit jedem reden, genießen Beachtung und sind Siegertypen«. So phänomenal sind ihre Eigenschaften, daß totale Erfolgsmenschen »häufig um viele Jahre jünger aussehen, als sie in Wirklichkeit sind«, denn beim Re-Beliefing »ist es möglich, den Altersprozeß zu verlangsamen, wenn man alte Vorstellungen beseitigt, allen seelischen Streß abwirft und Schwierigkeiten überwindet«[50].

Was dieses eher extreme Beispiel beleuchtet, ist die typische Verheißung solcher Therapien, sie würden den Menschen helfen, »ihre Ziele zu erreichen«, sowie der Glaube an die Macht des Geistes, reale Veränderungen in der Außenwelt zu bewirken. Diese Überschneidung von innerer Transformation und äußerem Erfolg zeigt sich sehr deutlich in der reichlich sonderbaren Einstellung dieser populären Psychotherapien zum Geld. Auf der einen Seite gibt es ein äußerst verschwommenes Spektrum von Vorstellungen, die sich hinter dem – in manchen dieser aus Amerika stammenden Therapien sehr geläufigen – Begriff der »abundance« verbergen. Dieses Wort, das Wohlstand und Fülle, Reichtum und Überfluß meint, kennzeichnet eine grundsätzlich unproblematische Einstellung zu materiellen Dingen, und so behauptet die humanistische Psychologie zufrieden von sich, durchaus »abundance«-orientiert zu sein. Das Leben und sich selbst als reich und erfüllt zu erfahren, ist eines der vielgepriesenen Angebote der mentalen Transformation. Das Ziel dieser seelischen Transformation ist die Beseitigungen von Gefühlen wie etwa Neid. Doch auf sehr sonderbare Weise korrespondiert der Abbau von Neidgefühlen mit dem Aufbau einer neuen Einstellung zum Geld, die sehr lohnend zu sein verspricht. So etwa werden Trainingsprogramme über Geld angeboten, die sicherstellen sollen, daß »Geld nie wieder ein Problem in Ihrem Leben darstellen wird. Wir bearbeiten sowohl die äußeren und praktischen Aspekte des Geldverdienens und der Verwaltung Ihres Vermögens wie auch Ihre innere Beziehung zum Geld, die ihre finanzielle Situation entscheidend bestimmt«[51].

Es ist kaum verwunderlich, daß solche Auffassungen unbeschwert neben der doch recht unverfrorenen Empfehlung stehen, daß man nur seine innere Einstellung ändern müsse, um reich zu werden. Genauere Ratschläge dazu erteilt das Buch *Money is My Friend* von Philip Laut, einem Rebirther, der »Techniken beschreibt, die das Einkommen von Tausenden Menschen aus allen Lebensbereichen vermehrt haben«. Dort erfahren wir: »Da aller Reichtum durch den menschlichen Geist geschaffen wird, kommt es lediglich darauf an, Übungen auszuführen, um das Selbstbewußtsein zu steigern und dadurch das Armutsbewußtsein abzulegen.« Dieses Buch ist nur ein Beispiel für viele. Zahlreiche andere Titel wie *Getting What You Want, Getting Rich, The Prosperity Secrets of the Age* und *23 Steps to Success and Achievement* enthalten ähnliche Verheißungen, daß wir mehr Geld haben werden, wenn wir nur unsere innere Einstellung ändern. In solchen Darstellungen haben Armut und Not keine objektive Realität. Und die strukturelle und kulturelle Ungleichheit zwischen den verschiedenen Gruppen der Gesellschaft bleibt außer Betracht. Reich zu werden ist einfach eine Sache der richtigen Einstellung. Man braucht nur die »kolossalen Kräfte des Bewußtseins freizusetzen«, die den einzelnen zu immer größerem Wohlstand vorantreiben werden.[52]

Kein Wunder also, daß viele dieser Psychotherapien ein sonderbares Niemandsland besiedeln, wo die Grenzen zwischen alternativen Therapien einerseits und einem Business- oder Management-Training andererseits verschwimmen. Manche der Therapien machen gar kein Geheimnis aus ihrer Nützlichkeit für Management-Training und Marketing. Die Fähigkeiten und Fertigkeiten, die sie freisetzen, sollen die Klienten befähigen, ihren Ehrgeiz zu verwirklichen, sich Ziele zu setzen und ihre Pläne durchzuführen. Auch Selbstvertrauen und Selbstbehauptung werden in Aussicht gestellt – sowie die Fähigkeit, mit diesen Eigenschaften Menschen zu beeinflussen. Häufig gehört auch zum Angebot, das Verständnis für andere Menschen und deren Entscheidungen zu fördern, was doch für Marketing und Unternehmensführung gewiß sehr nützlich sein kann. Viele dieser Therapien und ihre Techniken werden, ob es den therapeutischen Praktikern gefällt oder nicht, in Lehrbüchern und Kursen verwertet, die sich explizit und unverhohlen dem persönlichen Fortkommen in materieller Hinsicht verschrieben haben. Die Bewußtseinstransformation ist mehr als nur ein Instrument zur Bewältigung persönlicher Schwierigkeiten. Sie ist auch ein Industriezweig, der dazu befähigen soll, in einer wettbewerbsorientierten und repressiven Gesellschaft wirtschaftlichen Erfolg zu haben.

Die Macht des positiven Denkens

Die wohl wichtigste Basis der Bewußtseinsindustrie ist die Behauptung, wie wichtig die individuelle Einstellung und der Gefühlszustand des einzelnen für die Bestimmung der eigenen Grenzen und das Erkunden neuer Möglichkeiten ist. In der ganzen einschlägigen Literatur – ob es nun um die Heilung physischer Krankheiten geht, um das Erreichen beruflicher Ziele oder um eher religiöse Bestrebungen – stoßen wir immer wieder auf die Behauptung, daß der Mensch seine innere Einstellung verändern könne, und dies sein ganzes Leben lang. »Armut wird in Reichtum verwandelt ..., Einsamkeit in Liebe ..., Schande in Ruhm ..., Scheitern in Erfolg ..., und all dies durch Einsatz der magischen Kräfte der Self-Image-Psychologie.«[53] Nicht nur herrscht die Überzeugung, daß wir uns verändern können und sollen, sondern es wird immer wieder betont, daß unsere geistige Verfassung und unsere Einstellung zu uns selbst die entscheidenden Faktoren aller Veränderung sind. Dies wird überdeutlich, wenn man die Techniken betrachtet, die bevorzugt als Mittel zur geistigen Transformation eingesetzt werden.

Abgesehen von unterschiedlichen materiellen Zielen, gibt es bezeichnenderweise einige gemeinsame Techniken der mentalen Veränderung – insbesondere Techniken, bei denen es darum geht, bestehende Situationen durch die Macht der Gedanken zu verändern. Dies zeigt sich besonders an dem weitverbreiteten Glauben an die Macht des Willens, »einmal gesetzte Ziele« zu erreichen. Hinter vielen dieser populären psychotherapeutischen Ansätze steht die Idee, daß Selbstverwirklichung nur möglich ist, wenn wir ein klares Bild von unseren Zielen und unserem Wollen haben. Die Art, wie diese Ziele entdeckt oder zum Ausdruck gebracht werden, ist wohl von Therapie zu Therapie unterschiedlich. In manchen Fällen ist die

Entdeckung der eigenen Ziele bereits die Therapie selbst. Die Reise des Klienten zu sich selbst, seine Selbsterforschung, wird dabei Blockierungen lockern und Hemmungen beseitigen, die ihn bislang daran hinderten, seine eigenen Zielsetzungen zu verstehen.

Bei anderen Therapien, die sich weniger mit unbewußten Blokkierungen befassen, besteht der therapeutische Prozeß eher darin, sich realistische Ziele zu setzen und Möglichkeiten zu suchen, diese Ziele anzustreben – ungehindert durch die Hemmnisse einer negativen mentalen Belastung aus der Vergangenheit. Wie immer dabei vorgegangen wird und ungeachtet der Frage, ob die betreffende Therapie konkret angibt, welches unsere Ziele sein sollten, besteht die gemeinsame Überzeugung, daß wir unser wahres Selbst finden können und daß dieses wahre Selbst bestimmte Ziele haben muß. Und viele dieser Therapien sind – gleichgültig auf welche Weise solche Ziele erkannt werden – fest davon überzeugt, daß diese Ziele, sobald sie einmal erkannt sind, den Körper und die Gefühle durch sanfte Überredung, gleichsam als Zuckerbrot ohne Peitsche, zum reibungslosen Funktionieren bringen werden: »Menschen, die erfolgreich im Leben stehen, haben zumeist eine Vorstellung im Kopf..., die nicht anders wirkt als das Honigbrot auf den Bären – verlockend, einladend, ermunternd und den Betreffenden vorwärtstreibend.«[54]

Nirgends zeigt sich die Wirksamkeit solcher Vorstellungen deutlicher als in der allgemeinen Beliebtheit der »positiven Visualisierung« als Weg zur Heilung. Die Idee der Visualisierung blüht allenthalben– als Bestandteil der Meditation, als eigene Technik der Kreativen Visualisierung, als »Geführte Imagination« in der Hypnose und bei den Techniken der Tiefenentspannung. Bei all diesen Verfahren bedeutet Visualisierung stets die Ausformung einer »positiven« Bildsymbolik – entweder etwas, das wir gern sein würden, oder ein Ereignis, das wir herbeiwünschen. Am wirksamsten sind diese Bilder, so erfahren wir, in einem Zustand tiefer Entspannung, wobei sie sich ins Unterbewußtsein einschleichen und Teil unseres Wesens werden, um alle Schatten negativer und einengender Selbsteinschätzung zu verscheuchen. Und wie bei allen diesen Therapien, gibt es ein breites Spektrum der Möglichkeiten, das vom Erhabenen bis zum Lächerlichen reicht. Einerseits werden Visualisierungstechniken eingesetzt, um sich »schlank zu denken«, wohl als Antwort der siebziger Jahre auf die radikale Null-Diät. Andererseits werden sie offenbar mit riesigem Erfolg in Instituten wie dem Bristol Cancer Centre verwendet, um den Körper durch Imagination auf den Weg der Heilung zu bringen.

»Visualisierung« als wichtiges Hilfsmittel zur Erfüllung unserer Wünsche, sei es Schlankheit oder gute Gesundheit, setzt auch voraus, daß der Geist – wenn auch indirekt – absolute Kontrolle über die Materie haben kann. Obwohl manchmal auf das Unbewußte oder Unterbewußtsein verwiesen wird, herrscht doch ungebrochen die Überzeugung, daß letzten Endes unser Bewußtsein unsere Schritte lenkt und daß wir diesen Aspekt unserer Psyche zu kontrollieren vermögen. Das klingt beinah so, als bestünde die Psyche aus einzelnen Teilen, doch beherrschend sei einer dieser Teile – unser waches Bewußtsein bzw. unser bewußter Wille. Was daraus folgt, ist klar. Wenn Gedanken die Macht haben, uns zu hemmen, einzuschränken und krank zu machen, dann haben »positive« Gedanken die Fähigkeit, uns wiederherzustellen, uns »durch Bewußtheit zur Gesundheit« zu verhelfen, wie es in einem Buchtitel ganz deutlich ausgesprochen wird. Das Denken selbst wird in diesen Theorien zu einer Quelle von Energie – vielleicht zur mächtigsten Energiequelle überhaupt, die sogar die äußere Realität beeinflussen kann: »Bei der Kreativen Visualisierung können Sie Ihre Phantasie einsetzen, um ein klares Bild von etwas entstehen zu lassen, das Sie in der Realität verwirklicht sehen möchten. Dann brauchen Sie sich nur noch regelmäßig auf diese Idee oder Bildvorstellung zu konzentrieren und ihr positive Energie zu geben, bis sie zur objektiven Wirklichkeit wird.«[55]

Die Kraft der Visualisierung wird häufig ins Werk gesetzt durch eine weitere Energie, die positive Gedanken eingibt und Negatives aus der Vergangenheit beseitigt, nämlich die Macht der Affirmation. Wenn wir nur lernen können, uns selbst und unser Leben positiv zu bestätigen, so wird diese Bestätigung schließlich zur Realität unseres Lebens. »Die Vorstellungen, die wir von uns haben, bestimmen über unsere Gesundheit und Schönheit oder den Mangel daran. Wenn wir unsere Vorstellungen ändern, wird unser physisches Selbst uns sogleich nachfolgen.«[56] Wie überhaupt im Bereich der Selbsttransformation herrscht mehr oder weniger Unklarheit über die Frage, wozu solche affirmativen Gedanken gut sind. Wir können sie entweder benutzen, um uns mit dem »gesunden«, liebesfähigen, kreativen und harmonischen Selbst in Verbindung zu setzen, das angeblich unser höheres Selbst ist. Oder wir können sie zu Selbstentfaltung und persönlichem Fortkommen nutzen, d.h. um uns schön, reich und erfolgreich zu machen.

Oft ist es beinah grotesk, wie östliche Spiritualität und westlicher Materialismus bei dieser empfohlenen Selbstbestätigung miteinander verknüpft werden: »Es ist okay, wenn ich Spaß habe und mein Leben genieße, und das tue ich. Ich tu gern Dinge, bei denen ich mich gut fühle. Ich bin immer tief entspannt und konzentriert. Jetzt spüre ich tiefen inneren Frieden und heitere Ruhe. Ich bin froh, daß ich geboren wurde, und ich lebe gern.«[57] Es mag wohl sein, daß dies ein Weg im Dienste des Guten ist und daß negative Selbstvorstellungen äußerst nachteilig für sich selbst und andere sind. Dennoch hängt unverkennbar ein Beigeschmack von Selbstbezogenheit und Karrieredenken an diesen Ideen. Die soziale Konsequenz ist, daß es keinen Grund gibt, warum wir nicht alles haben sollten, was wir uns wünschen. Alle unsere Bedürfnisse und Wünsche sind in Ordnung und müssen nur richtig zur Geltung gebracht werden. Wir brauchen keine Schuldgefühle zu haben, wenn wir uns etwas wünschen und alles tun, um es zu verwirklichen. Nirgendwo findet eine Erörterung des *Konflikts* zwischen Interessen und Bedürfnissen statt, der doch zwischen zwei Menschen bestehen kann, zum Beispiel zwischen einem Mann, der sadomasochistischen Sex verlangt, und einer Frau, die dies ablehnt. Unterschwellig verheißt man uns, daß diese therapeutischen Praktiken uns irgendwie freundlich, altruistisch und rücksichtsvoll machen werden; doch wie das geschehen soll, ist schwer einzusehen, wenn die Menschen ermutigt werden, sich alle ihre Wünsche zu erfüllen, und dies in einer Gesellschaft, die auf Ungleichheit beruht.

In all diesen Theorien ist es das Ziel der Transformation, dem einzelnen eine Art von Machtgefühl wiederzugeben: »Sie können die Qualität Ihrer Gedanken verbessern oder kontrollieren.« Dies besagt, daß der einzelne »die Verantwortung für die Qualität seiner Gedanken übernimmt ... und die Lügen auflöst, die er sein ganzes Leben lang von anderen Menschen übernommen hat«[58]. Der Macht des Bewußtseins wird in all diesen Ideen der Selbsttransformation überragende Bedeutung zugeschrieben. Sie ist so bedeutend, daß oft behauptet wird, Bewußtseinsveränderungen bei einzelnen könnten tatsächlich die äußere Gesellschaft verändern. Solche Behauptungen gehen erheblich weiter als der Anspruch, daß weitreichende individuelle Veränderungen sich zu größeren sozialen Veränderungen addieren könnten. Vielmehr grenzen diese Theorien an Megalomanie. Individuelle Gedanken, so erfahren wir, haben eine objektive Macht; sie können sogar die äußere Realität verändern. Zum Beispiel werden wir eingeladen, an einer »ganz besonderen Meditation« teilzunehmen, deren Ziel es ist, »den Weltfrieden herbeizuführen, durch das Erzeugen einer positiven spirituellen Energie, die konstruktiv in Frieden, Liebe, Harmonie und Heilung kanalisiert wird, was die Vorstadt Epping zu einem Weltzentrum des Friedens, der Liebe, der Harmonie und der Heilung machen wird. Indem jeder einzelne sich mit uns gemeinsam positiv einschaltet, werden überall auf der Welt immer mehr Lichter angehen... Die Leute werden aufgefordert, nur eine Minute (irgendeine Minute des Tages) für die Visualisierung aufzubringen, so daß wir, indem wir dies tun, gemeinsam einen Punkt erreichen, an dem zu jeder Minute eines jeden Tages irgend jemand irgendwo auf der Erde die Vorstadt Epping als Weltzentrum der Liebe, des Friedens, der Harmonie und der Heilung visualisiert.«[59]

Dies ist zweifellos eine harmlose, wenn auch exzentrische Auffassung von der Macht des positiven Denkens. Andere Anwendungsformen der positiven Gedankenmacht sind erheblich weniger anziehend. Wir sahen bereits, daß die Ideen der Selbstverwirklichung und Selbsttransformation eine ausgesprochen materialistische und gewinnorientierte Komponente haben. Weitaus gravierender ist aber die Annahme, daß unsere innere Einstellung letzten Endes für alles verantwortlich ist, was uns zustößt. Mit einem Handstreich wird dabei die Realität der Not und der Probleme einer Gesellschaft, die auf Trennung der Geschlechter, der Rassen und Klassen beruht, hinweggewischt. Alle Schwierigkeiten erscheinen als Folge negativen Denkens. Erfolg und Gesundheit sind das Resultat einer positiven geistigen Einstellung, die etwa in dem Satz: »Aller Reichtum ist durch den menschlichen Geist geschaffen«[60] zum Ausdruck kommt. Daß solche Vorstellungen auf dem Boden einer westlichen Überflußgesellschaft gedeihen, ist nicht einmal verwunderlich. Auf die Dritte Welt übertragen, sind sie lächerlich, um nicht zu sagen anstößig. Selbst in unserer Kultur sind diese Ideen inakzeptabel, denn sie unterstellen, daß der einzelne an jeder Notlage selbst Schuld trägt – in einer Gesellschaft, in der die Macht und der Vorteil einzelner grundsätzlich auf Kosten anderer errungen werden.

Entscheiden wir aber im Zweifel zugunsten dieser Ideen. Nehmen wir also an, daß solche materialistischen und konservativen Auffassungen von der Macht positiven Denkens untypisch sind. Für viele ihrer Anhänger liegt die Anziehungskraft dieser Psychotherapien nicht darin begründet, daß sie persönliche Vorteile verheißen oder Notleidende verdammen. Vielmehr sind sie attraktiv, weil sie dem menschlichen Bewußtsein wieder eine Macht und Verantwortung zuerkennen, die frühere psychologische Theorien ihm absprachen. Sie haben gezeigt, daß die Macht des Denkens zum Guten wie zum Bösen wirken kann. Sie behaupten, daß die Psychoanalyse allzu deterministisch ist, daß sie dem Individuum nicht zugesteht, jemals geheilt oder von der Macht des Unbewußten befreit zu werden. Andererseits machen sie auch Front gegen die Lehre des Behaviorismus, für den die Verhaltensweisen, die der einzelne zeigt, das einzig entscheidende sind. Eine Verhaltens»therapie« besteht also meist in dem Versuch, das äußere Verhalten eines Menschen zu ändern, so daß er keine störenden Symptome mehr zeigt.

Allerdings fällt es mir schwer, die Trennlinien zu akzeptieren, mit denen diese »neuen« Therapien sich gegen den Behaviorismus abzugrenzen versuchen. Indem sie den Zusammenhang zwischen Bewußtsein, Körper und Emotionen verabsolutieren, gelangen diese Theorien schließlich zu einer leicht veränderten, manchmal nur umgekehrten Version des Behaviorismus. Verhalten und Emotionen können mit dem Denken und Trachten in Einklang gebracht werden, statt daß das Bewußtsein auf Verhaltensänderungen eingestimmt würde. Aber das Modell der Wechselwirkung zwischen Bewußtsein und Verhalten in beiden Konzepten hat bestimmte Ähnlichkeiten. Beide unterstellen die Möglichkeit einer direkten und einfachen Entsprechung zwischen Denken und Verhalten. »Negative« Vorstellungen führen stets zu negativem (selbstschädigendem) Verhalten. »Positive« Vorstellungen führen stets zu kreativem (selbstverwirklichendem) Verhalten. Keiner der beiden Ansätze zeigt wirklich Verständnis dafür, daß Wille, Absicht, Bewußtsein und Körper sehr häufig nicht miteinander in Einklang gebracht werden können; daß unbewußte Absichten ebenso wichtig sein können wie Verhaltensmuster oder bewußte Absichten.

Tatsächlich setzen die meisten jener Therapien, die auf der Notwendigkeit wie auf der Machbarkeit einer persönlichen Transformation beharren, stillschweigend voraus, daß alles bewußt ist, eine Annahme, von der letzten Endes auch der Behaviorismus ausgeht. Obwohl sie immer wieder auf das Unbewußte rekurrieren, gehen die meisten dieser Theorien davon aus, daß wir unser Bewußtsein kontrollieren und unserem Willen unterwerfen können. Wenn von Zielsetzungen, von positiver Bestätigung und positiven Selbstbildern gesprochen wird, so wird letztlich die Existenz des Unbewußten verleugnet. Statt dessen beharrt man darauf, daß unser individuelles Bewußtsein tatsächlich unser Schicksal steuert und kontrolliert. In der Therapie geht es dann vor allem darum, Kontakt zu diesem bewußten Selbst herzustellen und es zum Funktionieren zu bringen. Und mit diesem Ziel wird Veränderung zu einer Sache der Willenskraft. Alles spricht aber dafür, daß die Beziehung zwischen Bewußtsein, Körper und Emotionen weitaus komplexer ist. Die Psychoanalyse und die von ihr abgeleiteten Therapieformen zeigen unendlich viel mehr Verständnis für die Tatsache, daß unser Verhalten niemals ganz unserer bewußten Kontrolle unterliegt; daß die besten Absichten durch unbewußte, aus unserer Vergangenheit stammende Wünsche und Bedürfnisse hintertrieben werden können.

Auf den ersten Blick scheinen die Therapien der Selbsttransformation ein Menschenbild anzubieten, das keineswegs unabdingbar durch eine äußere Kraft bestimmt ist, etwa durch Gott oder den Teufel, wie das Christentum suggeriert, oder durch die bürgerliche Gesellschaft, wie die marxistische Theorie es annimmt. Vielmehr erfolgt eine triumphale Machtverleihung an das Individuum, das nicht mehr Opfer solcher äußeren Kräfte ist, sondern sich verändern kann – und nur durch die Kraft seiner bewußten Gedanken. Manche behaupten sogar, daß diese Theorien das »menschliche Potential« vielleicht zum ersten Mal in der Geschichte westlicher Zivilisation befreien. Doch Tatsache ist, daß nichts so schwer zu verändern ist wie wir selbst und daß jede Theorie, die der menschlichen Willenskraft so überragende Bedeutung zuschreibt, letzten Endes einem eindeutig konservativen Bild der Gesellschaft verpflichtet ist. Ihre Anhänger mögen glauben, daß es bei diesen Ideen in erster Linie darum geht, Menschen vom negativen Sog der Vergangenheit zu befreien und ihnen die Möglichkeit einer Heilung in Aussicht zu stellen. Die große Bedeutung, die dem Bewußtsein und der Willenskraft zugeschrieben wird, kann aber nur konservativen Weltbildern Nahrung bieten, denen Erfolg der Lohn für Leistung und Leiden die Strafe für Schwäche sind.

Solche Vorstellungen von der Persönlichkeit und der Macht des Willens sind in der westlichen Kultur keineswegs neu. Trotz allen Nachdrucks, der auf Veränderung und Transformation gelegt wird, vertreten diese Therapien, wie alle früheren westlichen Religionen, bestimmte Vorstellungen vom angeborenen Wesen des Menschen und der Verantwortung des einzelnen, der es selbst in der Hand hat, ob das Leben für ihn hart oder leicht ist. Und ebenso wie in früheren Interpretationen des menschlichen Bewußtseins, fließen auch hier moralische Wertungen ein. Gemeinsam ist diesen Therapien, daß sie mit dem Bild einer in sich ruhenden, ausgeglichenen Persönlichkeit locken, die sich selbst akzeptiert und in Harmonie mit ihrer

Umwelt lebt. Der integrierte Mensch ist nicht der selbstverleugnende, gute Mensch der christlichen Morallehre. Der Weg zu ganzheitlicher Integration verlangt sogar häufig, daß man lernt, jene Bereiche menschlichen Verhaltens zu akzeptieren, die von der Religion so sehr mißbilligt werden. Aber dieser Mensch ist »zentriert«, »voll positiver Energien« und »selbstverwirklicht«. Und vor allem ist er, wie im Christentum, durchaus verantwortlich für sein Schicksal.

Nun würden alle diese Psychotherapien für sich in Anspruch nehmen, keinerlei moralische Urteile zu fällen und völlig andere Ansichten zu vertreten als die Religionen des Westens, die den Menschen und sein Verhalten als im wesentlichen gut oder böse ansahen. Nirgendwo erlauben sie den Schluß, daß Menschen »böse«, »minderwertig« oder »verdorben« sind. Jedermann und jedes Verhalten kann akzeptiert und vorurteilsfrei für sich gewertet werden; zum Prozeß der Selbsttransformation gehört bei den meisten dieser Therapien geradezu das Erkennen und Annehmen derjenigen Bereiche unserer Persönlichkeit, die eine repressive Religion und Gesellschaft uns abzulehnen lehrten. Dennoch gedeihen überall Vorstellungen von Gut und Böse. Die Aufgabe der Therapie ist es dann, das Individuum vor Entstellung und Verderbnis zu bewahren und eine neue Version des ursprünglichen Guten wiederherzustellen, nämlich ein ursprüngliches Potential der Kreativität und inneren Harmonie.

Wiederum liegt hier ein Paradoxon vor. Viele dieser Therapien akzeptieren offenbar bereitwillig Aspekte der Persönlichkeit, die traditionell als »böse« galten: Wut, Aggression, Geiz, Rivalität, Neid und Haß. Sogar die sieben Todsünden wären unter den aufgezählten Emotionen nicht fehl am Platz. Und doch wäre es ein gravierendes Mißverständnis zu meinen, daß solche Gefühle wirklich akzeptiert würden. Sie sind letzten Endes genausowenig zulässig wie einst in der Religion. Sie werden auf eine Weise akzeptiert, wie man vielleicht einem scheidenden Gast ein herzliches Lebewohl zugesteht. Denn auch für diese Therapien gelten sie letztlich als negativ und selbstzerstörerisch. »Der erste Schritt zur Heilung besteht darin, daß man sich Gefühle wie Neid, Furcht und Wut bewußt macht. Der zweite Schritt besteht darin, die Gründe für solche Einstellungen zu erkennen – und auch die Tatsache anzuerkennen, daß sie dem Willen unterworfen sind; das heißt, Neid, Wut und Furcht sind innere Einstellungen, es sind Reaktionen, die wir mit Bewußtsein annehmen können, oder auch nicht.«[61] Solche Gefühle verbannen uns nicht gerade in die Hölle, aber sie machen uns das Leben schwer. Und das Ziel einer Transformation unseres Bewußtseins ist, uns von diesen Emotionen zu läutern.

Eine grundlegende Ambivalenz zieht sich durch alle diese modischen Therapien der Selbsttransformation. Geht es ihnen nur um innere Harmonie, Gleichgewicht und Wohlergehen? Oder tragen sie dazu bei, uns zu tüchtigeren Bürgern in einer Gesellschaft zu machen, die auf Ungleichheit beruht? Auf solche Fragen gibt es keine leichte Antwort. Die meisten Therapien enthalten beide Elemente. Ganzheit, innere Harmonie und Wohlergehen spielen manchmal unversehens hinüber zu materiellem Erfolg und sozialem Aufstieg. Die Macht, die dem Willen und dem Bewußtsein des einzelnen zugestanden wird, bietet Raum für das Gedeihen eindeutig konservativer, gewinnorientierter und moralistischer Auffassungen des Individuums. Die Losung der alternativen Gesundheitsbewegung, der Mensch solle sich verändern, um gesund zu werden und Krankheit abzuwehren, wird von konservativen Psychotherapien aufgenommen. Diese Therapien gedeihen, indem sie das Bild einer Welt verbreiten, in der jeder einzelne bewußt seinen Erfolg im Leben bestimmen kann und ein Scheitern ebenfalls dem einzelnen zur Last gelegt wird.

5. Kapitel

Gesundheit und Ernährung

Die Ernährung steht im Mittelpunkt aller Diskussionen über den Sinn einer veränderten Lebensweise. In gesundheitsbewußten Kreisen laufen alle Ratschläge auf eine fundamentale Botschaft hinaus: Was hülfe es dem Menschen, wenn er die Welt gewönne und nähme doch Schaden an seiner Ernährung. »Aus mangelhafter Nahrung kann der Körper kein gesundes Gewebe aufbauen. Man mag turnen, soviel man will, oder sich um eine veränderte Einstellung bemühen, und wird doch nicht das Optimum an Gesundheit erreichen, wenn die aufgenommene Nahrung unzureichend ist.«[1] Durch eine Veränderung unserer Ernährungsgewohnheiten können wir ein Gefühl persönlicher Verantwortung für unsere Gesundheit zurückgewinnen; hier können wir uns, wie sonst auf keinem Gebiet, eindeutig für die Gesundheit entscheiden. Kein Wunder, daß die immer neuen Fakten und Skandale über die Denaturierung von Lebensmitteln Panik hervorriefen. Denn wie kann der einzelne noch gesund leben, wenn er ständig von chemischen Zusätzen und Umweltgiften in der Nahrung auf der Hut sein muß?

Manchen Aussagen über Ernährung läßt sich kaum widersprechen; ja es wäre geradezu töricht, sie in Frage zu stellen. So scheint zweifelsfrei erwiesen, daß einige typische Krankheiten unserer Zivilisation, wie Herzleiden, Magen- und Darmstörungen und Parodentose, mit unseren Eßgewohnheiten zusammenhängen. Auch ist kaum zu leugnen, daß eine Abkehr von den vorherrschenden Eßgewohnheiten unserer Kultur das Risiko solcher Erkrankungen senkt. Selbst die British Medical Association hält es für erwiesen, daß Vegetarier »seltener an Fettsucht, Erkrankungen der Herzkranzgefäße, überhöhtem Blutdruck, Darmstörungen, Krebs und Gallensteinen leiden«[2]. Niemand kann ernstlich bezweifeln, daß unsere körperliche

Verfassung unmittelbar durch die Nahrung beeinflußt wird, die wir verzehren. Dennoch klaffen Fakten und Legenden oft weit auseinander. Und es ist evident, daß die heutige Debatte über Diät- und Ernährungsfragen häufig ins Mythologische abgleitet.

In der alternativen Gesundheitsmythologie sind Ernährung und Gesundheit unauflöslich miteinander verbunden, als ob es unmöglich wäre, gesund zu bleiben, ohne sorgfältig auf die Ernährung zu achten. »Optimale Ernährung heißt optimale Gesundheit«, so erfahren wir. »Gesunde Ernährung« hat eine Bedeutung gewonnen, die das Essen nicht nur mit unserem subjektiven Wohlbefinden verknüpft, sondern überhaupt mit der Möglichkeit einer gesunden und ganzheitlichen Lebensweise. Ob wir bereit sind, unsere Ernährung zu ändern, gilt in der alternativen Gesundheitsbewegung als Zeichen dafür, wie ernst wir es überhaupt mit einer persönlichen Veränderung meinen. Richtige Ernährung scheint nicht nur dem einzelnen neue Möglichkeiten zu eröffnen, sondern wird manchmal als Weg angesehen, auch größere soziale Fragen zu lösen. Die Ideologie, mit der die sogenannte Naturkost in der Gesundheitsbewegung umgeben wird, geht weit über die Sorge um eine gute Ernährung oder die sehr berechtigte Kritik an der gesellschaftlichen Organisation der Nahrungsmittelproduktion hinaus. Zunächst können wir feststellen, daß die Ernährung eine noch nie dagewesene Rolle in unserem Selbstverständnis und im Verhältnis zu unserem Körper spielt. Kaum eine Zeitschrift oder ein Fernsehmagazin, die nicht die Parole »Der Mensch ist, was er ißt« zitiert, sobald die Rede auf Gesundheitsfragen kommt. Und noch niemals in der Geschichte gab es eine Zeit, da soviel Kraft und Energie aufgewandt wurde, um die Eigenschaften von Nahrungsmitteln und ihre Wirkungsweise zu »erkennen« und zu beschreiben. Heildiäten werden für Krebs und Multiple Sklerose empfohlen, und manche behaupten sogar, daß eine entsprechende Diät die Widerstandskraft gegen Aids beeinflussen könnte. Es gibt Ernährungsprogramme für einen besseren Teint, gegen Haarausfall oder graue Haare, zur Verringerung von Innenohrgeräuschen oder zur Stärkung des Gedächtnisses. Lehrinstitute, Therapeuten und Schulen widmen sich der Verbreitung wissenschaftlicher Kenntnisse über Ernährungsfragen oder liefern jedem sein persönliches Gesundheitsprogramm – ein Programm, das dann z.B. mit der ironischen Warnung verbunden ist: »Dieses Programm kann Ihre Gesundheit ernstlich verbessern.«[3]

Essen ist inzwischen eine Aktivität geworden, von der unsere ganze Gesundheit und unser Wohlergehen, möglicherweise sogar unser Leben abhängen. So wie sich uns heute die viktorianische Ära als eine Zeit darstellt, die von Sex und Hygiene (oft beiden zusammen) besessen war, werden künftige Historiker nicht die Augen davor verschließen können, mit welcher Besessenheit wir, in einer Gesellschaft des Überflusses, uns über alles Sorgen machen, was wir uns einverleiben.

In den fünfziger und sechziger Jahren hatte der Diskurs über den Körper sich vor allem mit dem viktorianischen Moralkodex auseinandergesetzt, mit der Auffassung, daß sexuelle Impulse etwas Erniedrigendes seien, das es zu verleugnen galt. Nun ging es darum, diese Impulse zu verstehen, zu befreien oder zu befriedigen und uns von dem Schamgefühl zu befreien, das Sexualität bis dahin umgeben hatte. Nicht nur unser physisches, auch unser psychisches Wohlergehen schien weitgehend davon abzuhängen, inwieweit es uns gelang, mit unseren sexuellen Reaktionen umzugehen; eine verklemmte Sexualität galt entsprechend als die Wurzel aller Schuldgefühle und Ängste.

Wie drastisch haben sich diese Vorstellungen verändert! Wenn in den letzten hundert Jahren unser Hauptinteresse am Körper der Sexualität galt, so steht heute die Ernährung und ihre Beziehung zur Gesundheit im Mittelpunkt. Heute wollen die Menschen in den westlichen Gesellschaften vor allem wissen, wie und womit ihr Körper ernährt wird und welche Auswirkungen dies auf ihre Gesundheit haben kann. Die Ernährung und ihr Eingreifen in die komplexen Zusammenhänge der Körperchemie gilt nunmehr als zentraler Aspekt unseres physischen Daseins als Menschen. Unsere Nahrung, so hören wir, ist für alles und jedes verantwortlich. Sie erklärt Krankheit, Gesundheit, Persönlichkeit und Charakter, sogar das Sozialverhalten. Der Einfluß der Nahrung, so wird behauptet, geht weit über die Gesundheit des einzelnen hinaus. Ernährung ist der Königsweg zu körperlicher Gesundheit, die Lösung für Krankheiten und gesellschaftliche Probleme aller Art.

Die Lösung für alle Leiden

Der erste Schritt zur Vollkommenheit, die durch richtige Ernährung anscheinend erreicht werden kann, ist das Ende aller Schrecken des Alters. Ein längeres Leben, so hören wir, ist möglich durch eine rigorose, beinah wissenschaftliche Einstellung zur Nahrung. Erstens müssen wir uns nach den Prinzipien einer gesunden Diät ernähren, um ernste Krankheiten zu vermeiden. »Ganz leicht werden Sie genügend Wissen über Ihre Ernährung zu erwerben, um sich weitgehend vor vielen gefürchteten Degenerationsleiden unserer Zeit zu schützen.«[4] Dann müssen wir unsere Nahrung durch diverse Mineralien und Substanzen anreichern, deren Mangel offenbar den Begleiterscheinungen des Alters den Weg bereitet, wie etwa grauen Haaren, runzeliger Haut, nachlassendem Gedächtnis und Senilität. Und schließlich kann man sich für eine der extremeren Ernährungsstrategien entscheiden, empfohlen etwa von Roy Walford, dem Autor von *Live to One Hundred,* der Verfahren entdeckt zu haben behauptet, die »den Prozeß des Alterns eindeutig verlangsamen oder anhalten: durch verringerte Kalorienzufuhr und ein Absenken der inneren Körpertemperatur«.[5]

Solche Strategien sind nicht nur Stoff harmloser Phantastereien in Zeitungsartikeln. In den Vereinigten Staaten werden sie tatsächlich als »Anti-Senilitäts-« oder »Langlebigkeitsprogramme« angeboten, mit Kursen und Colleges, die sich der Entwicklung einer perfekten Diät widmen. Ein Dr. Downes zum Beispiel behauptet, daß ein »gut geplantes Ernährungsprogramm, das spezifisch auf die Bedürfnisse vom vierzigsten Lebensjahr bis zum Ende unserer Lebensspanne zugeschnitten ist, zwar keine Unsterblichkeit gewähren, aber das Altern eindeutig verlangsamen und das Leben um Jahre verlängern kann«. Dr. Hoffer empfiehlt eine ähnlich beschaffene Anti-Senilitäts-

Diät. »Jeder ist es sich selbst und seiner Familie schuldig«, so sagt er, »ein Leben zu führen, das die Gefahr, senil zu werden, herabsetzt. Ein Weg dazu ist, daß Sie Ihre Ernährung sorgfältig planen, zumindest vom vierzigsten Lebensjahr an, wenn nicht schon früher. Wenn alle dies täten, könnten wir in zwanzig Jahren alle Pflegeheime schließen und das Problem der Senilität unter Kontrolle bringen.«[6]

Hinter solchen Unsterblichkeitsphantasien steht ganz offensichtlich eine andere Botschaft, nämlich die heimliche Verheißung, daß eine bessere Ernährung die Probleme des Älterwerdens beseitigen wird. Mit anderen Worten, ein Anti-Senilitätsprogramm dient nicht nur dem einzelnen, sondern der Gesellschaft insgesamt, da es offenbar die Notwendigkeit beseitigt, für abhängige alte Menschen zu sorgen. Was in der Bewegung zum Ausdruck kommt, ist Abscheu vor Alter und Abhängigkeit – charakteristische Einstellungen für eine Gesellschaft, in der beides als lästig und abstoßend empfunden wird. Bezeichnend ist überdies, daß Ernährung als individuelle Lösung eines Problems angeboten wird, das eigentlich ein gesellschaftliches ist. Wir brauchen nicht nach Möglichkeiten zu suchen, wie Alter und Abhängigkeit weniger problematisch gestaltet werden könnten, so die Botschaft. Wir können das Problem abschaffen, indem wir die Gesundheit des einzelnen verbessern.

Verheißungen eines längeren Lebens mögen einer Art von egozentrischem Utopismus entspringen; doch manche Theoretiker stellen noch weitreichendere Behauptungen über den Einfluß der Nahrung auf das soziale Verhalten auf:

> Die ökologischen und sozialen Veränderungen in diesem Lande, seit Ende des Zweiten Weltkriegs, sind nicht eben positiv für die Aufzucht von Kindern. Zu den Verhaltensmustern junger Menschen gehören sinkende schulische Leistungen, zunehmende Selbstmordraten, Drogen- und Alkoholmißbrauch, chronische Krankheiten, Delinquenz und die Neigung zu Gewalttätigkeit ... Damit einhergehend hat sich die Qualität der Nahrung dauernd entscheidend verschlechtert[7]

Solche Gedanken, die bestimmte Arten antisozialen Verhaltens auf spezifische Ernährungsmängel zurückführen, wurden zuerst in Amerika vertreten, sind aber inzwischen weit verbreitet. In England etwa vertritt die Biosocial Therapy Association die Meinung, daß das Gehirn als erstes Organ durch Fehlernährung beeinflußt wird; und nachdem das Gehirn unser Verhalten und unsere Triebe kontrolliert, finden wir die Erklärung für manche Formen antisozialen Verhaltens in der Ernährung.[8] Zuweilen wird sogar ein Zusammenhang hergestellt zwischen bestimmten Arten sozialen Verhaltens und einem mineralischen oder chemischen Ungleichgewicht im Körper. So soll »ein Mangel an Folsäure zu fehlender Furcht vor sozialen Konsequenzen«[9] führen. Auch wenn solchen Studien der Verdienst zukommt, auf die Verbindung zwischen Allergien, schlechter Ernährung und Gesundheitsproblemen bei Kindern aufmerksam gemacht zu haben, sind ihre überzogenen Schlußfolgerungen doch alarmierend. Ihr Standpunkt ist dezidiert normativ; nirgendwo wird der Versuch gemacht, die sozialen Werte und Verhaltensnormen in Frage zu stellen, denen Kinder gehorchen sollen. Daß manche Verhaltensformen gegen Unzulänglichkeiten der Gesellschaft oder des Staates aufbegehren, bleibt außer acht. Das einzige Problem dieser Gesellschaft, so will es scheinen, ist der Konsum von »Junk Food«.

Eine ähnlich finstere Entwicklung bahnt sich in der Schwangerschaftsvorsorge an. Viele Bücher über Schwangerschaft und Geburt betonen, wie wichtig eine optimale Ernährung schon vor der Empfängnis ist. Die Mutter muß eine perfekte körperliche Gesundheit besitzen, um ihrem Kind die besten Gesundheitschancen zu bieten. Tatsächlich wird dabei zunehmend suggeriert, daß eine Frau gar nicht schwanger werden sollte, bevor sie nicht ihren Körper bereitgemacht hat; sie sollte ihn von aller Unreinheit läutern und eine optimale Ernährung einhalten, um ihrem Kind die beste Chance vollkommener Gesundheit zu bieten. »Viele Degenerationsleiden, die für gewöhnlich mit einem späteren Lebensalter verbunden sind, treten nicht über Nacht ein. Ihre Anfänge liegen in der frühen Kindheit, wenn nicht vor der Geburt.«[10] Es gibt sogar eine *University of the Womb* in Kalifornien, die Eltern darin unterrichtet, auf ihre Ernährung zu achten, um ein Fundament für die Entwicklung eines »begabten oder frühentwickelten« Kindes zu schaffen. Ausdrücklich wird dabei die Theorie vertreten, daß ein Kind, das seiner Entwicklung voraus ist, weniger Frustration erleiden wird als ein normales Kind. Unterschwellig wird aber eine noch »habgierigere« Botschaft verbreitet. Sie propagiert eine Gesellschaft, in der der einzelne alles haben und alles erreichen kann, in der Frustration inakzeptabel ist und nicht toleriert zu werden braucht.

Hinter der Vorstellung einer perfekt geplanten Schwangerschaft steht latent das Grauen vor dem »unnormalen« oder behinderten Kind. Sie ist Teil eines allgemeinen, für die westliche Kultur typischen Strebens nach Vollkommenheit, nach Beseitigung all dessen, was uns an Probleme, Krankheit und Abhängigkeit erinnert. Eine eindeutig eugenische Grundströmung tut sich hier kund, die unterstellt, daß nur das perfekte Kind geboren werden darf – zumindest läuft die allgemeine Perfektionssucht auf diese logische Schlußfolgerung hinaus. Es geht also nicht darum, die Gesellschaft so zu organisieren, daß sie mit Schwierigkeiten, Behinderung und Abhängigkeit fertig wird; statt dessen gilt es, diese zu beseitigen und Gesundheit als Norm aufzurichten, der jeder einzelne verpflichtet ist. In der zwanghaften Beschäftigung mit Ernährungsfragen wird der Körper des einzelnen zum Schauplatz sozialer Lösungen erhoben.

Die neue Bedeutung, die das Essen gewonnen hat, markiert auch den Abstand zwischen den wohlhabenden Regionen der Welt und den armen Ländern in aller Schärfe. In einer geradezu perversen Konstellation ist eine geteilte Welt vereint in ihrer Sorge um das tägliche Brot, in der gedanklichen Verbindung von Nahrung mit Leben und Tod. Die Folgerungen für die Menschen selbst sind allerdings diametral entgegengesetzt. Für die Armen ist Nahrung der Unterschied zwischen Verhungern und Überleben. Bei uns in den reichen Ländern dagegen hat Nahrung etwas mit der Abschaffung des Todes zu tun und wird in eine Symbolik der Perfektion gehüllt. Hier bezeichnet Nahrung den Unterschied zwischen selbstverschuldetem Verfall und perfekter Gesundheit. Im reichen Westen werden der Nahrung heute all jene Bedeutungen zugeschrieben, die einst mit Sexualität verknüpft waren. Ernährung erscheint als ein gefährlicher

Bereich, über den der einzelne die Kontrolle behalten kann und soll. Tut er dies nicht, sind Schuldgefühle und Krankheit die unvermeidliche Folge. Aber nur in einer Kultur äußersten Überflusses konnte es überhaupt dazu kommen, daß die Ernährung zu einer Frage der individuellen Entscheidung wurde – der Freiheit, selbst über die Gesundheit des eigenen Körpers zu bestimmen.

Ernährungsbewußtsein

Die heutigen Vorstellungen von Ernährung unterscheiden sich grundlegend von Science-fiction-Visionen, die das Essen im späten 20. Jahrhundert ausmalten. In den sechziger Jahren wurde in Filmen und Romanen von einer Zukunft phantasiert, in der das Essen, wie wir es kennen, durch eine Pille ersetzt würde, die alle lebensnotwendigen Stoffe in perfekter Abstimmung enthielte. Essen als solches wurde eindeutig abgewertet, was den Menschen die Freiheit geben sollte, sich z.B. um ferne Sphären des Weltraums zu kümmern. Gewiß ist eine solche Entwicklung wissenschaftlich möglich, und manche berüchtigten Diätrezepte werden nach demselben Prinzip zusammengebraut. Doch die heutige Debatte um Ernährungsfragen läuft auf anderen Wegen. Natürlich sind »ergänzende« Vitamingaben allgemein üblich und recht profitabel für deren Hersteller und Verkäufer; und ebenso bemüht sich die Forschung um eine synthetische Herstellung gewisser Nährstoffe, die zur Behandlung einzelner Patienten verwendet werden könnten. Solche Forschungsarbeiten wollen die Nahrung jedoch nicht ersetzen, sondern ergänzen. Essen bleibt nicht nur ein wichtiger Vorgang, sondern hat an Bedeutung sogar noch gewonnen.

Die Ernährungswissenschaft hat auch keineswegs das Ende einer Ära eingeläutet, in der man durch das Essen auch Befriedigung erlangte, im Gegenteil. Essen gilt nunmehr als gesteigerte Erfahrung, und die Zubereitung der Nahrung sowie das Ritual der Mahlzeiten sind eher noch wichtiger geworden. »Gesteigertes Ernährungsbewußtsein« ist eine ernsthafte Empfehlung aus dem Munde hochangesehener Vertreter einer ganzheitlichen Lebensweise. Patrick Pietroni zum Beispiel empfiehlt eine bewußte Eß-Übung, bei der es darauf ankommt, sich bequem an den Tisch zu setzen, die Augen zu schließen, sich durch rhythmisches Atmen tief zu entspannen und dann seinem Essen zu »begegnen«.

> ... halten Sie eine Frucht zwischen den Fingern, machen Sie sich deren Struktur und Umriß bewußt – und halten Sie einen Augenblick inne. Dann führen Sie die Frucht an die Nase, und kosten Sie ihren Duft. Versuchen Sie einmal, die verschiedenen Düfte verschiedener Teile der Frucht aufzunehmen, halten Sie abermals inne und achten Sie auf etwaige Veränderungen Ihres Atems. Nun führen Sie die Frucht an die Lippen, an die Zunge, und erforschen die Frucht noch einmal ... usw. Das Ziel dieser Übung ist, sich zu entspannen und sich bewußt zu machen, warum und wieso wir essen[11]

Diese Idee ist bis in die Frauenzeitschriften durchgesickert, als gute Methode zum Schlankwerden: »Je bewußter Sie Ihre Nahrung aufnehmen, desto weniger werden Sie essen.«

Diese Aufmerksamkeit für die Art, wie wir essen, und für die Rituale, unter denen die Nahrungsaufnahme erfolgt, zeigt sich auch in den verschiedenen Schriften über gesunde Ernährung. Manches daran ist modischer Schnickschnack. Bücher wie *Fit for Life* und *Food Combining for Health* empfehlen, nur bestimmte Arten von Lebensmitteln miteinander zu kombinieren, denn sonst verbrauche der Körper zuviel Energie bei dem Versuch, unbekömmliche Nahrungsmischungen zu verdauen. Die Begründung dafür lautet, daß es nicht natürlich ist, Nahrungsmittel zu kombinieren. Die Tiere tun es nicht, darum sollten die Menschen es auch nicht tun. Auch die sehr in Mode gekommene Makrobiotik empfiehlt ausdrücklich nicht nur bestimmte Arten von Nahrungsmitteln, sondern eine völlig neue Einstellung zu Küche und Lebensführung.

> Die richtige Zubereitung der Nahrung ist so wichtig, daß jeder lernen sollte, makrobiotisch zu kochen, entweder durch

> den Besuch von Kursen oder unter Anleitung eines erfahrenen makrobiotischen Kochs ... Betrachte alles, was dir begegnet, mit Dankbarkeit. Und vergiß nicht die Danksagung vor und nach jeder Mahlzeit. Bitte kaue dein Essen gut, wenigstens fünfzigmal jeden Bissen.[12]

Wenn der Lebensweise, der Zubereitung sowie dem bewußten Verzehr der Nahrung solche Bedeutung beigemessen wird, so verweist dies auf den ungeheuren symbolischen Gehalt gesunden Essens. Mit dem Essen wird eindeutig mehr geschluckt als lediglich eine ausgewogene Mischung von Vitaminen und Mineralien. Diejenigen, die so leidenschaftlich an »gesunde Ernährung« glauben, sind ebenso überzeugt, daß sie sich damit bestimmte Eigenschaften einverleiben, was bewußte Aufmerksamkeit sowie eine Reihe verbindlicher Rituale erfordert. Immerhin haben sich die Grundbestandteile dessen, was eine gesunde Nahrung ausmachen soll, im Laufe dieses Jahrhunderts kaum verändert. Doch die »gesunde Ernährung« ist in den letzten zehn Jahren zu einem sehr wichtigen Anliegen geworden, das ein gesteigertes Ernährungsbewußtsein und dementsprechende Aufmerksamkeit für die Nahrung verlangt. Doch welches sind denn nun die positiven Eigenschaften, die gesunden Nahrungsmitteln zugeschrieben werden? Welche Ziele verfolgen wir, wenn wir – Ende des 20. Jahrunderts – unsere Ernährungsweise ändern, als ersten und wichtigsten Schritt zu neuer Gesundheit?

Naturkost und ihre Bedeutung

Gewiß hat das Essen in allen Gesellschaften, in denen Hunger nicht das Hauptproblem ist, seine symbolische Bedeutung. Oft ist die Nahrungsaufnahme sogar mit religiösen Riten und Bräuchen verbunden, wie etwa in der europäischen Tradition, freitags Fisch zu essen. Was die Nahrung für den Konsumenten bedeutet, ist beinahe ebenso wichtig wie das, woraus sie besteht. Tatsächlich fällt es schwer, beide Aspekte zu trennen. Ganz besonders gilt dies zweifellos für Naturkost und gesunde Ernährung. Die Tatsache, daß der Geschmack kulturell geformt und gesellschaftlich kontrolliert wird, ist wohlbekannt, nicht nur bei Anthropologen, sondern auch bei Werbetextern, die erkannt haben, daß der Konsument sich bei seinen Entscheidungen zwischen verschiedenen Marken nicht durch den Geschmack leiten läßt, sondern durch die Bedeutung oder das »Image« einer bestimmten Marke. »Ein wesentlicher Befund der Produktforschung«, schreibt Julia Lannon,

> ... ist die Tatsache, daß die Fähigkeit, zwischen verschiedenen Geschmacksrichtungen (wenn auch nicht verschiedenen Zusammensetzungen) zu unterscheiden, sehr schwach ausgeprägt ist. Dies läßt sich durch blinde Geschmackstests verschiedener Lebensmittel nachweisen, oder – noch interessanter – durch Tests mit demselben Lebensmittel in unterschiedlichen Verpackungen. So etwa zeigten hundert befragte britische Hausfrauen eine signifikante Vorliebe für ein Stück Fleisch, das als Englisches Lamm ausgezeichnet war, im Vergleich zu einem anderen, das als Neuseeland-Lamm deklariert wurde, während tatsächlich beide Stücke aus der Lende desselben Neuseeland-Lammes geschnitten waren. So kann die Verpackung den Geschmack der Ware verändern.[13]

Beim Essen spielen viele Faktoren eine Rolle, die über das Stillen von Hunger oder die Erfüllung genau umschriebener Nahrungsbedürfnisse weit hinausgehen. Es ist erwiesenermaßen vergeblich, auf den Nährwert und die Bekömmlichkeit bestimmter Speisen hinzuweisen, solange diese Speisen anderweitigen kulturellen oder symbolischen Erwartungen zuwiderlaufen. So geschehen mit Soja-Protein, das anfangs als Fleischersatz für arme Familien auf den Markt gebracht wurde. Obwohl preiswert und angeblich sehr gesund, wurde es vom Verbraucher nicht angenommen. Doch als Naturkostprodukt verpackt, in Form des aus der alt-japanischen Küche übernommenen Tofu, ist es sehr beliebt. Die Wahl eines Nahrungsmittels und die Befriedigung, die es bringt, werden oft von seinem symbolischen Gehalt bestimmt, also davon, was jede Speise (oder deren Kombination) für den Esser bedeutet. »Naturkost« macht gewiß keine Ausnahme von der Regel, daß Essen mehr als nur körperliche Bedürfnisse befriedigt. Zwar behaupten viele Konsumenten, sich aufgrund wissenschaftlicher Erkenntnisse für eine Gesundheitsdiät entschieden zu haben. Doch der Versuch, durch eine entsprechende Ernährung Gesundheit zu erlangen, ist mit der Symbolik des Essens so wesenhaft verbunden wie jedes andere komplizierte System religiöser Observanzen oder Tabuvorschriften im Zusammenhang mit gewissen Speisen.

Vielleicht der überraschendste Aspekt der »Gesundkost« ist, daß sie zum Brennpunkt einer Gruppenloyalität avanciert ist, die von Leuten innerhalb wie außerhalb der Gruppe sehr stark empfunden wird. Gesund zu essen unterscheidet einen per Definition von der herrschenden Eßkultur. Heutzutage wird Gruppenzugehörigkeit kaum noch durch Präferenzen in der Ernährung ausgedrückt, abgesehen vielleicht von der Treue zu bestimmten Speisen in ethnischen oder religiösen Gruppen. Soziale Unterschiede finden meist in anderen Aspekten des Lebensstils ihren Ausdruck, wie etwa in der Wahl bestimmter Getränke oder dem Gebrauch gewisser Drogen. In der Gesundheitsbewegung signalisiert »Richtige Ernährung« eine Lebenshaltung, die sich von den Wertvorstellungen der »Mehrheit« – wie Konsumdenken und »Junk Food« – absetzt. In der Ablehnung »herrschender« Eßgewohnheiten unserer Gesellschaft schwingt eine Kritik am passiven Konsum in einer Massengesellschaft mit, wobei eine »gesunde« Ernährung als Mittel verstanden wird, die eigene Individualität zu behaupten. Noch vor kurzem wurde Naturkost von gewissen Gruppen gerade deshalb abgelehnt, weil sie Zeichen eines alternativen (und daher befremdlichen) Lebensstils war. Das puritanische Image, daß zum Beispiel dem Vollkornbrot anhaftete, schreckte manche Gruppen geradezu ab, es zu kaufen, obwohl allgemein die Ansicht herrschte, daß es gesünder oder »tugendhaft« war.

> … Weißbrot ist »normal«. Man ist darauf angewiesen, und es gehört zum Alltag. Es ist einfach da, um gegessen zu werden. Es spielt keine Sonderrolle, wie das Vollkornbrot es zu tun

> scheint. Sehr aufschlußreich war eine Studie, bei der Weißbrot-Esserinnen ihre Meinung über Frauen äußern sollten, die nur Vollkornbrot verzehren. »Gesundheitsapostel«, »Spinnerinnen«, »modische Mitläuferinnen«, »besessen von ihren Eingeweiden«, »irgendwie sonderbar« – dies waren die Projektionen, durch die sich »normale« Frauen, mit ihren gewöhnlichen Familien und Wertvorstellungen, psychologisch von den Vollkornbrot-Konsumentinnen distanzierten. Das kulturelle Odium der Tugendhaftigkeit, das dem Vollkornbrot anhaftet, veranlaßte gewöhnliche Frauen, sozial auf Distanz zu gehen.[14]

Inzwischen haben solche Wertvorstellungen geradezu eine Umkehrung erfahren. Die Gesundheits-Esser gelten nicht mehr als Hippie-Randgruppe oder als Spinner, sondern als Leute, die sich für ihre Gesundheit verantwortlich fühlen.

Tatsächlich kann gesundheitsbewußte Ernährung heute gar nicht mehr als »alternativ« bezeichnet werden. Die Ausbreitung von Naturkostläden und vegetarischen Restaurants, die Wachstumsraten von Biokost-Produkten sowie der Erfolg einer Reihe von vegetarischen Publikationen zeigen, wie breit diese Ideen akzeptiert werden. Menschen, die früher Naturkost als »Spinnerei« ablehnten, haben heute eher soziale Schuldgefühle, weil sie einer gesunden Ernährung nicht genügend Aufmerksamkeit widmen. Auch dies zeigt, wie tief die Prinzipien der Gesundheitsbewegung in das gesellschaftliche Bewußtsein eingedrungen sind, auch wenn die Durchschnittsfamilie diesen Grundsätzen nicht Folge leistet. Diejenigen, die nach Gesundheit durch eine natürliche Ernährung streben, fühlen sich dadurch in ihrem Glauben bestärkt, einer aufgeklärten und progressiven Gruppe anzugehören, was für ihre Motivation eine wichtige Rolle spielt.

Beim gesunden Essen geht es also auch um eine Art sozialer Abgrenzung, bisweilen sogar um einen moralischen Standpunkt. Ja, der scharfe Gegensatz zwischen »gesundem« Essen und »Junk Food« legt es nahe, die Welt in die Lager der Tugendhaften und der Bösen aufzuteilen. In diesem stark vereinfachten Weltbild werden die meisten

Lebensmittel, die der reinen Geschmacksbefriedigung dienen (d.h. die meisten zuckerhaltigen oder süßen Speisen), dem Lager des Bösen zugeschlagen. Schriftsteller und Journalisten beschwören dann eine Vision der »irrenden Massen«, d.h. von Leuten, die nur »Junk« oder »Dreck« essen. »Meine eigene Erfahrung beweist«, schreibt der offenbar gesundheitsbewußte Paul Levy im *Observer,* »daß es in England wohl nur wenige Kinder gibt, die nicht genug von dem bekommen, was meine Kinder ›böses Essen‹ nennen.« Die Anhänger der Gesundheitsbewegung würden zwar am liebsten die Ernährungsgewohnheiten der ganzen Nation verändern, doch ihr Bewußtsein, sich von anderen Gruppen zu unterscheiden, ist stark ausgeprägt. Auch wenn es vordergründig vor allem um die Gesundheit geht, speist sich die Befriedigung, die man aus gesunder Ernährung beziehen kann, doch stark aus solchen Gefühlen der Opposition, der Abgrenzung und mithin der Überlegenheit. Die Kritik an der Massengesellschaft richtet sich aber nur auf die Art, wie diese den Körper behandelt und mit körperlichen Störungen umgeht. Soziale Unterschiede bleiben dabei außer Betracht, und ebensowenig mündet die Ablehnung der Massengesellschaft in eine politische Kritik an der Form, in der Produktion und Absatz von Lebensmitteln organisiert sind.

Das Rohe und das Gekochte

Hinter der Unterteilung von Nahrungsmitteln in gut und böse, tugendhaft und verwerflich stehen signifikante Hierarchien und Gegensätze, die auf eine schlichte, von weiten Kreisen geteilte Vorstellung dessen hinauslaufen, was eine einfache, gesunde Ernährung darstellt.

> Erstens, die Lebensmittel sollten als ganze verzehrt werden, und nicht als Teile von Lebensmitteln, die durch sogenannte Veredelung gewonnen werden. Zweitens, die Lebensmittel sollten so frisch wie möglich auf den Tisch kommen. Sie soll-

> ten möglichst kurze Zeit dem Zersetzungsprozeß ausgesetzt bleiben, der oft die Folge einer Oxydation ist. Dies bedeutet, »die Lebensmittel sollten ihrem lebendigen Zustand so nahe wie möglich sein«, weil der Vorgang des Kochens die karzinogenen Eigenschaften der Nahrungsmittel verstärkt. Drittens, die Lebensmittel sollten nicht toxisch sein – d.h. sie sollten keinerlei synthetische Aromastoffe, Farben, Konservierungsmittel oder andere Zusätze enthalten, die das Nahrungsmittel kosmetisch aufwerten. Und viertens, die Ernährung sollte abwechslungsreich sein, weil der Mensch sich an ein breites Spektrum von Nahrungsmitteln gewöhnt hat, die eine große Auswahl an Nährstoffen bieten.[15]

Zu den »bösen« Speisen gehören tierische Fette, Zucker, raffinierte Getreide und industriell verarbeitete Lebensmittel. Die »guten« Lebensmittel sind reich an Faserstoffen, immer vollwertig, wie Vollkornmehl und Vollkornweizen, oder es sind Samen, Körner und Keimlinge. Rohkost wie Obst oder Gemüse ist besonders »tugendhaft«, und wenn es gekocht werden darf, dann nur kurz. Tierisches Protein jeder Art gilt meist als böse. Es gibt aber auch viele Halb-Vegetarier, bei denen die Anforderung, die Lebensmittel müßten ihrem lebendigen Zustand möglichst nah bleiben, sonderbar umgekehrt wird. Sie pflegen statt dessen eine Hierarchie der Fleischsorten, wobei »weißes« Fleisch, also Fisch oder Geflügel, akzeptabler ist als »rotes« und blutiges Fleisch.

Gewiß kann es als erwiesen gelten, daß zu langes Kochen essentielle Nährstoffe zerstört und daß bei bestimmten Formen industrieller Verarbeitung, wie etwa bei der Herstellung von Weizenmehl, Stoffe und Spurenelemente verlorengehen, die heute als gesundheitsfördernd anerkannt werden. Die »Tugenden«, die gesundem Essen zugeschrieben werden, scheinen jedoch über das Nachweisbare hinaus auch symbolischer Art zu sein. So weisen Ernährungswissenschaftler zum Beispiel darauf hin, daß Lebensmittel auch bei natürlichem Anbau im Rohzustand Giftstoffe enthalten können und daß in der natürlichen Zersetzung von Lebensmitteln weitere Gefahren lauern.

Die ausschließliche Verwendung von rohen oder frischen Produkten, so argumentieren sie, kann zu Mangelerscheinungen oder einer eintönigen Diät führen, da die Ernährung von der saisonbedingten Verfügbarkeit der Lebensmittel abhängig wird. In einer Überflußgesellschaft wie der unseren gibt es natürlich immer ein Angebot von frischem Obst und Gemüse aus allen Gegenden der Welt – doch ist der Transport im Jumbo-Jet noch ein »natürlicher« Prozeß? Eine Studie kam gar zu dem grausam ironischen Resultat, daß Leute, »die sich nur von ›Junk Food‹ ernährten, unter Ausschluß von Obst, Gemüse und Getreide«, die niedrigsten Pestizidrückstände im Körper hatten.[16]

Auch von den Vorteilen industrieller Verarbeitung sind viele Ernährungswissenschaftler überzeugt oder plädieren zumindest dafür, sie sachlich gegen die Risiken abzuwägen. Sie führen Fabrikationstechniken ins Feld, »bei denen Verluste (an Vitaminen) herabgesetzt werden können, so daß der unvermeidliche Gesamtverlust geringer ist als beim Kochen frischer Produkte zu Hause«[17]. Tiefgekühlte Erbsen, so verraten sie uns, verlieren weniger Vitamine, wenn sie nur die erforderliche kurze Zeit gekocht werden, als frische Erbsen, die erheblich länger gegart werden müssen. Die Vorteile der Konservierung, die den mikrobiologischen Verfall unterbindet oder verzögert, wiegen ihrer Ansicht nach die von solchen Verfahren ausgehenden Gesundheitsrisiken sehr wohl auf. Gewiß gibt es gute Gründe, manche Standpunkte der Ernährungswissenschaftler mit Vorsicht aufzunehmen, da viele von ihnen in enger Beziehung zur Lebensmittelindustrie stehen. Dies ist jedoch kein Grund, ihre Einwände pauschal zu verwerfen. Beide Gruppen, die Gegner einer Massenproduktion von Nahrungsmitteln sowie diejenigen, die davon profitieren, haben offensichtlich unterschiedliche Auffassungen von den jeweiligen Gesundheitsrisiken. Und hinter diesen Auffassung stehen unterschiedliche Vorstellungen von Gesundheit und der symbolischen Bedeutung bestimmter Nahrungsmittel.

Das wichtigste Anliegen der Lebensmittelindustrie ist die Hygiene. Oberstes Ziel der neuen Gesundheits-Esser ist es dagegen, »die vielen gefürchteten Degenerationskrankheiten unserer Zeit« zu vermeiden[18]. »Gesundheitsbewußte Verbraucher« sind davon überzeugt, daß die Ursachen dieser Krankheiten in der industriellen Massenproduktion von Lebensmitteln zu suchen sind. In jener symbolischen Sprache, die sich im Umfeld der Naturkostbewegung entwickelt hat, äußert sich eine unerbittliche Feindschaft gegen industriell verarbeitete Lebensmittel und gegen jegliche Anwendung technischer Verfahren in der Nahrungsproduktion. »Die Nahrung, an die der Mensch sich angepaßt hat, ist nicht veredelt, künstlich konserviert oder kondensiert, wie es die vielen Lebensmittel sind, die der Zivilisationsmensch heute verbraucht. Eine Rückkehr zur Gesundheit verlangt also Nahrungsmittel möglichst in der Form, wie sie in der Natur vorkommen.«[19] Überall finden sich Hinweise auf die schädlichen Folgen der Verarbeitung. Diese Ablehnung der industriellen Lebensmittelpruduktion betrifft nicht nur die Verwendung chemischer Zusätze und Konservierungsmittel; abgelehnt werden generell alle Verfahren der Veredelung und Konservierung, die angeblich die Lebensmittel bis zur Wertlosigkeit auslaugen.

Was all diesen Vorstellungen von gesunder Kost zugrunde liegt, ist der Wunsch, den verarbeitenden Eingriff zwischen der Frucht auf dem Feld und der Mahlzeit auf dem Tisch möglichst gering zu halten. Das Kochen, das einmal als höchste Errungenschaft des Menschen galt, ist nach dieser Auffassung eine eher problematische Aktivität, ja sie wird manchmal sogar als eine Art industriellen Verfahrens *en miniature* betrachtet. Wenn in der einschlägigen Literatur von den Vorzügen der Rohkost die Rede ist, zum Beispiel in Charles Gerras' *Feasting on Raw Foods,* werden sie als »nicht dem Feuer ausgesetzte Speisen« bezeichnet. Als »roh« definiert der Autor Speisen, die nicht über 60°C erhitzt wurden – mit der Begründung, daß dies eben die Temperatur des Wassers aus der normalen häuslichen Warmwasserleitung ist. Dies ist eine merkwürdige Unterscheidung; denn heißes Wasser aus der Leitung ist gewiß eine Annehmlichkeit des industriellen Zeitalters. Der Autor argumentiert damit, daß in der Zusammensetzung der Lebensmittel unterhalb dieser Temperatur keine Veränderung stattfindet. Der Vorgang des Kochens, so hören wir, bei dem menschliche Fertigkeiten und Gerätschaften zum Einsatz kommen, sei dagegen eher geeignet, die »Natur« der Lebensmittel zu verändern.

Es ist symptomatisch, daß diese Kritik am Kochen nicht mit einer Kritik an der Arbeitsteilung im Haushalt einhergeht. Vielmehr wird paradoxerweise die Bedeutung der häuslichen Herstellung von Speisen hervorgehoben, ja oft gelten nur Dinge, die unmittelbar zu Hause zubereitet werden, als vollwertige Nahrung. Die Firma Home Milling Enterprises erklärt, unter Berufung auf »neuere Erkenntnisse« über die rasche »Degeneration« gelagerten Mehls, daß »nur frischgemahlenes Mehl ihnen die ganze Reinheit des Weizenkorns garantiert«[20]. Und die Liebhaber zu Hause gekeimter Sojabohnen begründen ihre Vorliebe damit, daß diese Nahrung »so frisch verzehrt« werden kann. Es ist, als wäre das private Heim selbst eine Mini-Welt, wo der einzelne schalten und walten kann, ohne daß die moderne Welt dazwischentritt. Diese Feindschaft gegen alles Industrielle, diese Verklärung häuslicher Produktionsmethoden, ist symptomatisch für die undifferenzierte Art, in der alle Sozialkritik der alternativen Gesundheitsbewegung sich gegen allgemeine gesellschaftliche Tendenzen richtet, die pauschal als »technologische Gesellschaft«, »Industriegesellschaft« oder »Massengesellschaft« etikettiert werden. Sich seine Nahrung zu Hause zuzubereiten gilt als ein Weg, einer hemmungslosen Technologisierung und einem Verlust an menschlicher Individualität entgegenzutreten, der sich in der Massenproduktion von Lebensmitteln verkörpert. Vernachlässigt werden dabei die sozialen Unterschiede sowie die Probleme, die aus ihnen erwachsen, wie etwa die Arbeitsteilung der Geschlechter. Daß Hausarbeit und die häusliche Arbeitsteilung eine der Grundlagen für den untergeordneten Status der Frau sind, dürfte sich herumgesprochen haben. Doch die Liebhaber des Hausgemachten sind in erhabener Blindheit gegenüber der Tatsache befangen, daß dies Mehrarbeit in der Küche bedeutet, die zweifellos von Frauen geleistet wird.

Daß Gekochtes abgelehnt, alles Hausgemachte aber zugleich idealisiert wird, ist nicht ganz so widersprüchlich, wie es auf den ersten Blick erscheinen mag. Dahinter steht die Entwicklung eines bedeutsamen Antagonismus zwischen dem Rohen und dem Gekochten.

Rohkost in Form von Lebensmitteln, die weder gekocht noch verarbeitet wurden, hat eine bislang beispiellose Bedeutung gewonnen.

> Mit diesem höheren Bewußtsein (für gesunde Ernährung) geht ein verstärktes Interesse an neuen Zubereitungsarten der Speisen einher, die reich an Nährstoffen und wahrhaft natürlichen Aromen sind. Eine der einfachsten und besten Küchen der Welt bleibt weitgehend unbeachtet, und ihr Zentrum liegt doch buchstäblich wie auch sinnbildlich in unserem eigenen Garten – die geschmacksfrische, wunderbar nahrhafte, gaumenverwöhnende Welt der Rohkost.[21]

Das Rohe und das Verarbeitete spiegeln im Grunde den Gegensatz zwischen dem Natürlichen (Guten) und dem Technologischen (Bösen) wider. Es ist geradezu eine Umkehrung jenes Denkens, das im Verfeinerten (und daher von der Natur Entfernten) etwas Gutes sah, weil darin die elementaren menschlichen Fertigkeiten des Kochens und Verarbeitens zum Ausdruck kamen – ein Denken, das z.B. der Entwicklung einer verfeinerten Kochkunst im Frankreich des 18. Jahrhunderts den Weg bereitete.

Der Gegensatz ist als solcher keineswegs neu, obwohl die Bedeutungen, die den beiden Formen von Nahrung beigelegt wurden, wie auch ihr Verhältnis zueinander sich in verschiedenen Gesellschaften und in verschiedenen Epochen der Geschichte ganz unterschiedlich darstellen. Er ist, wie der Anthropologe Claude Lévi-Strauss nachgewiesen hat, eine Grundlage aller Küchen der Welt. Obwohl das Essen, sofern es dem Überleben dient, so meint er, eine »natürliche« Aktivität ist, da wir sie mit den Tieren teilen, ist das Kochen eine fundamental menschliche Aktivität und daher ein Ausdruck von Kultur. Die Tiere suchen und fressen, was sie finden und brauchen. Der Mensch konserviert, lagert ein und bereitet zu und verleiht dem Verzehr von Nahrung soziale Bedeutung. Lévi-Strauss sieht also in der Zubereitung des Essens eine elementare Schnittstelle menschlichen Daseins – die Schnittstelle zwischen Natur und Kultur. Die Verwandlung von Natur durch das Kochen ist für ihn Ausdruck der sozialen und kulturellen Identität des Menschen, kurzum, ein Ausdruck unserer Verschiedenheit von der Natur.

Aber das Verhältnis zwischen Natur und Kultur ist für den Menschen nichts absolut Gegebenes. Es muß immer wieder neu festgelegt werden und differiert zwischen den verschiedenen Gesellschaften.

> Als Gattung sind wir tierischer Natur; mehr oder minder wie die übrigen Spezies; wir haben parallele Körperfunktionen und ähnliche körperliche Bedürfnisse zum Überleben. Gleichzeitig aber sind wir nicht tierischer, sondern menschlicher Natur. Wir haben Sprache und Intelligenz und eine Kultur – und all dies kombiniert in einer Weise, die auf diesem Planeten einmalig ist. Wir sind Geschöpfe der Natur und gleichzeitig der Kultur. Außerdem ist das Wissen um dieses universelle Merkmal aller Menschenwesen selbst universell und bildet ein Teil des »Kulturbewußtseins« aller Gesellschaften. Aber es ist auch eine Quelle latenter Spannungen im menschlichen Leben, die, wie Lévi-Strauss meint, dauernd nach Lösung verlangen.[22]

Lévi-Strauss will damit sagen, daß die Art, wie Essen zubereitet und gekocht wird, ein Ausdruck dessen ist, wie dieser Unterschied zwischen Natur und Kultur von einer bestimmten Gesellschaft oder einer Gruppe in dieser Gesellschaft interpretiert wird.

Auch für heutige Ideen über gesunde Ernährung ist dieser Ansatz aufschlußreich. Hier hat sich die Waage zugunsten des Rohen geneigt, zugunsten von Nahrungsmitteln, die menschlicher Bearbeitung möglichst wenig ausgesetzt waren. Das Kulturelle oder spezifisch Menschliche wird als gefährlich erachtet, vielleicht sogar als »unrein«, ähnlich wie bestimmte Speisen in bestimmten Religionen als unrein gelten, zum Beispiel Schweinefleisch bei den Juden und Fleisch überhaupt bei den Sikhs. Angeraten ist eine möglichst geringe Bearbeitung zwischen dem Naturzustand und dem menschlichen Verzehr. Die natürlichen Bestandteile der Nahrung sollen den menschlichen Körper, unbeeinträchtigt durch kulturelle Einflüsse, mit ihren essentiellen Energien anreichern. »Die Strahlen und die Energie der Sonne sind in den Zellen (der unveränderten und frischen Nahrungsmittel) eingefangen und geben uns eine Energie und Lebendigkeit, die auf anderen Wegen der Ernährung nicht zugänglich ist. Bearbeitete oder abgepackte Lebensmittel sind denaturiert.«[23] Solchen Vorstellungen liegt latent die Idee zugrunde, daß die Pflanze die Lebenskräfte der Natur umschließt. »Samenkörner« zum Beispiel »sind ein Vorrat an Energie, Vitaminen und Mineralien, der für den Pflanzenkeimling bestimmt ist.«[24] Je näher ein Lebensmittel der lebendigen Kraft der jungen Pflanze kommt, desto größer ist sein Wert als Nahrung.

Auch Kräutern werden heute Eigenschaften weit über die Geschmacksveredelung hinaus zugeschrieben: Sie sind lebenspendende Pflanzen *par excellence,* da sie mit traditioneller Heilkunde in Beziehung stehen. »Kräuter sind für den Menschen bekömmlich, einfach weil sie geschaffen sind, um menschliche Beschwerden zu lindern. Fast alle haben aufbauende, und nicht zerstörerische Eigenschaften. So sind sie von der Schöpfung geplant, und in der richtigen Zusammenstellung können sie von großem Nutzen für uns sein, und dies ohne irgendwelche Nebenwirkungen.«[25]

Diese Bevorzugung der »Natur« gegenüber der »Kultur«, die auf dem Mißtrauen gegenüber einer potentiell zerstörerischen menschlichen Einwirkung beruht, bildet den Kern der Auffassungen von Natur, wie sie an einer früheren Stelle dieses Buches dargestellt wurden. »Natur« wird als lebenspendende Kraft definiert. Die Natur hat nichts mit Tod oder Verfall zu tun, sondern mit Geburt, Erneuerung und gesundem Wachstum – all dies Eigenschaften, die angeblich in der jungen Pflanze, und besser noch in Samen und Keimen enthalten sind. In der Natur gibt es keine Mißbildung, keine barbarische Zerstörung, keine üblen Tricks wie Vergiftung und Verfälschung. Entsprechend unterschiedlich ist auch die Einschätzung der »Risiken«, die von Lebensmitteln ausgehen. Für die Ernährungswissenschaftler ist die Natur immer noch »riskant« und muß durch die Technik keimfrei gemacht werden, auch wenn dies bedeutet, daß Tiere und Pflanzen mit erschreckend hohen Dosen von Antibiotika und Chemikalien bombardiert werden. Für die »Gesundköstler« enthält die Natur keine solchen Risiken; die von der Kultur ausgehenden Risiken sind viel größer. Für die eine Gruppe liegt die Gefahr in der Natur, für die andere ist sie in der Kultur lokalisiert. Daß die geschilderten Prinzipien gesunder Ernährung heute so breiten Widerhall finden, zeigt, wohin sich die Waage geneigt hat.

Die Hierarchie der Speisen

Nirgendwo wird diese Neubewertung des Natürlichen deutlicher als in der Einstellung zum Fleischverzehr. Der Abscheu vor Fleischkost ist die Kehrseite der Verherrlichung pflanzlicher Ernährung. Ein Grund dafür ist, daß Tiere in ähnlicher Weise menschlichen Eingriffen der »Verarbeitung« und »Industrialisierung« ausgesetzt sind. Schlachttiere werden in »Fabrikfarmen« gehalten, auf engem Raum zusammengepfercht, und können unter solchen Bedingungen nur aufgrund ständiger Verabreichung von Antibiotika überleben. Fleisch unterliegt also einer äußerst gefährlichen menschlichen Intervention. Es hat aber mit der heutigen Ablehnung von Fleischkost noch mehr auf sich. Alle Gesellschaften umgeben den Fleischverzehr mit symbolischer Bedeutung, auch wenn den verschiedenen Fleischsorten von jeder Kultur ganz unterschiedliche Bedeutungen beigemessen werden. Anthropologische Untersuchungen haben ergeben, daß rotes Fleisch vielfach mit Sexualität, Fleischlichkeit, Körperkraft und Tod assoziiert wird. So ist es zum Beispiel »in manchen Gegenden Spaniens immer noch üblich, daß eine Frau nach dem Stierkampf zum Fleischer geht, um ein Stück aus der Lende des tapfersten Stiers für das Abendbrot ihres Mannes zu kaufen und sich auf diese Weise den Erhalt seiner Kraft und Männlichkeit zu sichern«[26]. Doch auch in England, wo man in diesen Dingen zurückhaltender denkt, gilt blutiges Fleisch in gewisser Weise als Ausdruck von Macht, was die roten Fleischsorten in der »traditionellen« britischen Küche an die Spitze einer Hierarchie der Speisen stellt.

> Die Grundlage dieser Hierarchie ... sind sozialer Status und eine Art von Machtgefühl. An der Spitze, mit dem höchsten Status verbunden, stehen die roten Fleischsorten wie Steak oder Roastbeef; weiter unten rangieren die weißen oder blutleeren Fleischsorten wie Geflügel und Fisch. Noch tiefer stehen tierische Produkte wie Eier. Die mit höchstem Status verbundenen Sorten bilden den Kern einer Hauptmahlzeit, während Eier und Käse den Kern leichterer Mahlzeiten wie Abendbrot oder Imbiß bilden. Wieder eine Stufe tiefer in der Hierarchie stehen die Gemüse, die in unseren Haushalten als Beilage gelten, die nicht ausreichen, um für sich allein eine Mahlzeit abzugeben, ohne daß Fleisch oder ein anderes tierisches Produkt im Mittelpunkt steht.[27]

Obwohl dem Fleisch unbewußt solche Macht zugeschrieben wird, möchten die meisten Menschen das Blut in ihrem Fleisch nicht allzu deutlich sehen und garen Lammkeule oder Rindfleisch so lange, bis das Blut nicht mehr sichtbar flüssig ist. Ebenso fühlen die meisten sich von der Vorstellung abgestoßen, fleischfressende Tiere wie Katzen, Hunde oder Krähen zu verzehren, obwohl dies in manchen Gesellschaften durchaus üblich ist. Da rotes Fleisch die Bedeutung von Kraft, Sinnlichkeit und Tod enthält, wird die Vorstellung, fleischfressende Tiere zu verzehren, offenbar so empfunden, als ob man »allzu starkes« Fleisch ißt. Auch moderne Schriften über gesunde Ernährung vertreten die Werte dieser Hierarchie, wiewohl in umgekehrter Form. Rotes Fleisch gilt nun nicht mehr als wertvollstes, sondern als minderwertigstes Nahrungsmittel. Ihm wird zwar immer noch die größte Macht zugeschrieben, doch diese Macht wird nun als zerstörerisch definiert.

Dies zeigt sich deutlich in der verbreiteten Vorliebe für eine halbvegetarische Kost. Anders als die ethisch motivierten Vegetarier verzehren diese halb-vegetarischen Kreise wohl Fleisch, hauptsächlich aber weiße Fleischsorten wie Fisch und Geflügel. Der entscheidende Faktor ist hier das Blut. Manche Fleischsorten werden als »zu blutig« empfunden; sie erinnern zu offenkundig an die Macht, die rotes

Fleisch angeblich hat. Dabei steht mehr auf dem Spiel als nur die Überzeugung, daß ein übermäßiger Konsum an Fleisch und tierischen Fetten nicht nur ungesund, sondern auch ökologisch unverträglich ist. Die einschlägigen Schriften spiegeln ein Gefühl des Abscheus und Widerwillens gegen die Vorstellung, tierisches Fleisch zu verzehren: »Die meisten unserer Krankheiten ... könnten wesentlich gelindert werden, wenn wir unser Leben lang auf den Verzehr der toxischen Ingredienzen gekochter Fleischnahrung verzichten könnten.«[28] Es entspricht der Idee einer »natürlichen« Ernährung, daß die Menschheit in Harmonie mit der Natur leben soll. Blutiges Fleisch erinnert allzu offenkundig an Disharmonie und gewaltsamen Tod. Fleischliche Kost steht für kulturelle Intervention, Tod und Störung dieser Harmonie – im Gegensatz zu den leben- und energiespendenden Keimlingen und Gemüsesorten.

Zu dem Gegensatzpaar der »bösen« und »tugendhaften« Speisen tritt noch eine weitere Kategorie. Es gibt auch »magische« Speisen, d.h. Nahrungsmittel, die besonders reich mit all den genannten positiven Attributen der Natur ausgestattet sind. Diese Nahrungsmittel sind mehr als nur tugendhaft, wie etwa Soja, Tofu, Seetang und Algen, gekeimte Bohnen und Linsen. Magische Speisen haben magische Attribute; in ihnen sind die Vitalkräfte der Natur enthalten. Gesundheit in konzentrierter Form findet sich in besonderen Nahrungsmitteln und Substanzen wie Ginseng oder amazonischem Gurunga. Magische Nahrungsmittel sind stets in dem Zustand belassen, »wie sie in der Natur vorkommen«, und gänzlich unverarbeitet. Gelée royale zum Beispiel »ist eine einzigartige lebenspendende Substanz, die von der Arbeitsbiene nur bis zum zehnten Tag ihres Lebens hergestellt wird, zur Ernährung der Königin, die sich schnell zu physischer Vollkommenheit entwickelt und eine Lebensfrist von fünf Jahren erreicht. Die Arbeitsbienen hingegen, die von normaler Nahrung leben, erreichen nur die halbe Körperspanne und eine Lebenszeit von vierzig Tagen ... Dieses wahrhaft wunderbare Naturprodukt wird in keiner Weise bearbeitet ...« und enthält »einen Anteil, der sich jeder wissenschaftlichen Definition entzieht«. Täglich genommen, kann es einem »zu besserer Gesundheit, Vitalität, jugendlicher

Energie und strahlendem Aussehen verhelfen«, und über einen Zeitraum von drei Monaten eingenommen, vollbringt diese Wunderspeise eine »unglaubliche Verbesserung von Gesundheit und Wohlbefinden sowie eine Vitalisierung von Teint und Haar.«[29]

Oft können solche magischen Speisen auf eine lange Tradition zurückblicken. Sie waren bei »primitiven« Völkern bekannt, oft ein seit Jahrtausenden gehütetes Geheimnis, wie etwa das Öl des Teestrauches, das angepriesen wird, weil es bei den australischen Ureinwohnern gebräuchlich war. Nichts verleiht einem Nahrungsmittel oder Tonikum offenbar größere Glaubwürdigkeit als die Tatsache, daß es irgendwann von »Naturvölkern«, Mönchen oder Heiligen verwendet wurde. Die Herstellung der betreffenden Substanzen gewinnt ganz wesentlich, wenn sie unter Aufsicht eines verehrungswürdigen Meisters oder Eremiten erfolgt, der mit den Mysterien der Natur in Verbindung steht. Pelgorkräuter werden zum Beispiel »in ihrer Blütezeit von alten Männern handverlesen ... Dann werden sie auf einer Terrasse in der Sonne getrocknet, nicht über einem Ofen. Franco, ein wahrer Künstler, zieht sich sodann für ein paar Wochen von der Welt zurück, um die Zusammenstellung der Kräuter zu besorgen. (Manchmal taucht er mit einem langen Bart wieder auf.)«[30] Solchen alten Weisen und »primitiven« Stammesgruppen wird ein besonderes Verständnis für die »wesenhaften« Qualitäten der Natur zugeschrieben. Diese Leute, so müssen wir glauben, haben Pflanzen entdeckt, die alle wohltätigen Eigenschaften der Natur verkörpern – Pflanzen, die auf geheimnisvolle Weise die ursprünglichen, unbearbeiteten, energiespendenden Qualitäten verkörpern, die eine wahrhaft gesunde Ernährung uns verleihen sollte.

Das andere Ende der Ernährung

Es ist wohl unvermeidlich, daß solch ein obsessives Interesse für das, was in den Körper gelangt, und für die Art, wie bestimmte Speisen die einzelnen Organe beeinflussen, mit einem ähnlich zwanghaften Interesse für alles einhergeht, was aus dem Körper kommt. Es geht nicht länger nur darum, sicherzustellen, daß alles, was vom Körper aufgenommen wird, auch mit all den lebenspendenden und energiesteigernden Eigenschaften der Natur ausgestattet ist. Ebenso nötig ist es, unseren Körper von allen Spuren industrieller Verderbnis zu reinigen. Die von Audrey Eyton entwickelte F-Plan-Diät hat zum ersten Mal deutlich gemacht, daß Stuhlgang heute zum Gegenstand öffentlicher Besorgnis geworden ist und nicht mehr lediglich die schrullige Marotte einer Randgruppe oder die private Obsession der Mehrheit darstellt. Kleie und Ballaststoffe gelten seither als perfekte Lösung für eine Ernährung, bei der man auf nichts zu verzichten braucht, wie es in der Reklamefibel *Eat Yourself Fit* des All-Bran-Konzerns heißt. Kleie ist ein Nahrungsmittel, von dem man jede Menge essen darf, um den Hunger zu stillen, und das weitgehend vom Körper wieder ausgeschieden wird.

Aber Ballaststoffe und Stuhlgang haben inzwischen eine noch höhere Bedeutung gewonnen. Es geht nicht mehr um den alten Konflikt zwischen Verstopfung und einer euphemistisch verbrämten »Regelmäßigkeit«. »Reinigung«, »Spülung«, »Entgiftung«, so lauten die Schlagwörter, die heute das »andere Ende« der Ernährung beherrschen. Verstopfung gilt nunmehr als das schlimmste aller Leiden, das der Entstehung grauenhafter Substanzen Vorschub leistet – wie Fäulnis, unverdaulichen Reststoffen und gefährlichen Giften. Die Ausscheidung wird in diesem Kontext zur großen Läuterung und Purgation, zum Ritual, das uns von schädlichen Nebenprodukten der verzehrten Nahrung befreit. »Das Fleisch, das wir essen, enthält zumeist Antibiotika und Sedativa, der Fisch ist vergiftet, und Obst und Gemüse sind mit Giften gespritzt … Die Ansammlung von Giftstoffen ist verantwortlich für die meisten Krankheiten, an denen wir leiden. Die Leute halten es für völlig richtig und ausreichend, jeden Morgen regelmäßig auf die Toilette zu gehen. Weit davon entfernt, muß eine richtige Ausscheidung selektiv und geradezu fließend erfolgen.«[31] Tatsächlich wurde die bescheidene Forderung des »einmal täglich« inzwischen ersetzt durch eine viel straffere Regel: »dreimal täglich, nach jeder Mahlzeit«[32].

Die Zeitschrift *Green Farm* wählte 1986 den Dickdarm zum

»Organ des Jahres«[33] – mit der Begründung, daß »praktisch jeder unserer Leser, der angerufen oder geschrieben hat, sich die Frage stellt, ob der seine auch richtig funktioniert. Dies ist kaum verwunderlich. Wenn es dem Dickdarm nicht gut geht, kann es auch dem übrigen Menschen nicht gut gehen, und in letzter Zeit hat die bewußte Aufmerksamkeit für dieses Organ, wie auch seine wissenschaftliche Erforschung, beträchtliche Fortschritte gemacht.« Wenn der Dickdarm bislang »jenes vernachlässigte Organ« war, so haben die Zeiten sich wohl zu seinen Gunsten geändert. »Kolon-Pflege« und »Dickdarmentgiftung« werden heute als notwendige »Therapien« im Dienst der Gesundheit angeboten. In England haben solche Therapien sehr an Popularität gewonnen, seit bekannt wurde, daß Lady Diana und Sarah Ferguson zu ihren Anhängern zählten. Die empfohlenen Programme umfassen meist »intensive Routinemaßnahmen, die dazu dienen, klebrige alte Fäulnisstoffe aus dem Dickdarm oder Kolon zu entfernen«. Das Problem, so wird uns eingeredet, liegt sowohl in der Produktion unverdaulicher Residuen, die ausgeschieden werden sollten, als auch in einer Ineffizienz der Ausscheidungsorgane, die durch die Belastung mit »Toxinen« in der Nahrung und Giften in der Atmosphäre geschwächt sind.

Nicht nur dem Dickdarm, sondern allen an der Ausscheidung beteiligten Organen – der Lunge, der Leber, den Nieren und der Bauchspeicheldrüse – muß unser Sinnen und Trachten gelten, wenn es um die Reinigung des Körpers geht. Viele der »Kuren«, die gegen Krankheiten angeboten werden, bei denen die Schulmedizin versagt, beruhen auf einer solchen körperlichen Reinigung, sei es durch Fasten oder eine radikale Diät auf der Basis von Fruchtsäften. Dies ist auch die Grundlage der anscheinend so erfolgreichen Gerson-Therapie. Auch die Naturopathie empfiehlt Fastenkuren als »physiologische Ruhepausen für die Verdauung, während der der Körper in die Lage versetzt wird, all seine Energien der Ausscheidung angesammelter Abfallstoffe aus dem Kreislauf zu widmen«[34].

Ähnlich wie die Beschäftigung mit Mineralien und Vitaminen und ihrer jeweiligen Beziehung zu bestimmten Organen, ist die Beschäftigung mit den Ausscheidungsorganen symptomatisch für die

Entstehung einer ganz neuen inneren Geographie des Körpers. Statt uns, wie einst, mit der simplen Vorstellung zu begnügen, daß Nahrung in unseren Magen gelangt, haben wir nunmehr ein kompliziertes und detailliertes Wissen davon, wie die Speisen durch die verschiedenen Organe in Enzyme und Chemikalien aufgebrochen werden. Wir kennen praktisch die Wirkungsweise jeder Säure, jedes Enzyms und jeder Chemikalie auf jedes Organ sowie deren wechselseitige Zusammenhänge. Solche Kenntnisse eröffnen den Blick auf eine ganze Binnengeographie des Körpers – einen viel weiteren inneren Raum, als wir ihn uns früher vorstellen konnten.

Dieses Bild einer inneren Geographie gibt einer höchst individuellen Auffassung vom Körper Raum. Man spricht sogar schon von einer »biochemischen Individualität«. Mit anderen Worten, der innere Raum, den die modernen Ernährungstheorien entwerfen, ist ein höchst persönlicher Raum. »Was die Ernährung und die Gesundheit betrifft, so gibt es keine zwei Menschen, die einander völlig gleichen. Die Vielfalt der menschlichen Stoffwechselfunktionen bildet ein weites Spektrum. So weit, daß eine Nahrung, die für den einen bekömmlich ist, für den anderen verhängnisvolle Folgen haben kann.«[35] Und diese Vorstellung einer körperlichen Individualität bewahrt die alternative Gesundheitsbewegung denn auch vor dem Eindruck, daß eine zwanghafte Beschäftigung mit Ernährungsfragen allzu unpersönlich und wissenschaftlich ist. Vielmehr erfahren wir, daß unsere biochemische Individualität durch erbliche Veranlagung, Umwelt, Ernährung, Lebensweise usw. bestimmt ist. Beratungsinstitute und einzelne Therapeuten bieten gründliche individuelle Untersuchungen an, aufgrund deren sie biochemische Ungleichgewichte korrigieren und Empfehlungen für eine perfekte, auf die jeweils individuellen Bedürfnisse abgestimmte Diät aussprechen. Mit solchen Methoden ist es möglich, »den Nahrungsbedarf jedes einzelnen exakt zu bestimmen, die am besten für seinen Stoffwechseltypus geeignete Diät, Zusatznahrung und Lebensweise zu empfehlen und auf diese Weise toxische Substanzen auszuscheiden, die sich im Körper angesammelt haben; durch eine ausgewogene Ernährung wird so der Weg zu vollkommener Gesundheit eingeleitet«.[36]

In diesem Szenario ist es möglich, das Innere des Körpers – seine chemischen Zusammenhänge, seine Nahrungsbedürfnisse sowie die Vorgänge der Nahrungsaufnahme, Verdauung, Ausscheidung – in höchst individueller Form kennenzulernen. Ein ganz neues Verständnis des Körpers und der Person ist entstanden, eine Innenwelt von hochbedeutsamen biochemischen Wechselwirkungen. Es geht nicht mehr um eine Frage ausreichender Gesundheit – es geht um Fragen auf Leben und Tod. Jeder Bissen, den man ißt, jeder physiologische Vorgang, den man damit auslöst, ist entscheidend im Kampf gegen die schrecklichen Zivilisationskrankheiten der westlichen Welt. Es ist eine merkwürdige Ironie, daß die Ernährung gerade zu einer Zeit, da die westlichen Gesellschaften von beispiellosem Überfluß (wenn auch nicht entsprechender Egalität) gekennzeichnet sind, eine so außerordentlich bedeutsame Rolle gewonnen hat und als einer der wichtigsten Risikofaktoren gilt.

Doch es ist nicht nur unabdingbar, daß wir unsere biochemische Individualität genau kennenlernen; wir brauchen solche Kenntnisse auch, um die persönliche Verantwortung für unsere Gesundheit zu übernehmen. Denn in einer Überflußgesellschaft wie der unseren ist die Ernährung eine Sache der freien Entscheidung. Was wir essen, hängt von unseren Vorlieben und Geschmacksrichtungen ab, aber diese können durch soziale Umstände konditioniert sein. Doch im Gegensatz zu anderen Faktoren, die uns krank machen, haben wir offenbar ein hohes Maß an freier Entscheidung darüber, was wir essen. Wenn die Menschen sich also gesundheitsbewußt ernähren, wenn sie Naturkost bevorzugen, so treffen sie damit Entscheidungen *für* die Tugenden der Natur und *gegen* Konsumdenken und Massengesellschaft. Die Einstellung zur Ernährung wird hier eindeutig zu einer moralischen Kategorie.

Doch dieser Glaube an die Möglichkeit, sich durch eine entsprechende Ernährung individuell für die Gesundheit zu entscheiden, entpuppt sich schnell als Illusion. Nicht zufällig haben Lebensmittelskandale und Nachrichten über die Denaturierung von Nahrungsmitteln solche Panik in der Öffentlichkeit hervorgerufen, stellten sie doch jenen introspektiven Individualismus in Frage, der durch richtige Ernährung zur Gesundheit gelangen will. In einer Gesellschaft mit einer hochindustrialisierten Lebensmittelproduktion, die sich hauptsächlich an der Profitmaximierung orientiert, unterliegt die Mehrzahl der Nahrungsmittel einem Verarbeitungsprozeß, der sich der Kontrolle der Konsumenten entzieht. In einer solchen Situation stößt der Traum, die Gesundheit des einzelnen und mithin die ganze Gesellschaft durch eine »natürliche Ernährung« zu verbessern, schnell an seine Grenzen. Jeder reale Versuch, die Qualität der Lebensmittel und der Gesundheit zu verbessern, würde dagegen auch kollektive und politische Antworten auf die Frage verlangen, wie unsere Umwelt verwaltet und unsere Lebensmittelproduktion wirtschaftlich organisiert wird.

6. Kapitel

Frau und Natur

In der geradezu obsessiven Beschäftigung mit Natur und einer naturnahen Lebensweise spielen Frauen heute eine besondere Rolle. Nicht nur sind Frauen in der Naturheilbewegung engagiert; die Anhänger dieser Bewegung vertreten auch die Überzeugung, daß Frauen eine privilegierte Beziehung zur Natur haben. Dies gilt vor allem für die neuen Ideologien, die dem Körper ein instinktives Wissen um natürliche Gesundheit zuschreiben. Zwar treffen keineswegs alle alternativen Therapien Aussagen über das Verhältnis der Frau zur Natur; dennoch besteht eine deutliche Tendenz, Frauen eine engere Beziehung zur Natur und ein besseres Verständnis der natürlichen Gesetze zu unterstellen. Manche interpretieren sogar die Geschichte der Frauen ausschließlich im Lichte einer beklagenswerten Geschichte des Körpers und seiner Unterdrückung. Weil die Entwicklung der modernen Wissenschaft und Technologie mit einer Periode männlicher Vorherrschaft zusammenfiel, glauben manche, daß Frauen ein distanzierteres Verhältnis zu den Werten der Industriegesellschaft haben und daher stärker mit der Natur in Verbindung stehen.

Auch innerhalb des Feminismus gibt es eine Richtung, die die Geschichte der Frau und des weiblichen Körpers mit der Geschichte der alternativen Medizin gleichsetzt. Charlene Spretnaks Buch *The Politics of Women's Spirituality* führt uns zunächst vor, wie der weibliche Körper durch die allopathische Medizin zum Opfer gemacht wurde, um dann zu der Entdeckung einer ganzen Reihe neuer »weiblicher« Kenntnisse zu gelangen – Kenntnisse, die uns zu einer radikaleren feministischen Politik bringen können.

> Neue Heilmethoden, die feministische Nutzung östlicher Selbstverteidigungskunst ..., neues Wissen über das Auflegen der

> Hände, über die Liebe und über das Heilen, neue Sichtweisen im Zusammenhang mit Gesundheit, Ernährung, Naturheilverfahren sowie die Verbindung zwischen körperlicher Gesundheit und psychologischen Realitäten, Kenntnisse über Empfängnis und Geburt, Hebammenkunst, Parthenogenese, Stillzeit und Mutterschaft; über Mutter Erde selbst und die mögliche Heilung ihrer zehntausendjährigen Vergewaltigung, die Pflege des fruchtbaren Bodens, den Ackerbau, die Produktion von Lebensmitteln, die Beziehungen zu Tieren, Pflanzen und von Menschenhand geschaffenem Gerät ... und auch eine neue Beurteilung des Schicksals einer Spezies, die ihre eigene Heimstatt verwüstet hat.[1]

Viele Anhänger der alternativen Medizin mögen sich wundern über die Zusammenstellung ihrer »Künste« mit einem Sammelsurium radikalfeministischer Bestrebungen. Dennoch gibt es bedeutsame Berührungspunkte zwischen den verschiedenen Bewegungen. Die Verknüpfung feministischer Ideen mit jenen der alternativen Gesundheitsbewegung hat einigen Vertretern der jeweiligen Bewegung erlaubt, sich mit einer Theorie, einer Geschichte und einem politischen Fundament zu versehen. Durch einen Taschenspielertrick wird die Frage, ob Menschen jemals so etwas wie natürliche Gesundheit erreichen können, mit der Frage verknüpft, ob »weibliche« Werte über die »männlichen« siegen können oder nicht. Die Frauen werden dann ein verlorenes Wissen über den Körper und über die Gesetze der Natur, über Gesundheit und Ernährung und über die wünschenswerten Beziehungen zwischen den Menschen beisteuern können. Zwar scheint diese neue Verbindung zwischen Frau und Natur die Frauen in eine Machtposition zu versetzen; die Art, wie es geschieht, ist jedoch reichlich zweifelhaft, wie wir sehen werden. In mancher Hinsicht sind diese neuen Ideen sogar symptomatisch für die allgemeinen Tendenzen, die ich in diesem Buch dargestellt habe. Denn die Konvergenz von Feminismus und alternativer Gesundheitsbewegung hat keineswegs zu einer Klärung der politischen Standpunkte beider geführt; vielmehr ist daraus eine neue, höchst problematische Mythologie der Frau entstanden.

Frauen und natürliche Gesundheit

Die alternative Gesundheitsbewegung ist zwar mitnichten eine geschlechtsspezifische Bewegung, doch sie hat deutlich mehr Frauen als Männer in ihren Reihen. Das zahlenmäßige Verhältnis der Geschlechter mag wohl von Therapie zu Therapie unterschiedlich sein; doch in manchen »Heilberufen« sind Frauen weit überrepräsentiert. Sie fühlen sich, wie es scheint, vor allem von Gebieten wie der Aromatherapie oder Reflexzonentherapie angezogen, von heilkundlichen Tätigkeiten in Verbindung mit Kosmetik und Massage oder von eher »mystischen« Beschäftigungen wie etwa Geistheilungen und spiritistischen Diagnosen. Männer dagegen dominieren meist in den eher wissenschaftlichen Sparten wie der Homöopathie. Von der Leiterin einer Naturheilklinik, in der Aromatherapie und Reflexzonentherapie im Mittelpunkt standen, erfuhr ich, daß die Mehrzahl der Auszubildenden Frauen waren. Und im einzelnen erklärte sie mir, daß viele Frauen, die zu ihr kamen, einen ähnlichen sozialen und persönlichen Hintergrund hatten. Sie waren Ende dreißig bis Mitte vierzig und hatten erwachsene Kinder, die aus dem Haus gegangen waren. Oder sie waren seit kurzem geschieden. Die Kosten der Ausbildung wurden entweder vom Ehemann getragen, oder sie stammten aus Mitteln, die den Frauen im Rahmen der Scheidungsregelung zugefallen waren. Ihnen allen boten die Kurse die Aussicht auf einen neuen Start, auf eine Tätigkeit, die sie wirklich interessierte und vielleicht zu einer Karriere führen konnte. Sie alle waren der Meinung, durch diesen Kurs »etwas für mich selbst zu tun« (vielleicht zum erstenmal), etwas, das ihren »wahren« Interessen entsprach und bislang nicht zur Entfaltung kommen konnte.

Es überrascht wohl kaum, daß Frauen so stark in einer Bewegung repräsentiert sind, die den Körper und die Gesundheit zu ihren Hauptanliegen erhoben hat. Immerhin ist die Art, wie Frauen zu Sachwalterinnen körperlicher Belange gemacht werden, sei es in der Sexualität oder in Fragen der Gesundheit, nur der sichtbarste Aspekt der Trennung zwischen den Geschlechtern in unserer Kultur. Tatsächlich lag die Sorge um Körper, Sexualität und Gesundheit jahrhundertelang weitgehend in weiblichen Händen, auch wenn die höheren Stufen der heilenden und Gesundheitsberufe von Männern besetzt wurden. Oberflächlich betrachtet könnte es so scheinen, als ob die Frauen von dieser neuen Körper- und Gesundheitsideologie nun ebenso leicht vereinnahmt würden wie zuvor von der Ideologie körperlicher Fitneß. Die Fitneßbewegung wollte die Frauen dazu bringen, etwas für ihre Gesundheit zu tun, und zwar durch ein höchst artifizielles, von außen vermitteltes Bild des weiblichen Körpers – ein Idealbild, das sich historisch gesehen zum Nachteil der Frauen auswirkte, sie einengte und männlicher Kontrolle unterwarf. Doch das Engagement der Frauen in der alternativen Natur- und Gesundheitsbewegung ist auch die Neuauflage eines alten Themas. Im Diskurs über Frauen und Natur, der sich an bestimmten Punkten mit feministischen Ideen überschneidet, geht es (zumindest vordergründig) um die Macht und um Veränderungen des sexistischen Status quo.

Die Beschäftigung mit ihrem Körper soll Frauen heute nicht mehr zu Sklavinnen modischer Ideale machen; sie wird ihnen im Gegenteil als eine Quelle der Kraft angeboten, und zwar einer Kraft, die Männer zu leugnen versuchten. Gerade weil der weibliche Körper unterdrückt wurde, besonders auch in der Schulmedizin, heißt es jetzt, daß Frauen über ein besseres Verständnis für all jene natürlichen Tugenden verfügen, die von der männlichen Wissenschaft und Medizin bewußt niedergehalten wurden. Technologie und Wissenschaft sind in dieser Sichtweise Ausdruck männlicher Kultur, weil die Männer über das Machtmonopol verfügen. Dagegen kann uns die Frau durch ihre enge Verbindung zur Natur vor dem technologischen Wahn retten, den die Männer uns aufzwingen. Die Frauen werden in diesem neuen Szenario zu Sachwalterinnen einer verlorenen Beziehung zur Natur, die von der modernen Kultur bedroht ist. Sie haben sich ein Geheimnis bewahrt, eine fragile Verbindung mit der Natur und den essentiellen Kräften des Lebens. Da sie selbst ohnmächtig sind, können sie auch nicht für den technologischen Angriff auf die Natur verantwortlich gemacht werden.

> Frauen waren schon immer Heilerinnen. Sie waren die nichtapprobierten Ärztinnen und Anatominnen der westlichen Geschichte. Sie unterbrachen Schwangerschaften, pflegten die Kranken und berieten die Irrenden. Sie waren Pharmazeutinnen, züchteten Heilkräuter und lehrten die Geheimnisse ihrer Kunst. Sie waren Hebammen, die von Haus zu Haus und von Dorf zu Dorf wanderten. Jahrhundertelang waren Frauen Ärztinnen ohne Doktorgrad, ausgeschlossen von Hörsaal und Bücherwissen; sie lernten voneinander und gaben ihre Erfahrungen von Nachbarin zu Nachbarin, von Mutter zu Tochter weiter. Das Volk nannte sie »weise Frauen«, den Machthabenden galten sie als Hexen und Scharlatane. Medizin ist Teil unseres weiblichen Erbes, unserer Geschichte, unseres Geburtsrechts.[2]

In dieser Umdeutung der Geschichte tritt eine geheime Kultur der Frauen hervor, die sanftere und gefahrlosere Heilmethoden anwendet, mehr auf den Menschen und seine Bedürfnisse bezogen als die harten, brutalen Eingriffe rücksichtsloser männlicher Experten. »Man kann wohl sagen, daß es die männlichen Experten waren, die sich an unüberprüfte Lehren und rituelle Praktiken klammerten – und daß es die weiblichen Heilerinnen waren, die eine menschlichere und empirischere Auffassung vom Heilen vertraten.«[3]

Eine solche Verbindung zwischen Frau und Natur herzustellen, wird möglich, wenn man annimmt, daß der weibliche Körper sich zwangsläufig eine enge Beziehung zu natürlichen Vorgängen bewahrt hat. Weil Frauen selbst Leben hervorbringen können, verstehen sie demnach die lebenspendenden Kräfte der Natur besser als Männer. Darum schätzen sie das Leben höher und sind menschlicher, und fremd ist ihnen die Fähigkeit, anderen Schaden zuzufügen, wie die Männer sie entwickelt haben. Weit über das oft verspottete Bild der Linsen essenden Erdmutter hinaus, das die Anhängerinnen der natürlichen Geburt propagierten, ist eine ganze Mythologie der Frau entstanden. Teils Göttin, teils Mutter, teils Hexe, teils uralte Heilerin, ist diese Frau das Symbol der kreativen und heilenden Natur selbst. Darum sind Frauen allgemein eine Hoffnung der Zukunft, denn sie bewahren die Natur innerhalb der Kultur, sie »bluten schmerzlos im Rhythmus des Mondes, bringen Menschen aus ihrem Körper hervor, produzieren in ihrem Körper Nahrung für ihre Kinder, gebären und schaffen neues Leben«[4].

Gewiß werden manche alternativen Heilpraktiker und Anhängerinnen der natürlichen Geburt mit Entsetzen darauf reagieren, pauschal dieser neuen Version weiblicher Geschichte und natürlicher Heilkunst zugeschlagen zu werden. Doch in den Ideen über Frau und Natur, Geburt und natürliche Gesundheit gibt es in beiden Bewegungen genügend Berührungspunkte für eine wechselseitige Befruchtung. So ist es nach Meinung vieler Therapeuten den Frauen zu verdanken, wenn heute alternative Heilverfahren immer beliebter werden und Patienten sich heute zunehmend für ihre Gesundheit verantwortlich fühlen: haben Frauen doch durch ihren Kampf für eine natürliche, selbstbestimmte Schwangerschaft und Geburt dem Wandel in der jetzigen Einstellung erst den Weg bereitet. Feministische Politik und die Bewegung für eine natürliche Geburt gelten damit als politische Verläufer des Kampfes zwischen alternativer und konventioneller Medizin. Und das »Weibliche« selbst ist zugleich Angelpunkt und Hoffnungsträger im Kampf zwischen moderner Gesellschaft und Natur.

Ähnlich konnte die Bewegung für eine neue Spiritualiatät der Frau von den Ideen der alternativen Therapien wie auch der Bewegung für natürliche Geburt profitieren. Beide teilen bestimmte Vorstellungen von den kreativen und wohltätigen Kräften der Natur einerseits und der Destruktivität männlicher Technologie andererseits, aus denen sich eine Mythologie der Frau, der Natur und Gesundheit entfalten konnte. Beide Strömungen sind bisweilen nahezu untrennbar miteinander verwoben, wie etwa im Fall der feministischen »Hexen« (ein gegenwärtig überwiegend amerikanisches Phänomen), die sich zugleich als Naturheilerinnen verstehen und aktiv für eine natürliche Geburt eintreten. Wie bei anderen Tendenzen, die ich in diesem Buch untersucht habe, gibt es aber auch hier keinen vernünftigen Grund, warum die Fähigkeit der Frau, Kinder zu gebären, und der Kampf für ihre Rechte in Schwangerschaft und Geburt zwangsläufig zu einer Mythologisierung des Weiblichen führen sollte.

Die natürliche Geburt

Die sogenannte »natürliche Geburt« ist ein zentrales Anliegen der Alternativmedizin, scheint sie doch zu beweisen, wie machtvoll natürliche körperliche Prozesse über menschliche Eingriffe triumphieren können. Weil diese Bewegung das medizinische Establishment (relativ erfolgreich) herausforderte und als erste die Macht der Frau und der Natur propagierte, finden viele Menschen darin Beweise und Unterstützung für ihre neuentstandenen Vorstellungen von natürlicher Gesundheit. Und vielleicht wird die Bewegung für natürliche Geburt gerade deshalb häufig als beispielhaft für die Organisation des Gesundheitswesens hingestellt, weil es ihr am eindrucksvollsten gelungen ist, öffentliche Aufmerksamkeit zu finden und existierende Gepflogenheiten in Frage zu stellen. Tatsächlich wird die natürliche Geburt häufig als Beispiel *par excellence* dafür angeführt, was an den bestehenden Praktiken falsch ist und wie die Menschen zu einer natürlicheren Beziehung zu ihrer Gesundheit und zur persönlichen Verantwortung für diese zurückfinden können.

Es ist kein Zufall, daß viele Beraterinnen in Fragen der natürlichen Geburt sich auch als Sprecherinnen für eine natürliche Medizin verstehen. Sowohl die alternativen Therapien als auch die Bewegung für eine natürliche Geburt mißtrauen dem ärztlichen Establishment und und betonen, wie wichtig es ist, daß die einzelne Frau selbst darüber entscheidet, in welche Hände sie ihre Gesundheit legen will. »Vor allem keinen Schaden zufügen. Dies ist ein zweitausend Jahre alter Grundsatz der Medizin, der auf Hippokrates zurückgeht. Und es ist die philosophische Richtschnur bei der Behandlung gebärender Frauen im Birth Place, einem alternativen Zentrum für natürliche Geburt … in Kalifornien.«[5] Die natürliche Geburt ist, so erfahren wir, kein Minderheitenstandpunkt mehr, kein Hippie-Ideal, sondern ein Bereich, in dem Frauen Kontrolle über ihren Körper ausüben können. »In den sechziger und siebziger Jahren wurde die Hausgeburt häufig als Bestandteil einer verträumten Gegenkultur abgetan, die ›zurück zur Erde‹ strebt. Heute aber werden alternative Geburtszentren immer beliebter, wollen immer mehr Familien das Recht für sich in Anspruch nehmen, selbst die Umstände zu bestimmen, unter denen die Geburt ihres Kindes stattfinden soll.«[6]

In einer zunehmend feindlichen, unpersönlichen und technologischen Welt wird die natürliche Geburt als eine Möglichkeit verstanden, der Natur neuen Ausdruck zu verleihen. Die Fortpflanzungsfähigkeit der Frau beweist, daß die Kultur nicht alles »Natürliche« vollständig auszulöschen vermag. Innerhalb der pessimistischen Weltsicht, die solche Ansichten über die »Destruktivität der Moderne« unweigerlich begleitet, erscheinen die Frauen als schwacher Hoffnungsschimmer. Die Erschaffung neuen gesunden Lebens außerhalb technischer Zwänge legt immer Zeugnis ab von den großen und wohltätigen Naturkräften, die die Grundlage aller menschlichen Erfahrung bilden. Und wieder ist die Natur, wie sie hier dargestellt wird, eine schöpferische und regenerierende Natur, die neues Leben hervorbringt, und die Frauen sind symbolische Trägerinnen dieser Attribute. Die Werbung für einen pflanzlichen Energietrank, »Women's Longevity«, faßt diese vielschichtigen Bedeutungen geschickt zusammen:

> Während die Frauen Jahrhunderte der Einschränkung von sich abschütteln, zeigt die Macht kreativer Weisheit neue Möglichkeiten auf. Die Pflege einer mitfühlenden Intelligenz in einer machthungrigen Welt verlangt Kraft und Bewußtheit. Und auch ein Wissen um die Erneuerung und Verdichtung eigener Sinnbezüge. *Women's longevity* ist kreative Energie. Verträglich. Warm. Zielgerichtet. In fruchtbarem Boden verwurzelt, damit die Gesundheit jeden Tag aufs neue erblühen kann. Stärkt die weiblichen Organe und löst Monatsbeschwerden wie Krämpfe und Stimmungsschwankungen. Regenerierend. Erfüllt die Welt mit sublimer Energie.[7]

Seit Beginn des 20. Jahrhunderts wurde die Geburt zunehmend als Problem und die Schwangerschaft als eine Krankheit behandelt. Die schwangere Frau wurde zur Patientin. Die Ärzte betrachteten Schwangerschaft als eine Abfolge von Risiken, die sich durch eine entsprechende Kontrolle des Geburtsvorgangs herabsetzen ließen. Diese Tendenz wurde entscheidend durch die Entwicklung neuer Techniken bestärkt, die das Risiko noch weiter verringern sollten. In den vierziger und fünfziger Jahren war ein Kulminationspunkt dieser Bestrebungen erreicht; die Geburt im Krankenhaus hatte sich als Norm durchgesetzt, und die professionelle Fürsorge für die schwangere Frau hatte sich vollends konsolidiert. Das Bild der Geburt in den fünfziger Jahren zeigt eine Frau auf einem OP-Tisch oder im Gebärstuhl liegend, die Beine auf Stützen festgeschnallt und das Schamhaar rasiert. Sie wird von Fremden im grünen Kittel umsorgt, während ihr ausgeschlossener Partner nervös durch die Korridore streift. Die ärztliche Zunft rechtfertigte solche Praktiken damit, daß nun immer weniger Säuglinge während der Geburt starben, obwohl es gut sein kann, daß bereits eine verbesserte Hygiene ausgereicht hätte, um eine Abnahme der Säuglingssterblichkeit zu bewirken. Man kann sich nur schwer die Vermutung verkneifen, daß neben der Sorge um das Wohl der Frauen und die Sicherheit der Kinder auch männlicher Abscheu vor den Körperfunktionen der Frau eine Rolle spielte, die deshalb kontrolliert und keimfrei gemacht werden sollten. In der Rückenlage zu gebären ist immerhin die ungünstigste und schmerzhafteste Stellung für die Frau – aber viel weniger bedrohlich und um so bequemer für den männlichen Arzt.

Dabei war die Idee einer natürlicheren Geburt keineswegs neu. Schon 1933 propagierte Grantly Dick Read in seinem epochemachenden Werk *Natural Childbirth* bestimmte Entspannungstechniken als ein natürliches Mittel, um Angst und Schmerz zu überwinden. Seine Ideen wurden vom ärztlichen Establishment jedoch mit offener Feindschaft aufgenommen und fanden wenig Gehör. In den fünfziger Jahren aber beriefen sich Frauengruppen auf seine Ideen, um die herrschende orthodoxe Medizin herauszufordern, und in diesem Zusammenhang wurde auch der National Childbirth Trust gegründet. Obwohl diese Frauen sich für eine Beschränkung ärztlicher Interventionen einsetzten, übten sie an den bestehenden Krankenhausgepflogenheiten kaum Kritik. Erst Frederick Leboyers Schriften brachten die Wende, und seit den sechziger Jahren beherrschen seine Vorstellungen die Ansichten weiter (Mittelschichts-) Kreise über die Geburt. Leboyer vertrat die Ansicht, daß die geläufigen Methoden der Geburt regelrecht unmenschlich und brutal gegenüber dem Kind waren und die Geburt zu einem eher traumatischen als freudigen Ereignis machten. Die westliche Kultur sei nicht bereit anzuerkennen, daß ein Kind den Geburtsvorgang womöglich bewußt erlebt. Der westliche Mensch habe aufgehört, »dieses neue Wesen in seiner eigenständigen Realität zu sehen«. Statt dessen beglückwünschten alle an der Geburt Beteiligten einander und überließen das neugeborene Kind einer traumatischen Erfahrung, die so nachhaltig sei, daß sie sich für den Rest des Lebens im Charakter bemerkbar machen könne.

Wie bei manchen anderen Ideen, die in den sechziger Jahren in Umlauf kamen, war auch hier eine Saat gelegt, die in den achtziger Jahren zu einer vehementen Kritik am Medizinbetrieb führte. Leboyer hob das instinktive natürliche Wissen der Frauen hervor und unterstrich die Bedeutung einer gesteigerten Erfahrung und »Bewußtheit«. Bewußtsein ist überhaupt ein zentraler Begriff in Leboyers Ideen, aber er meint das Bewußtsein des Kindes; für die Erfahrung der Mutter interessiert er sich weniger. Seine psychoanalytischen, insbesondere an Melanie Klein orientierten Interpretationen konnten sogar den Schluß nahelegen, daß nicht zuletzt der feindselige Kampf zwischen Mutter und Kind die Geburt für das Kind so traumatisch macht. Seiner Auffassung nach verschärfen die konventionellen geburtshilflichen Methoden die Emotionen dieses Kampfes. Doch erst als sich Frauen selbst kritisch mit dem Erlebnis der Geburt auseinandersetzten, fanden Leboyers Ideen Unterstützung und mündeten in eine Kritik an der gängigen Geburtshilfepraxis, die diesmal den Standpunkt der Frauen widerspiegelte.

Die Konvergenz von Leboyers Ideen einer bewußten Geburt mit einer Bewegung, die den Frauen mehr Kontrolle über das Erlebnis der Geburt verschaffen wollte, bereitete der Bewegung für eine natürliche Geburt den Boden. Deren Leitgedanken waren und sind, daß Mutter und Kind die Geburt bewußter erleben sollten und nicht mehr in der »passiven« Haltung, zu der man Frauen bislang gedrängt hatte. Außerdem sollten Frauen unabhängig vom ärztlichen Establishment mitbestimmen können, wie und unter welchen Bedingungen sie gebären wollten. Für viele Frauen ist die Bewegung für eine natürliche Geburt vor allem eine politische Frage, wenn sie auch nicht immer lautstark artikuliert wird. Denn zur Diskussion stehen ärztliche Hierarchien, in denen Männer die Macht besitzen, ferner die in den Gesundheitsberufen vorherrschenden Einstellungen sowie die Art, wie Frauen bislang entmündigt und als hilflos behandelt wurden – in einer Situation, die ihnen ein Erlebnis ihrer eigenen Macht verschaffen könnte. Für Aktivistinnen wie Sheila Kitzinger zielt die Bewegung auf eine Reorganisation des Gesundheitswesens – eine Reorganisation, bei der es darum geht, die ärztlichen Hierarchien in Frage zu stellen, den Status der Hebammen aufzuwerten und den Frauen mehr Verantwortung für die Entscheidung einzuräumen, wie und wo sie gebären wollen.

Doch trotz aller konkreten politischen Implikationen schöpft die Bewegung für eine natürliche Geburt zeitweilig tief aus dem Brunnen mythischer Vorstellungen. Was natürlich und für den Körper zuträglich ist, gilt als ausgemacht, und die Definition dessen, was eine natürliche Geburt sei, wird frohgemut aus verschwommenen Vorstellungen über die sogenannten primitiven Völker einerseits und dem zutiefst instinktiven Wissen der Frauen über die Geburt andererseits abgeleitet. Unter Berufung auf ein im späten 19. Jahrhundert geschriebenes Buch, *Labour among Primitive Peoples,* verrät uns Janet Balaskas, die Befürworterin einer aktiven Geburt, daß »die Frauen primitiver Völker bei der Geburt verschiedene Haltungen einnehmen, die ihnen durch die Überlieferungen ihres Stammes, mehr aber noch durch ihren Instinkt, nahegelegt werden. Die Frauen verschiedener Stämme hocken, knien, stehen, bücken sich, sitzen oder liegen auf dem Bauch. Auch wechseln sie ihre Lage in verschiedenen Stadien der Wehen und bei einer schwierigen Geburt«.[8]

Wie wir schon gesehen haben, sind Erkenntnisse über ein »natürliches« Wissen und die Praktiken »primitiver« Völker mit großer Vorsicht aufzunehmen. Schon die oben zitierte Textstelle macht das Problem deutlich. Wenn das Handeln einer Gruppe von Menschen durch Überlieferung beeinflußt ist, dann gehört der betreffende Akt nicht zur Natur, sondern zur Kultur, wie fundamental und »natürlich« der Geburtsakt auch für alles Leben und für alle Geschöpfe sein mag. Dasselbe gilt natürlich auch für den Gang zur Toilette: Wie und wo wir uns unserer Ausscheidungen entledigen, ist weitgehend ein Produkt von Sitten und Konventionen, Tabus, religiösem Abscheu usw. Die Aussage, daß wir alle geboren werden, essen und kacken und sterben und daß die meisten von uns Sex haben und sich fortpflanzen, verrät uns wenig über die Natur. Alle Gesellschaften, wie einfach und frei von Technik sie uns erscheinen mögen, kennen tatsächlich komplexe Vorschriften für Geburt, Essen, Stuhlgang und Sex. Wer nicht-europäische Gesellschaften als Beispiel für »natürliches« Verhalten anführt, setzt sich dem Vorwurf aus, ebenso naiv wie ethnozentrisch zu sein.

Nicht alle Vorstellungen von einem instinktiven Wissen der Frauen beruhen auf zweifelhaften Beobachtungen der Frauen »primitiver« Völker. Manche definieren dieses instinktive Wissen als eine innere Kraft, die sich nur bemerkbar macht, wenn Hemmungen und soziale Erwartungen beseitigt sind, und die von den Frauen wiederentdeckt werden könne, indem sie sich auf den Moment der Geburt vorbereiten und konzentrieren. Ein amerikanisches Zentrum für Aktive Geburt erbietet sich zum Beispiel, den Frauen zu helfen, ihr »instinktives Potential bei der Geburt zu entdecken und Schmerzlosigkeit in der unterstützten aufrechten Haltung zu finden, wie sie für Wehen und Geburt natürlich ist«.[9] Wieder ist die natürliche Kraft, auf die sich die alternative Gesundheitsbewegung beruft, im Inneren des Individuums zu finden.

Natürlich gibt es in der Bewegung für eine natürliche Geburt auch manche, die sich von allzu vereinfachten Ideen eines instinktiven Wissens der Frau distanzieren. Michel Odent zum Beispiel versucht eine scharfe und nicht immer klare Grenze zwischen sich und den Verfechterinnen solch eines instinktiven weiblichen Wissens zu ziehen. Mit dem Wort »instinktiv« bezeichnet er »das Hinüberwechseln auf eine tiefere Bewußtseinsebene während der Wehen«, aber er hütet sich, Genaueres darüber auszusagen. Jedenfalls leugnet er, daß er damit die »Rückkehr zu einem animalischen Zustand« meint. Auch will er bewußt nicht in die uralte Falle tappen, die Frauen mit einem Wort wie »Instinkt« zu belegen, das dann gegen sie verwandt wird, um ihnen vorzuschreiben, was sie »instinktiv« über Mutterschaft, Babys, Sex usw. denken sollten. Doch Odent fährt fort:

> Es ist nichts Schändliches oder Sexistisches an der Erkenntnis, daß der Instinkt eine gewisse Rolle in unserem Verhalten spielt, besonders bei solchen Verhaltensweisen, die an der Schnittstelle zwischen Natur und Kultur angesiedelt sind, wie der Sex, das Gebären oder die Suche des Neugeborenen nach der Brustwarze der Mutter. Die Menschen können enorm davon profitieren, wenn sie bei solchen Gelegenheiten ihr instinktives Potential wiederentdecken und in vollem Maß nutzen.[10]

Sheila Kitzinger hat noch größere Vorbehalte gegen die allzu einfache und reduktionistische Vorstellung, daß es bei natürlicher Geburt nur darum ginge, ursprüngliche Instinkte zum Ausdruck zu bringen:

> Wenn Michel [Odent] sagt, daß wir die kulturellen Entstellungen des Geburtsvorgangs beseitigen müssen, um unser instinktives Selbst wiederzuentdecken, befürwortet er keineswegs die simple Rückkehr zu irgendeinem Ideal des Primitiven. Tatsächlich lehnt er die Kultur nicht ab. Er nimmt die institutionellen Gegebenheiten unserer Kultur und paßt sie den instinktiven Bedürfnissen der Frauen bei der Geburt an. Er arbeitet zum Beispiel in einem Krankenhaus, nicht zu Hause, und ist damit einverstanden, daß Experten mit besonderen Kenntnissen an der Geburt teilnehmen. Die abgedämpften Lampen, der Kassettenrecorder, der Musik spielt, wenn

> eine Frau es sich während der Wehen wünscht, das Warmwasserbecken zur Entspannung – all dies sind Produkte industrieller Organisation und moderner Zivilisation.[11]

Kitzingers Ausführungen bestätigen meine eigenen Erfahrungen. Beide Geburten, die ich erlebte, waren das, was manche wohl als »natürlich« bezeichnen würden; eine im Krankenhaus und eine zu Hause. Trotz der Tatsache, daß es Geburten ohne Medikamente und ohne ärztliche Intervention waren, wußte ich doch, daß alle möglichen medizinischen Hilfsmittel zur Verfügung standen, falls etwas schiefgehen sollte.

Vorsichtige Einschränkungen, wie Kitzinger sie trifft, sind aber überwiegend eine Sache derer, die sich für feministische Fragen engagieren. Sie wissen nur allzu gut, daß die Assoziation der Frauen mit Instinkt und Natur schon des öfteren dazu beigetragen hat, die Unterdrückung der Frauen zu rechtfertigen. Wie es auch Grantly Dick Reads Ermahnungen widerfuhr, lieferte diese gedankliche Verknüpfung Material für das Argument, daß die Frau zur Mutter geboren sei. Eine so hohe spirituelle Berufung, hieß es dann, verbiete es Frauen vernünftigerweise, außerhalb ihres Heims und der Erziehung ihrer Kinder nach Befriedigung zu suchen. Sobald es nur noch um die mächtigen, im Körper der Frau wirksamen Kräfte der Natur geht, geraten die unmittelbar politischen Implikationen der Bewegung für eine natürliche Geburt zunehmend aus dem Blickfeld.

Während eine Autorin wie Kitzinger hofft, daß ihre Gedanken auch politische Konsequenzen für die Organisation des Gesundheitswesens haben, sind andere Autoren eher bemüht, die Geburt zu einem Symbol für eine ganze Reihe von Glaubensvorstellungen über Natur, Gesundheit und die Frau zu erheben. Oft kann man feststellen, daß die Erfahrung der Geburt als Ausdruck einer verlorengegangenen instinktiven Kraft interpretiert wird. In solchen Darstellungen wird die »Entfremdung« der Frau von ihren natürlichen und gesunden Instinkten bei der Geburt als Symptom für die ganze Geschichte unserer Entfremdung von unseren eigenen körperlichen Impulsen begriffen. Wenn der Prozeß der Geburt und die besondere Rolle der Frau bei diesem Vorgang so einseitig in Anspruch genommen werden, läuft die Bewegung für eine natürliche Geburt zunehmend Gefahr, nur noch als Symbol natürlicher Gesundheit und als Symbol für den Widerstand gegen männliche Technologie beansprucht zu werden.

Hebammen und »präpatriarchalische« Heilerinnen

Einige feministische Kritikerinnen interpretieren den Prozeß der Medikalisierung der Geburt als Teil einer allgemeinen sozialen Entmachtung der Frau. Die Art, wie die Hebammen verdrängt wurden, gilt ihnen als Symptom eines Kampfes zwischen Gesundheit, Natur und Frauen einerseits und Wissenschaft, Krankheit und Männern andererseits. Kein Zweifel: In dem Maß, wie der Beruf des Arztes im 18. Jahrhundert an Ansehen gewann, wurden die im Dienst der Gesundheit tätigen Frauen aus ihren verschiedenen Rollen und Funktionen in der Gemeinschaft verdrängt. In diesem Kampf zwischen »traditionellen« Methoden der Krankenpflege und der neuen »wissenschaftlichen« Medizin wurden besonders die Hebammen zur Zielscheibe der Kritik. Die Ärzte verstanden sich als als Vertreter der Wissenschaft, darum bemüht, den Pesthauch von Überlieferung, Aberglaube und Schwärmerei zu vertreiben, dessen Inbegriff für sie die Tätigkeiten ländlicher Heilerinnen, Kräuterfrauen und Hebammen waren. Die Frauen galten als rückständig und reaktionär, befangen in ihren traditionellen Praktiken; besonders warf man ihnen vor, das Wissen der modernen Medizin zugunsten »volkstümlicher« Heilmittel abzulehnen. Frauen galten als Vertreterinnen der Tradition, des Aberglaubens und der Natur – also von Kräften, die in ihrem unheilvollen Zusammenwirken vom ärztlichen Establishment als Inbegriff der Ignoranz und des Rückschritts angesehen wurden. George Crabbes *Parish Register* von 1807 berichtet, wie »der junge Arzt … die Hebamme als Sklavin der Natur verachtete, die sich nur auf Gutglück und in Notfällen auf das Gebet verließ, während er mit seinem Wissen und seinem Mut darauf bedacht war, die Natur seinem Willen zu unterwerfen«[12].

Es läßt sich schwer beurteilen, wie die Dinge im Hebammenwesen wirklich lagen, bevor die ärztliche Zunft sich einzumischen begann. Offensichtlich ist, daß die Ärzte in ihrem Kampf, die Geburtshilfe zu kontrollieren, einiges zu gewinnen hatten. Und unbestreitbar spiegelt sich in dem stereotypen Bild der Frau als einfältigem, naturverbundenem und jedem Aberglauben zugeneigtem Wesen zumindest ein Vorurteil des 18. Jahrhunderts wider – der Zeit, als die Ärzte die tradtionellen Methoden der Geburtshilfe in Frage stellten. Beides zeigt, daß die Feministinnen mit Recht mißtrauisch sind, wenn die Geschichte der Schulmedizin die Vertreibung der Hebammen als heroischen Sieg über Unwissenheit, Aberglauben und Magie darstellt. Geschichtliche Studien über die Hebammen zeigen, daß sie bei der Geburtshilfe auch schon im Mittelalter »eine Kombination konventioneller Techniken anwandten, eine ›naturverbundene Medizin‹, und nur in Notfällen zu Heiligen und übersinnlichen Kräften ihre Zuflucht nahmen, in Form von Amuletten, Beschwörungen usw«[13]. Man kann mit Sicherheit annehmen, daß die Arbeit der Hebammen von den Ärzten falsch dargestellt wurde, standen sie doch an der Schnittstelle einer Reihe von Konflikten, in denen es vor allem um eine Erweiterung der ärztlicher Kontrolle über den Körper und den Aufbau eines professionellen medizinischen Systems ging, in dem die Ärzte die Macht für sich reklamierten.

Viele Anhängerinnen alternativer Heilmethoden gehen mit ihrer Kritik allerdings weit über meine vorsichtigen Bemerkungen hinaus. Sie glauben, daß sich aus der Historie des Kampfes um Hebammenwesen und Geburtshilfe eine umfassende alternative Geschichte der Frauen und ihrer Rolle als Heilerinnen ablesen läßt. Es gibt eine mächtige Richtung innerhalb des Feminismus, für die es in dem Machtkampf zwischen Ärzten und Hebammen vor allem um die Unterdrückung weiblichen Wissens um Körper und Gesundheit und von weiblicher Heilkunst ging. Naturmedizinische Praktiken, wie etwa die Kräutermedizin, sind den Frauen als Kräutersammlerinnen und Heilerinnen seit jeher bekannt gewesen. Was die Kirche und die ärztliche Zunft als Magie und Aberglauben ansahen, war in Wirklichkeit, wie diese Feministinnen behaupten, die Anwendung einer

Naturmedizin. Danach ging die Macht, die den Frauen durch solche Kenntnisse zuwuchs, erst verloren, als die Männer aktiv die Kontrolle über die Medizin errangen und die Frauen für ihr anderes Wissen bestraften. Diese Darstellungen gründen sich auf der Hypothese einer präpatriarchalen Epoche (und vertreten entsprechend die Vision einer postpatriarchalen Epoche), in der die Frauen und ihr natürliches, instinktives Wissen geachtet waren.

> Das Heilen erfolgte nicht immer nach dem Modell der von außen bewirkten »Kur«, wie es die heutige Medizin kennzeichnet ... In den präpatriarchalen Kulturen ging es um die Heilerfahrung selbst, zu der Frauen entscheidend beitrugen. Sie waren die ursprünglichen Heilerinnen, die Hebammen, Kräuterfrauen, Märchenerzählerinnen, spirituellen Führerinnen, übersinnlichen Medien und Sterbebegleiterinnen.[14]

In dieser alternativen Darstellung wird die Kritik des 18. Jahrhunderts an den Hebammen einfach umgedreht. Man akzeptiert, daß die Frauen der Natur nahestehen. Man akzeptiert auch, daß die Arbeit der Hebammen auf traditioneller Medizin und »abergläubischen Praktiken« beruhte. Nun aber, bewaffnet mit der Kritik alternativer Therapien an der Schulmedizin, können diese Attribute ins Positive gewendet werden. Die Handreichungen, Elixiere und Arzneien, wie die frühen Hebammen und Herbalistinnen sie boten, werden (theoretisch zumindest) zu überlegenen Formen der Medizin aufgewertet. Eine solche Umkehrung geht weit über die Behauptung hinaus, daß die Geschichte der Hebammenkunst (einschließlich deren moderner Geschichte) von der Auseinandersetzung darüber handelt, wieviel Können diesen Frauen zugestanden wurde, sowie von ihrem Widerstand gegen den Versuch, ihren Status abzuwerten. Die ganze Geschichte des Hebammenwesens und der Streit um eine nicht-medikalisierte (oder natürliche) Geburt gilt nunmehr als entscheidender Kampf zwischen der natürlichen Macht und Kreativität der Frauen und der destruktiven und negativen Macht der Männer und der Experten. Die natürliche Geburt wird in dieser Darstellung zum Symbol einer ewigen Naturverbundenheit der Frauen, die Hebamme zum Symbol für das Wissen der Frauen von der Heilkunst, das diesem instinktiven Verständnis der Natur entspricht.

Wir brauchen wohl nicht zu betonen, daß diese alternative Geschichte des Hebammenwesens und der natürlichen Geburt ebenso verzerrt ist wie die männlichen Darstellungen, die sie ersetzen soll. Darauf zu vertrauen, daß die Natur nur einfache, unkomplizierte und gefahrlose Geburten schenkt, ist eine allzu offensichtliche Illusion. Und die geburtshelferischen Praktiken, wie sie vor der Krankenhausgeburt üblich waren, forderten zweifellos ebenso viele Opfer wie die anschließende Praxis. Wieder können wir nur darauf hinweisen, welch ein selektives Verständnis von Natur hier vorliegt. Edward Shorter zeichnet in seinem Buch *History of Women's Bodies* ein düsteres Bild von dem, was Frauen während der Geburt – sogar noch bis ins letzte Jahrhundert – körperlich zu leiden hatten. Seine Chronik berichtet von epidemischem Kindbettfieber, zerrissenen Uteri, von Frauen, deren Gebärmutter ausgestülpt zwischen den Beinen hing, von Frauen, bei denen Urin und Kot ungeschieden aus den verschiedenen Körperöffnungen traten, so sehr waren sie beim Geburtsvorgang verletzt worden. Vielleicht ist Shorter etwas extrem in seiner Darstellung, aber sein Bericht ist heilsam. Damit Natur überhaupt als wohltätig, kreativ und sanft wahrgenommen werden kann, muß ein gewisses Maß an Hygiene und sanitären Verhältnissen existieren. In dieser Hinsicht müssen wir also von einer Natur ausgehen, die bereits kontrolliert und hygienisch bereinigt ist, bevor sie sich frei entfalten kann.

Von Hebammen zu Öko-Hexen

Die Interpretation von Rolle und Funktion der Hebamme ist typisch für die Art und Weise, in der versucht wird, den Frauen (heute wie in historischer Zeit) eine von der Natur abgeleitete Macht zuzuschreiben. So wird die ganze Geschichte der Hebammenkunst und Geburtshilfe als Kampf zwischen den Männern (stellvertretend für Kultur, Rationalität und Technologie) und den Frauen (stellvertretend für die Kräfte des Lebens, der Natur und oft auch des Übersinnlichen) verstanden. Und eine neue feministische Richtung, der es um weibliche Spiritualität geht, begründet ihre Theorie und ihre Begründung auf dieser Darstellung weiblicher Macht und deren Unterdrückung. Schon der Begriff »weibliche Spiritualität« ist einigermaßen paradox, da die Macht, die den Frauen in dieser Bewegung zugeschrieben wird, doch auf ihrer Nähe zur Natur beruhen soll. Gerade aber diese Naturnähe nährt angeblich weibliche Spiritualität. Mit einem Zirkelschlag macht sich diese Bewegung sowohl zur Heimat für die Frauen wie für das Übernatürliche. Hier treffen wir höchstwahrscheinlich auch die feministische Tarot-Kartendeuterin und die feministischen Hexen. Beide vertreten die Meinung, daß immer dann, wenn Intellekt, Rationalität und Materialismus hoch im Kurs standen, das aus der Natur geschöpfte Wissen als Aberglaube und Unwissenheit verworfen wurde. Das Übernatürliche war also eigentlich nur ein intuitives »natürliches« Verständnis, das von Männern abgewertet wurde.

In dieser Rehabilitierung des Übernatürlichen ist die Hexe zu einem wichtigen Symbol geworden. Nicht nur gilt die Hexe in diesen Kreisen als Prototyp einer frühen feministischen Homöopathin; es ist buchstäblich eine populäre Hexenbewegung entstanden. Die Rehabilitierung der Hexe verlangt aber geradezu diese paradoxe Gleichsetzung der Frauen mit Natur und Spiritualität. Dabei werden alle früheren sexistischen Urteile über Frauen übernommen und in positive Merkmale umgedeutet. Ja, so heißt es nun, die Frauen stehen den Naturkräften näher. Ja, die Frauen haben immer traditionelle Naturmedizin angewandt, die ein Abbild der heilenden Kräfte der Natur ist. Und ja, Frauen berufen sich auf übernatürliche und magische Kräfte. Doch eine solche Nähe zur Natur gilt heute als gut und richtig: Seht nur, welch eine Schweinerei die Männer hinterlassen haben! Naturmedizin zu benutzen ist daher gut – sie ist sicher und wirkt in Harmonie mit der Natur. Und was den Aberglauben betrifft, so ist dies nur die Geringschätzung vernunftbesessener Männer für das intuitive Wissen der Frauen vom Zusammenhang aller Dinge, von ihrer Wirkung und zukünftigen Entwicklung.

> Die ältesten und weisesten Frauen unter uns können Störungen deuten. Aus Träumen oder aus Äußerungen des Wahnsinns, aus den Zufallslinien auf einem Schildkrötenpanzer, aus den glückverheißenden Formen von Teeblättern, dem schicksalhaften Fall der Karten, können wir manche Dinge voraussagen. Und manche von uns können heilen. Mit unseren Händen können wir den Körper deuten, wir können die Erde deuten, wir können Wasser finden und die Spuren der Schwerkraft nachzeichnen. Wir wissen, was da heranwächst und wie die Dinge miteinander im Gleichgewicht stehen.[15]

Nach diesem Geschichtsverständnis hat nur die Entstehung einer von Männern beherrschten Medizin diese Frauen aus ihren traditionellen Rollen verdrängt.

> Während der ganzen präpatriarchalen Epoche haben Frauen darum gekämpft, ihre eigene Art der Krankenpflege zu praktizieren, die alten Heilkünste anzuwenden und ihre Kraft und Ganzheit zu behaupten. Während die meisten Frauen sich politischen, kulturellen und ökonomischen Zwängen unterwarfen, um die eng umschriebenen Rollen von Mutter, Ehefrau und Krankenschwester in der patriarchalen Kultur auszufüllen, haben andere Frauen – die »weisen Frauen« – auf die starken weiblichen Vorbilder präpatriarchaler Zeiten zurückgegriffen. Dies waren die Heilkundigen, Kräuterheilerinnen, Hebammen und Spiritistinnen, die stets in Verbindung mit der Magie und dem Mysterium des Lebens und mit den Kräften natürlicher Heilung blieben.[16]

Tatsächlich sieht es so aus, als ob gerade diejenigen Frauen, die sich auf Naturkräfte und Intuition beriefen, dann auch als Hexen verfolgt wurden, weil die Kirche als Werk des Teufels ansah, was häufig doch ein Wirken der Natur war. »Viele von uns, die diese Künste übten, wurden vor Gericht gestellt … Man wollte uns alle umbringen, und viele von uns fanden den Tod. Manche aber hielten durch. Denn dies ist die Macht der Dinge, auf die wir uns verstehen … Wir flogen weiter durch die Nacht, wir hielten unsere Satansmessen, unsere Tänze, und wir sind immer noch mit den Tieren vertraut, obwohl wir mit Feuer bedroht und beinahe bis auf die letzte Frau verbrannt wurden.«[17] In einem Atemzug wird hier die Hexenverfolgung auf eine einzige Ursache reduziert: den Kampf zwischen Männern und Frauen, verkörpert im Kampf zwischen traditionellen, folkloristischen oder abergläubischen Vorstellungen und dem Rationalismus der Kirche und der ärztlichen Zunft.

Diese Vorstellung von Hexerei hat allenfalls soviel historische Gültigkeit wie das Bild einer Hexe in einem Comic von Walt Disney. Aber es wurde zur Grundlage einer ganz neuen Variante moderner »feministischer« Hexenkünste. Nicht nur ist die Hexe nun Hüterin uralten Wissens über natürliche Arzneien; sie ist auch Bewahrerin alter, vorchristlicher und vorpatriarchalischer Werte – der Werte des Heidentums und der Naturkulte. Dabei heben verschiedene Gruppen ganz unterschiedliche Aspekte der Hexe hervor. Auf der einen Seite steht die Hexe, die sich durchaus zu ihrem volkstümlichen Ruf der »Boshaftigkeit« bekennt. Sie ist leicht diabolisch und eindeutig subversiv, doch selbstverständlich nicht böse, denn im Unrecht sind stets die Werte der herrschenden Kultur.

> Hexen waren die ersten freundlichen Helferinnen und Vermittlerinnen, die ersten, die Geburtenkontrolle und Abtreibung praktizierten, die ersten Alchimistinnen (verwandle Schmutz in Gold, und du entwertest die ganze Idee des Geldes). Sie beugten sich vor keinem Mann, sie waren die lebenden Überreste der ältesten Kultur des All-Einen, in der Männer und Frauen gleichermaßen Anteil hatten an einer wahrhaft auf Kooperation beruhenden Gesellschaft, bevor noch die todbringende sexuelle, ökonomische und geistige Unterdrückung der imperialistischen phallischen Gesellschaft an die Macht kam und anfing, Natur und menschliche Gesellschaft zu zerstören.[18]

Auf der anderen Seite steht die hygienisch frische moderne Hexe, geläutert von jedem Ruch schwarzer Magie, von Bosheit und Satanismus. Vielleicht erinnert sie noch an Sexualität, aber auf eine eindeutig heilsame Weise. Auch diese Hexe ist Erbin uralten Wissens, aber es ist das natürliche Wissen der Erde. Diese Hexe ist eine Anbeterin der Weißen Göttin, eine Bekennerin heidnischer Religion im alten, universellen Kult der Göttin und der Erde. »Das wiederbelebte Interesse an okkulten Überzeugungen und Praktiken beruht heute auf einer Rückkehr zur Göttin – auf der Verehrung des universellen weiblichen Prinzips, das in unserer Gesellschaft so lange vernachlässigt wurde.«[19] Diese Hexe steht fest und entschlossen auf seiten des Guten. Sie vertritt das kollektive und egalitäre Prinzip, die Harmonie mit der Natur, den Widerstand gegen alle Versuche, die Natur zu zerstören und auszubeuten. Sie ist Helferin, Heilerin und Pflegerin. Ihre »Magie« ist einfach ein Abbild uralten Wissens von der Natur, weitervermittelt im Erbe der Hexenkunst, einer Macht des Guten.

> Liebe zum Leben in all seinen Formen ist die fundamentale Ethik der Hexerei. Die Hexen sind verpflichtet, alles Lebende zu achten und zu ehren und der Lebenskraft zu dienen. Wohl erkennt die Hexenzunft an, daß das Leben sich von Leben nährt und daß wir töten müssen, um zu überleben, aber niemals wird Leben unnötig ausgelöscht, niemals sinnlos aufs Spiel gesetzt. Der Lebenskraft zu dienen bedeutet, für die Erhaltung der Vielfalt natürlichen Lebens zu arbeiten; es bedeutet die Vergiftung der Umwelt und die Vernichtung der menschlichen Gattung zu verhindern.[20]

Dies ist die neue Öko-Hexe, die Bannerträgerin des Lebensprinzips und der Natur, und daher zwangsläufig jener Werte, die ich im 1. Kapitel skizziert habe: der lebenspendenden Heilkräfte der Natur. Und ganz in Übereinstimmung mit den Ideen, die wir an anderer Stelle dieses Buches diskutiert haben, hat die Hexe auch ein ganzheitliches Bewußtsein. Sie sieht Zusammenhänge zwischen den Dingen (daher ihre Intuition und Magie); sie sucht immer in Harmonie mit der Natur zu arbeiten und das Gleichgewicht wiederherzustellen.

> Das harmonische Gleichgewicht zwischen Pflanze, Tier und dem göttlichen Bewußtsein stellt sich nicht automatisch ein; es

muß dauernd erneuert werden, und dies ist die wahre Aufgabe der Rituale in der Gemeinschaft der Hexen. Innere Arbeit, spirituelle Arbeit ist dann am wirksamsten, wenn sie Hand in Hand mit äußerer Arbeit einhergeht. Meditation über das Gleichgewicht der Natur mag als spirituelles Werk der Hexerei ihren Wert haben; aber noch wirksamer ist es, die am Lagerplatz zurückgelassenen Abfälle zu beseitigen oder am Protestmarsch gegen ein unsicheres Atomkraftwerk teilzunehmen.[21]

In diesem Sinn ist die Religion der Göttin auch die Religion einer ursprünglichen Ganzheit, bevor nämlich Patriarchat und männliche Technologie unsere Beziehung zur Natur zerstörten und unsere Selbstwahrnehmung veränderten.

In dieser Darstellung werden die religiösen und rationalistischen Anschauungen westlicher Wissenschaft als Resultat einer Fragmentierung und Entfremdung des Selbst von der Natur erklärt. Der Kult der Göttin sowie Hexerei und Heidentum hingegen erscheinen als Prinzipien der Immanenz und Ganzheit.

Immanenz, wie sie sich in der Göttin ausdrückt, beseitigt die Wurzeln der Entfremdung. Die guten, wahren Werte finden sich nicht im Himmel, in einer abstrakten anderen Welt, sondern in weiblichen Körpern und dem, was sie gebären, in der Natur und der Welt. Die Natur hat ihre eigene innere Ordnung, und der Mensch ist ein Teil von ihr.[22]

Selbst die Rituale der Hexenkreise werden in Gebete übersetzt, mit denen das Ganzheitsprinzip in allen Dingen gefeiert wird, das von der rationalistischen Gesellschaft so sehr bedroht ist.

Ihr Atem geht ruhig. Die Nacht ist still. Die Lebenskräfte harren erwartungsvoll, und plötzlich flutet Licht durch die Halle, und die Mondpriesterin schreit zur Urmutter, der sie seit der Dämmerung der Zeiten geweiht ist. Die Mutter antwortet mit dem gebrochenen Herzen von Millionen Leben, und sie anerkennt das Kind. Sie verschmelzen und sind eins, der Kreis

> schließt sich, und die Mondpriesterin hat Vertrauen gefunden... Und die Werke der Göttin werden fortbestehen, auch wenn ihr Name den meisten unbekannt ist. Durch die eine wird das Wissen weitergegeben werden, und die Erde wird blühen. Mit ihrer Anrufung der alten Macht erneuert sie ihren Eid, daß alles geschehen soll im Namen der Mutter.[23]

So poetisch es auch scheinen mag, Natur mit »weiblichen« Prinzipien in Zusammenhang zu bringen und die neuen Hexen als Gralshüterinnen dieser Tradition zu interpretieren, so sind hier doch einige höchst problematische Annahmen im Spiel. Am verblüffendsten ist die schlichte Verkürzung einer komplexen Geschichte der Hexerei auf den Kampf zwischen maskulinen und femininen Werten. Eine Spielart dieser Geschichtsdeutung, die bei amerikanischen Feministinnen sehr beliebt ist, beharrt darauf, daß die Hexenverfolgung eigentlich eine Verfolgung weiblicher Prinzipien, nämlich der Heilkunst und der gemeinschaftlichen Gesundheitspflege, durch die Doppelstreitmacht von Kirche und Medizin war. Daß die meisten verbrannten Hexen Frauen waren, ist gewiß nicht unerheblich und eine Tatsache, die von männlichen Historikern oft übersehen wird. Die Art, wie die Frauen wahrgenommen und behandelt wurden, machte sie möglicherweise zu bevorzugten Opfern eines hysterischen Verfolgungswahns. Und wenn man einzelne Frauen aus der Gemeinschaft aussonderte, konnte dies sehr wohl etwas damit zu tun haben, daß sie eine vom Christentum nicht abgesegnete Art der Volksmedizin praktizierten oder ein unorthodoxes Sexualverhalten zeigten. Doch dies addiert sich noch nicht zu einer Unterdrückung alter weiblicher Werte. Soviel wir aus historischen Unterlagen über die kräuterkundigen Frauen wissen – etwa über die berühmte Hildegard von Bingen –, waren sie hochqualifizierte Expertinnen, die ihre Kunst sehr ernst nahmen und als Wissenschaft betrieben, sich also beinah als professionelle Heilerinnen verstehen durften.

In der historischen Untersuchung der Hexenverfolgung (die im übrigen kraß divergierende Hypothesen hervorgebracht hat), erscheinen zwei Tatsachen als bedeutsam. Zum einen, daß das Erpressen von Geständnissen von und über Hexen selbst immer mehr Hexen produzierte. Es war ein sich selbst perpetuierender Kreislauf: Jedes Geständnis führte zu weiteren Geständnissen, und somit zu einer Vermehrung der angezeigten und vor Gericht gestellten Hexen. Zum anderen scheinen religiöse Spannungen und gewandelte Glaubensvorstellungen im Zuge der Reformation – zumindest in England – entscheidend zu einer hysterischen Stimmung in der Bevölkerung beigetragen zu haben, auf deren Grundlage die Saat der Hexenverfolgung erst gedeihen konnte. Keith Thomas gibt in seinem Buch *Religion and the Decline of Magic* eine sehr plausible Erklärung für die Entwicklung der Hexerei. Er meint, daß die Abwertung ritueller Magie in den neuen protestantischen Religionen bei den ländlichen Massen ein Gefühl der Ohnmacht und Schutzlosigkeit gegenüber den »Werken des Teufels« hinterließ.

Zu diesen Werken des Teufels, so vermutet Thomas, zählte man wahrscheinlich alles, was sonderbar und unerklärlich erschien: Raserei und ungehemmte Sexualität, Auflehnung gegen Kirche und weltliche Macht, Blasphemie und unkontrollierbare epidemische Krankheiten. Die mittelalterliche Kirche hatte an die Realität des Teufels geglaubt und ihn durch exorzistische Riten ausgetrieben, wodurch die Menschen sich absolviert und schuldlos fühlen durften. Denn wenn der Teufel in einen Menschen fuhr und von ihm Besitz nahm, so war seine Sünde nicht sein Werk. Das reformierte Dogma hingegen verbot jegliche »Magie« und erklärte, daß es nur einen Weg gab, die Werke des Teufels zu überwinden, nämlich durch Fasten und Gebet, durch einen inneren Kampf gegen die Sünde: ein schwacher Trost für diejenigen, die auf der Schattenseite des Lebens standen und sich mit Ungerechtigkeiten abfinden mußten. Solche religiösen Verschiebungen lieferten einen fruchtbaren Boden: Nun konnten Ängste vor dem Einfluß des Teufels nach außen projiziert werden, auf das Bild der Frau, die einen geheimen Pakt mit dem Teufel geschlossen hatte und so für die Leiden der Gemeinschaft verantwortlich war.

Damit soll nicht die Tatsache geleugnet oder geschmälert werden, daß es Frauen waren, die zur Zielscheibe von Ängsten vor Teufel und

Magie wurden. Wie historische Studien – vor allem in der Nachfolge von K. Thomas – belegten, wurden oft Frauen, die außerhalb der Gesellschaft standen, als Hexen verfolgt, wie z.B. Witwen oder Kinderlose. Doch wir dürfen die realen historischen Bedingungen der Hexenverfolgung nicht ausblenden. Für die Behörden, die solche Prozesse veranstalteten und für die schlichten Dorfbewohner, die zur Verfolgung aufriefen und Anzeige erstatteten (unter ihnen auch viele Frauen), gab es kaum Zweifel daran, daß es hier um satanische Einflüsse und um schadenstiftende Magie ging. Es ist sehr unwahrscheinlich, daß Frauen aus der Bevölkerung sich so feindselig gegen die traditionellen Heilerinnen und Proto-Herbalistinnen wandten, wenn sie in ihnen tatsächlich die wahren Mittlerinnen von Hoffnung, Heilung und Gesundheit für die Gemeinschaft sahen. Die Hexenverfolgung war zweifellos eine Verfolgung von Frauen durch die Männer und diente darüber hinaus oft ganz konkreten Zwecken, z.B. der Aneignung fremden Eigentums. Daraus läßt sich aber nicht ableiten, daß die verfolgten Frauen Sachwalterinnen eines geheimen Wissens und Verfechterinnen der essentiellen weiblichen Prinzipien waren.

Lyndal Roper behauptet in ihrer Untersuchung über die Hexenverfolgungen in Deutschland, *Oedipus and the Devil,* daß es keinerlei Beweise dafür gibt, daß die verfolgten Frauen Heilerinnen waren. Sie sagt, daß die meisten Vorwürfe von Frauen gegen andere Frauen erhoben wurden, die angeblich Kindern Schaden zugefügt hatten. Die Beschuldigten waren sehr oft Hebammen oder Kindsmägde am Wochenbett, und Roper interpretiert die Vorwürfe als Abwehr böswilliger Impulse, entstanden aus Ängsten im Zusammenhang mit der Geburt eines Kindes. Gewiß sind Zweifel an einer solchen psychoanalytischen Interpretation erlaubt. Dennoch gebührt Roper das Verdienst, die vorschnelle Annahme in Frage gestellt zu haben, daß die Hexen Heilerinnen waren, die von einem feindseligen Patriarchat als böse Frauen gebrandmarkt wurden.

Damit gelangen wir zu einer weiteren, zweifelhaften Annahme über die Hexen. Denn ebenso verbreitet ist die Überzeugung, daß die verfolgten Hexen nicht nur unschuldige Heilerinnen und Kräuterfrauen waren, sondern daß viele von ihnen vielleicht »echte« Hexen waren, das heißt, Anhängerinnen heidnischer Naturkulte. Es gibt jedoch keine historischen Beweise für eine ungebrochene Tradition von Hexenkonventen, die am Heidentum festhielten, trotz aller Versuche, es auszulöschen (obwohl die Hexen natürlich darauf beharren würden, daß das Wesen der Hexerei gerade in der Geheimhaltung liegt). Auch gibt es keinen Anhaltspunkt dafür, daß sich in Europa Nischen des Heidentums am Leben erhalten hätten. Sehr viel spricht dagegen für eine andere Erklärung, daß nämlich die Vorstellung eines ursprünglichen Heidentums als der ersten und universellen Religion eine »literarische« Schöpfung der Jahrhundertwende war. Dies war bekanntlich die Zeit der großen Universalismen auf allen Wissensgebieten, und bevorzugt ging es um »Ursprünge«, etwa der Religion oder der Ehe. Stets ging man dabei von einer ursprünglichen Form aus, aus der sich im Laufe der Zeit alle heutigen Sitten und Bräuche entwickelt hätten. Ein Klassiker dieser Betrachtungsweise war Bachofens Werk *Das Mutterrecht,* in dem er die Überzeugung vertrat, daß die in heutigen nicht-westlichen Gesellschaften nachweisbare matrilineare Erbfolge tatsächlich ein residualer Beweis für ein ursprüngliches Matriarchat sei, das allmählich vom Patriarchat verdrängt wurde. Eine ähnliche Überzeugung vertraten andere Autoren, wie etwa die sehr einflußreiche Ägyptologin Margaret Murray, die behauptete, daß folkloristische Bräuche tatsächlich Residuen einer früheren, vom Christentum beinahe verdrängten Kultur seien. Auch die Hexenkulte hielt man, dieser Auffassung zufolge, für Überbleibsel einer ursprünglichen heidnischen Religion, die nicht ganz im Christentum aufgegangen war. In den dreißiger Jahren dieses Jahrhunderts vollzog diese Theorie offenbar ihren Schwenk zur Natur: Nunmehr galten die Hexen als Erbinnen und Wahrerinnen einer Religion, einer Naturreligion – der Religion schlechthin, in der die Anbetung der Göttin (in verschiedenen Formen) als Anbetung der Erde verstanden wurde.

Die modernen feministischen Hexen haben diese Geschichte der Hexerei pauschal übernommen, trotz ihres Mangels an wissenschaftlicher Glaubwürdigkeit. Und wenn Naturprinzipien zu weiblichen Prinzipien hochstilisiert werden, so ist dies heute so zweifelhaft wie damals. Diese Gleichsetzung ist im übrigen eine Tautologie, setzt sie doch einen Naturbegriff voraus, der alles ausblendet, was dem eingangs geschilderten Bild der Natur als wohltätig, heilend und sanft widerspricht. »Weiblichkeit« muß dann dieselben Qualitäten haben und kann per definitionem weder böse noch aggressiv oder destruktiv sein. Zwar legen viele moderne Hexen Wert auf weibliche Stärke und Selbstbewußtsein, doch geht es immer nur darum, sich in der Not oder in der Opferrolle als stark zu erweisen. Nirgendwo wird die Möglichkeit eingeräumt, daß alle Menschen (Männer wie Frauen) mit aggressiven und destruktiven Impulsen geboren werden, daß beide Geschlechter lieben und hassen können. Mit anderen Worten, es ist eine Gleichsetzung, die gleich auf zwei ideologischen Konstrukten beruht – dem der Natur und dem des Weiblichen.

Besonders anfechtbar an dieser modernen Verknüpfung des Weiblichen mit dem Naturprinzip ist die unterschwellige Überzeugung, daß das Weibliche für alle humanen, egalitären und progressiven Werte steht. Manche Feministinnen gehen noch einen Schritt weiter: Für sie ist die Frau heute, da sie die Möglichkeit einer ökonomischen und sozialen Unabhängigkeit vom Manne besitzt, erstmals in der Lage, endlich auch ihrer mitfühlenden Wesensart Ausdruck zu geben, und diese Wesensart schließt wiederum den Respekt vor der natürlichen Ordnung ein. Die neue Konfiguration von Feminismus und alternativer Gesundheitsbewegung suggeriert ohne weiteres, daß Weiblichkeit (erst einmal wiedergewonnen und von ihren negativen Konnotationen befreit) der Ausgangspunkt einer neuen Politik und daher der Hoffnung für die Zukunft dieses Planeten ist. Diese Politik beruht auf einem »neuen Wertesystem, einer neuen Ethik: dem menschlichen Körper«. Und aus dieser Ethik wird eine natürliche Neigung zu sanfteren Heilverfahren hervorgehen, ein sorgsamer Umgang mit der Nahrung, eine Bereitschaft zum Pazifismus, ein Wissen um die Gesundheit und eine Verpflichtung zu ökologischer Politik.

In dieser Ethik des menschlichen Körpers ist es die weibliche Fähigkeit, Leben zu schenken, die die Frauen in ihrer natürlichen Disposition zu alternativer Medizin und ökologischer Politik bestärkt. Unmittelbare Erfahrung mit den wohltätigen schöpferischen Kräften der Natur, gepaart mit mütterlichem Altruismus, wird sie unvermeidlich zur Fürsorge für Pflanzen und Tiere und auch für andere Menschen motivieren.

> Die Biologie ist gewiß ein Schicksal … Als Frauen sind wir das, was das Patriarchat aus uns gemacht hat: Gefäße, Behältnisse, Empfängerinnen, Trägerinnen, Obdach und Wohnung, Nährerinnen, Inkubatoren, Halterinnen, Entfalterinnen, Zuhörerinnen. Wir sind geschaffen, um zu empfangen. Wir sind auch geschaffen, um zu schenken, aber unser Schenken geschieht auf unsere eigene Weise. Statt vorzustoßen und zu erobern, nimmt unser Schenken seinen natürlichen Weg und hüllt den Beschenkten ein, macht sich ihm verfügbar, ohne zu fordern. Unser Schenken ist eine Präsenz, ein Angebot, eine Eröffnung, eine Umgebung, ein Zuhören, eine Verletzlichkeit, ein Vertrauen. Im höchsten Fall geschieht unser Schenken in Form eines Anstoßes zur Freiheit des Beschenkten: etwa dann, wenn wir Leben schenken.[24]

Ganz abgesehen davon, daß ich große Schwierigkeiten habe, mich in dieser Darstellung von Weiblichkeit wiederzufinden, scheint Vorsicht gegenüber einem so glühenden Lobpreis des weiblichen Altruismus angesagt, der sich endlos vom eigenen Kind auf andere, auf die Erde, auf die Natur selbst überträgt. Zum einen stützt die Geschichte dieses Bild mitnichten. Vielleicht haben Frauen die heutige ökologische Politik entscheidend vorangetragen, und vielleicht sind Frauen, wenn man von unmittelbarer Schuldzuweisung spricht, weniger als die Männer verantwortlich für manche der verübten Greuel – Greuel gegen die Mitmenschen, gegen Tiere und gegen die Umwelt. Solch eine Feststellung ist aber weder uneingeschränkt richtig noch setzt sie voraus, daß wir eine Mythologie konstruieren, bei der die Frauen in höherem Maß mit den essentiellen Kräften des Lebens verbunden sind. Mag sein, daß die Frauen nicht die Macht besaßen (was sie vielleicht weniger schuldig macht); Komplizinnen waren sie dennoch.

Es mag als Hochverrat erscheinen, solche Einwände zu erheben, aber Tatsache ist, daß die Frauen nicht nur zugeschaut, sondern manche der schlimmsten Greuel in der Geschichte der Menschheit auch aktiv unterstützt haben. Es gibt ebensoviel Beweise für den Widerstand von Männern gegen Ungerechtigkeit, Unterdrückung, und Tyrannei, wie es Beweise für den Mut von Frauen gibt. Und noch wesentlich störender – wenn man an das Prinzip einer wesenhaft guten Weiblichkeit glauben will – ist die Tatsache, daß Männer, die ihre Macht mißbrauchten, häufig von Frauen gerade im Namen der »natürlichen« Rolle der Frau Unterstützung fanden. In ihrer Komplizenschaft mit Ehemännern, Chefs und Arbeitgebern, mit autoritären Führern und sogar faschistischen Diktatoren berufen Frauen sich oft auf das wesenhaft Weibliche, das heißt, auf ihre Zuständigkeit für die Welt der Geburt, der Kindererziehung, der häuslichen Pflichten. Manche behaupten, daß solche Komplizenschaft der Frauen direkt damit zusammenhängt, daß Frauen noch immer von Männern unterdrückt werden und daher ihr wahres Wesen nicht zum Ausdruck bringen können. Aber schon ein kurzer Blick auf die neuere Geschichte Englands gemahnt zu Vorsicht und Nachdenklichkeit. Zwar sind Frauen in vielerlei Hinsicht konkret benachteiligt, sei es wirtschaftlich, in ihren beruflichen Aufstiegschancen oder in der Familie; doch Möglichkeiten der Emanzipation gibt es durchaus. Dennoch spielen Frauen in dem gegenwärtigen Rechtsruck keine unbedeutende Rolle. Sie waren es, die in den achtziger Jahren die konservative politische Philosophie einer Margaret Thatcher unterstützten, die im Gegensatz zu allem stand, was das wesenhaft Weibliche repräsentiert. Kurz, auch Faktoren wie die soziale Schicht scheinen darüber zu bestimmen, was Frauen im konkreten Fall über ihre Mitmenschen denken und fühlen – und diese Faktoren können Frauen durchaus davon abhalten, sich mit progressiven Zielen feministischer Politik zu identifizieren.

Zum anderen gibt es keinen Beweis dafür, daß die Fähigkeit, Leben zu schenken, oder die Erfahrung der Geburt die Frauen zwangsläufig zu einer progressiveren Einstellung disponiert. Beides wurde im Gegenteil häufig gerade von reaktionären Ideologien vereinnahmt, etwa den patriarchalischen Religionen, zu deren glühenden Anhängern insbesondere auch Frauen zählten. So hat das Christentum den altruistischen Zustand der Mutterschaft verklärt, ihn aber zugleich in den Dienst einer höheren Mission gestellt, nämlich der Aufopferung für den Sohn und der Unterwerfung unter die Macht des Vaters. Durch die Mutterschaft tritt die Frau auch keineswegs mit »Allem« in Verbindung; viel öfter beschränkt sie sich auf die Hingabe an ihr eigenes Kind. Die wahre Mutter ist dann die Frau, deren Sorge um die Menschheit sich ausschließlich in ihrer Aufopferung für die eigene Familie ausdrückt. Solche Mütterlichkeit rechtfertigt häufig auch die ausgeprägte Gleichgültigkeit von Frauen gegenüber Politik und Außenwelt. Eine altruistischere Mütterlichkeit wird darüber hinaus oft von extrem nationalistischen Ideologien propagiert – im Sinne einer Aufopferung für die Kinder des eigenen Volkes –; viel seltener mündet sie in ein soziales Engagement. Dieselbe Ideologie bereitet also keineswegs nur einer ökologisch orientierten Politik, sondern auch extrem rechtslastigen Strömungen den Boden. Zudem waren Altruismus und Achtung vor dem Wert des Lebens niemals alleiniger »Besitz« der Frauen. Auch Männer, die einer Geburt beiwohnten oder einen Sterbenden begleiteten, berichten von einer ähnlich gesteigerten Sensibilität. Ob diese sich in eine egalitäre Politik des sozialen Engagements umsetzen läßt, scheint von einer ganzen Reihe anderer Faktoren abzuhängen.

Die Tendenz, eine Verbindung zwischen dem weiblichen Körper und progressiver Politik herzustellen, ist schon historisch fragwürdig; darüber hinaus erscheint der Wunsch, eine solche neue Ethik des menschlichen Körpers zu entwickeln, als höchst problematisch. Die Körperorgane und -öffnungen der Frau zum Gegenstand der Anbetung zu erheben, ist wirklich kein Fortschritt gegenüber einer Zeit, da sie – in traditionellen patriarchalischen Kulturen und Religionen – Abscheu hervorriefen. Es geht also nicht eigentlich um die Frage, ob weibliche Genitalien anbetungswürdig oder abscheulich sind, sondern darum, daß Frauen aufgrund ihres Körpers zum Symbol gemacht werden. Was hier als Symbol aufgebaut wird, ist das Bild eines »normalen« weiblichen Körpers, auf Fortpflanzung ausgerichtet (auch wenn die einzelne beschließt, sich nicht fortzupflanzen); aus dem Besitz eines solchen Körpers ergeben sich angeblich eine Reihe normaler Gefühle: Je stärker eine solche Gruppenidentität aufgebaut wird, je mehr Macht sie gewinnt, um so schwieriger werden individuelle Abweichungen und Gegenpositionen. Die gegenwärtigen Richtungskämpfe innerhalb des Feminismus, bei denen die Unterschiede zwischen Frauen verschiedener Klassen, Rassen und sexuellen Orientierungen in den Vordergrund gestellt werden, haben überdeutlich klargemacht, daß es ein äußerst normativer Ansatz ist, aufgrund biologischer Zuordnungen eine weibliche Identität zu konstruieren. Solche vom Geist des New Age inspirierte Konzepte einer essentiellen Weiblichkeit ignorieren die Kritik, die der Feminismus selbst an normativen Vorstellungen von Weiblichkeit geleistet hat.

Wenn einem Menschen aufgrund seiner Genitalien wesenhafte Merkmale zugeschrieben werden, so läßt sich dies kaum als eine *neue* Ethik des menschlichen Körpers reklamieren. Es ist jene uralte Ethik, durch die Frauen zur ausgeschlossenen und abgegrenzten Minderheit gemacht wurden. Auch der Versuch, solche Vorstellungen umzukehren und die Frau zur Gottheit zu erheben, wird diesen Kreislauf nicht durchbrechen. In der neuen Überhöhung des weiblichen Körpers und seines instinktiven Wissens erkennen wir alle Merkmale des Einstellungswandels zu Körper oder Gesundheit wieder, den wir bereits auf anderen Gebieten konstatiert haben. Statt einer Politik, die eine andere Einstellung zur Frau propagiert und ihren Status als Patientin verbessert, haben wir es mit der Entstehung einer Philosophie zu tun – einer Philosophie von Natur und weiblichen Werten. Einer Philosophie zudem, die sich mit allen Klischeebildern umgibt, mit deren Hilfe Frauen bisher unterdrückt wurden. Die neue Körperreligion ist nicht Teil eines revolutionären Bewußtseins, sondern Teil der allgemeinen Tendenz, Gesundheit und Körper zu einem philosophischen, moralischen und religiösen – statt politischen – Anliegen zu machen.

7. Kapitel

Aids, die symptomatische Krankheit *par excellence*

Aids ist eine Krankheit ohne »eigene« Symptome. Meist wird sie zuerst durch die Symptome anderer, mit ihr verbundener Krankheiten erkannt. Statt einer positiven Diagnose können medizinische Testverfahren nur das Vorhandensein oder Fehlen von Antikörpern des Virus nachweisen, und diese »zeigen nicht an, ob der Betreffende Aids hat oder jemals bekommen wird«[1]. Statt positiver Nachweise oder eindeutiger Symptome treten eine eine Reihe von Infektionen auf, die als »Indikatoren für Aids«[2] dienen, wie etwa eine bestimmte Art der Lungenentzündung oder verschiedene Pilzinfektionen. Es liegt also eine grausame Logik darin, daß diese Krankheit, die keine eigenen Symptome hat, selbst zu einem Symptom *par excellence* geworden ist. Die Reaktionen auf Aids, die Auseinandersetzung um Aids sind in verschiedener Hinsicht symptomatisch für die Einstellungen zu Krankheit, Gesundheit und zur Gesellschaft insgesamt, die wir in diesem Buch untersucht haben.

Obwohl Krankheit und Tod uns stets begleiten, sind manche Krankheiten in verschiedenen geschichtlichen Epochen mit unterschiedlicher Bedeutung ausgestattet worden. Sie wurden zu Metaphern für eine bestimmte Sichtweise des Körpers, von Krankheit und Gesundheit, ja sogar dem Zustand der Gesellschaft. Für die Menschen gewannen sie dadurch eine Bedeutung, die sie über andere Krankheiten hinaushob. Susan Sontag hat darauf hingewiesen, daß man im 19. Jahrhundert allgemein glaubte, daß Tuberkulose eine Krankheit der Leidenschaft war. »Das Fieber, das die TB begleitete, war ein Zeichen inneren Verbrennens. Der Tuberkulöse wurde von einer inneren Glut verzehrt, und diese Glut führte zur Auflösung des Körpers.«[3] Die Tuberkulose wurde sogar für ihre Opfer zur Metapher für ein romantisches Sich-Verzehren, für eine bestimmte

Art poetischen Leidens, das den empfindsamen Menschen charakterisierte. Zwar schwangen auch moralische Wertungen im Urteil über diese Krankheit mit, nämlich daß es dem Leidenden an »Vitalität« fehle, daß er zu schwach sei und keinen Lebenswillen habe; aber es umgab sie auch ein romantischer Glanz, eine Ahnung davon, daß die Seele und Spiritualität des Betreffenden für ein normales Leben zu empfindsam war.

Mit Aids ist kein solcher Glanz verbunden, aber es ist eine nicht minder symbolische Krankheit. In der heutigen Einstellung zu Aids können wir alle großen Themen und alle Widersprüche jener Debatte um Krankheit und Gesundheit wiederfinden, die in diesem Buch nachgezeichnet wurden. Weil Aids eine fundamentale Herausforderung an die Kompetenz der modernen Medizin darzustellen scheint, ist es – neben Krebs – auch eine Krankheit, die alternativen Philosophien über Krankheit und Gesundheit Nahrung gibt. Weil die Begriffe Aids und Immunität untrennbar miteinander verbunden sind, steht die Krankheit im Brennpunkt der Auseinandersetzungen darüber, wie Krankheit und natürliche Gesundheit des Körpers überhaupt zu verstehen sind. Darüber hinaus wirft die Aids-Debatte ein Schlaglicht auf die Art und Weise, wie Moral und Medizin ineinandergreifen, und zeigt einmal mehr, wie moralische Gesichtspunkte, die einst in der Einstellung zur Sexualität wurzelten, sich auf das Gebiet der Gesundheit verlagert haben.

Virus und Immunität

Man könnte eine tiefere Bedeutung darin sehen, daß wir am Ende des 20. Jahrhunderts in einen vorerst erfolglosen Kampf gegen eine schreckliche Krankheit verstrickt sind, die alle Probleme des modernen medizinischen Wissens über den Körper – und alle Zweifel an diesem Wissen – in sich vereinigt. Als Aids auftauchte, konnte die Schulmedizin ihren Überlegenheitsanspruch über die alternativen Heilverfahren auf die Tatsache gründen, daß es ihr gelungen war, die großen epidemischen Krankheiten unter Kontrolle zu bringen. Auch wenn die konventionelle Medizin bei vielen chronischen und Degenerationskrankheiten nur wenig Erfolge verzeichnete, konnte sie sich mit Recht rühmen, die ansteckenden Epidemien fast gänzlich eingedämmt zu haben. Diese Erfolge wurden vor allem auf wissenschaftliche Erkenntnisse über Bakterien und Viren zurückgeführt sowie auf die Effizienz von Antibiotika und Impfstoffen. Nun aber war eine völlig neue Krankheit aufgetaucht, die den Verlauf einer Epidemie zu nehmen schien.

> Aids bedroht unser Gefühl medizinischer Sicherheit. Immerhin glaubte man in der westlichen Welt, daß die Zeit der übertragbaren tödlichen Infektionen längst vorbei war. Was uns zu schaffen machte, waren die chronischen Krankheiten – wie Herzkrankheiten und Krebs – die vor allem im höheren Lebensalter auftreten. Die Übertragbarkeit, die epidemische Ausbreitung infektiöser Krankheiten war in den Hintergrund des öffentlichen Bewußtseins gerückt.[4]

Noch schwerwiegender war für das medizinische Establishment die Tatsache, daß Aids auch viele frühere Annahmen über die Wirkungsweise von Viren und über die Rolle der Medizin in Frage zu stellen schien. Erkenntnisse über Viren wurden bis dahin weitgehend aus der Reaktion des Immunsystems gegen den Virus gewonnen. Virus und und Antikörper verhielten sich wie Vorder- und Rückseite derselben Münze, und die Medizin sah sich im Bunde mit dem Antikörper gegen den feindlichen Virus. Doch bei Aids schien es sich nicht darum zu handeln, daß hier ein schädlicher Virus in den Körper eindrang und die gesunden Zellen anzugreifen begann, um entweder den Körper zu vernichten oder selbst vom Immunsystem des Körpers vernichtet zu werden. Vielmehr schien diese Krankheit die körpereigenen Abwehrmechanismen zu überlisten. Die Verbindung des Virus mit seinem vermuteten Gegensatz, dem Immunsystem, machte es äußerst schwierig, ihn zu isolieren und zu identifizieren.

Ähnlich verwirrend wie die Suche nach der Identität des Virus war das anscheinend selektive Verhalten von Aids als Epidemie. Zumindest im Westen hatte die Krankheit sich in gewissen Gruppen stärker verbreitet als in anderen. Dies trifft natürlich für die meisten Epidemien zu, die sich am schnellsten in Gruppen verbreiten, die direkt mit einem Virus in Kontakt treten. Beispiele dafür sind die Ausbreitung der Cholera durch infiziertes Trinkwasser oder der Malaria in Gebieten, die in der Nähe malariaverseuchter Sümpfe liegen. Weil aber die exakte Ätiologie der Immunschwäche Aids bislang unbekannt ist, ist auch unklar, warum sie sich in manchen Gruppen viel schneller verbreitete als in anderen. Obwohl man sich darin einig ist, daß der Virus durch den Austausch von Körperflüssigkeiten wie Samen, Speichel oder Blut übertragen wird, ist noch immer nicht ganz geklärt, warum der Virus sich unter afrikanischen oder haitianischen Heterosexuellen so viel schneller ausbreitet als unter Heterosexuellen der westlichen Welt. Wenn die Schulmedizin sich bislang darauf konzentrierte, bestimmte Viren zu identifizieren und zu bekämpfen, so scheint diese Methode nunmehr an ihre Grenzen zu stoßen.

Aids ist unleugbar ein Grenzfall für die konventionelle Medizin. Die Krankheit ist offenbar ansteckend, und das heißt, daß ihr Verlauf und die Art, wie man sie sich zugezogen hat, in den meisten Fällen feststellbar ist. In mancher Hinsicht aber sprengt Aids die bestehenden Definitionen einer ansteckenden Krankheit und ihrer Heilungsmöglichkeiten. Die Schulmedizin muß daher erkennen, daß ihre Definition einer übertragbaren Krankheit fragwürdig geworden ist. Denn früher beruhte die Definition einer übertragbaren Krankheit zum Teil auf der Tatsache, daß der Virus oder Bazillus sich ohne Ansehen der Person ausbreitete und daß der Körper auf das Eindringen schädlicher Organismen von außen mit Abwehrkräften reagierte. Jetzt aber muß die allopathische Medizin sich um das Verständnis eines Vorgangs bemühen, bei dem das Immunsystem des Körpers sich gegen sich selbst wendet und die Zerstörung des Körpers dann anderen Krankheiten überläßt. Die Schulmedizin mußte zum ersten Mal den Status der Immunität selbst in Frage stellen. Das Immunsystem konnte nicht mehr als unproblematischer Verbündeter der Gesundheit gelten.

Für die Naturheilkunde gibt es keine solchen Probleme. Für sie ist Aids die prototypische Krankheit unserer Zeit. Auf merkwürdige

Art hat sie das Kommen von Aids in den siebziger Jahren beinahe vorhergesagt. Damals, als die verschiedenen Naturheilverfahren immer mehr Zulauf gewannen, hörte man häufig Warnungen, daß das moderne Leben – mit Streß, Umweltverschmutzung und belastenden Lebensformen – die Immunität und das natürliche Gesundheitspotential des Körpers gefährde. Eine Krankheit, die den angekündigten Zusammenbruch des Immunsystems sichtbar machte, war im Denken der Naturtherapien praktisch bereits angelegt. Denn wie wir in den vorstehenden Kapiteln sahen, ist Immunität einer zentraler Begriff in alternativen Körperphilosophien, in denen ständig von »geschwächter Immunität«, von »Stärkung der Immunität« usw. die Rede ist. Es gibt inzwischen schon Bücher mit Quizfragen, an denen man seinen »Immunitätsquotienten« überprüfen kann, verbunden mit Ratschlägen, wie dieser Quotient sich verbessern läßt, wobei der Erwerb einer »maximalen Immunität« angestrebt wird. In der Reklame für eine Substanz, die das Immunsystem stützen soll, hieß es anschaulich: »USA erwerben japanisches Abwehrsystem.« Dies klingt beinah so, als sei der Kampf um die Immunität des einzelnen ein mit militärischen oder juristischen Mitteln geführter Krieg gegen das moderne Leben. Dabei wurde der Immunitätsbegriff den altbekannten Vorstellungen von der Selbstheilungskraft des Körpers und seiner natürlichen Vitalität gleichsam als wissenschaftliche Rechtfertigung aufgepfropft. Immunität bzw. deren Fehlen wurde so zum Ausdruck für ein grundlegendes Anliegen der Naturheilkunde – nämlich für ihr Bestreben, die Gesundheit des einzelnen zu vervollkommnen und ihn gegen Krankheit und Tod resistent zu machen.

Während die allopathische Medizin also ratlos vor einer so widersprüchlichen und sich anscheinend selektiv ausbreitenden Krankheit steht, gibt die Naturheilkunde insgeheim zu verstehen, daß sie »uns immer schon gewarnt hat«. Aids, so erfahren wir, ist *die* Krankheit unserer Zeit, eine »moderne Geißel Gottes«[5]. Der völlige Zusammenbruch aller Immunfunktionen ist lediglich der extreme Endpunkt aller Krankheitsprozesse. »Aids ist nur die Spitze eines Eisbergs, was die Immunkrankheiten betrifft, eine tragische und furchtbare Tatsache, die jedermann von der Notwendigkeit eines gesunden Immunsystems überzeugt hat.«[6] Für die Anhänger der alternativen Heilverfahren war Aids unvermeidlich, weil die Belastungen des modernen Lebens unser Immunsystem und mithin die Fähigkeit unseres Körpers, sich gesund zu erhalten, ernstlich gestört haben. Und wie wir sahen, geht es nicht nur um einen Angriff auf unser seelisches und körperliches Wohlbefinden, sondern – in größerem Maßstab – um die Zerstörung unserer Umwelt durch chemische und radioaktive Emissionen in die Atmosphäre und um die Vergiftung unserer Nahrung durch den Einsatz synthetischer Chemikalien.

In dieser Endzeitvision erscheint Aids als einer der vier Apokalyptischen Reiter, die den Untergang der Welt ankündigen. Epidemische Krankheiten, die sich nicht mehr kontrollieren lassen, sind der Preis, den eine Gesellschaft entrichten muß, die ihre natürliche Ressourcen im individuellen wie im gesellschaftlichen Maßstab zerstört hat.

> Aids, Pilzerkrankungen, Herpes und Krebs sind nur einige der Krankheiten, die sich auf dem Vormarsch befinden, gerade heute, in dieser entscheidenden Epoche der Geschichte, da die Entscheidungen, die wir als Menschen treffen, über das Überleben unserer Spezies und unseres Planeten bestimmen werden... Die Giftstoffe, die unsere Nahrung, die Luft und das Wasser – immerhin unsere Subsistenzmittel – verunreinigen, vergiften auch unseren Körper und verlangen ihren Tribut. Vieles von dem, was unsere Eltern ... als Fundament ihrer Existenz ansahen, worauf sie ihr Leben aufbauten, erscheint heute so gefährdet wie die Küste Kaliforniens. Wenn sogar eine Backmischung für Apfelkuchen aus den Regalen der Supermärkte entfernt wird, weil sie Krebs verursachen könnte, wissen wir, daß wir in Schwierigkeiten stecken. Kein Wunder also, daß so viele Menschen krank – oder krank vor Sorge sind. Streß ist überall.[7]

Es gibt eine merkwürdige Parallele zwischen diesen Ideen und den eher unverstellt moralischen Interpretationen von Aids. Auch hier ist Aids ein Symptom dafür, daß etwas in unserer Gesellschaft gefährlich falsch läuft.

Opfer der allopathischen Medizin

In diesem Bild, daß die Immunschwäche Aids zum Symptom einer von der Industriegesellschaft verschuldeten Degeneration der natürlichen Gesundheit erklärt, wird ein Element häufig als besonders schwerwiegende Ursache herausgegriffen: nämlich die Anwendung von Chemikalien in der allopathischen Medizin. Nicht nur müssen wir uns mit den Attacken des modernen Lebens auf unsere Gesundheit auseinandersetzen: Es gibt auch einen inneren Feind. Gerade in jenem Berufsstand, der den Anspruch erhob, uns zu heilen oder gesund zu erhalten, war dieser Feind am Werk. Stets wird auf den Einsatz von Antibiotika und Impfstoffen hingewiesen, durch die unsere Abwehr gegen die übrigen Attacken des modernen Lebens ins Wanken geraden ist. In gesellschaftlichem Maßstab gesehen, haben wir daher unser Immunsystem so weit geschwächt, daß das Auftauchen einer mit dieser Schwäche einhergehenden Krankheit nahezu unvermeidlich war. Aus der Sicht der Naturheilkunde ist Aids also entschieden mehr als nur eine Bankrotterklärung der allopathischen Medizin und ihrer überheblichen Ansprüche. Es ist geradezu ein Frankenstein-Monster, entsprungen aus den Forschungslabors der Medizin.

Im Streit zwischen allopathischer und alternativer Medizin, ob Krankheiten aus äußeren oder inneren Ursachen entstehen, ist Aids für viele das entscheidende Argument. Weil die Naturtherapien nicht die Krankheit selbst, sondern die Abwehrreaktion des Körpers gegen die Krankheit für ausschlaggebend halten, betrachten sie Impfungen oder die hohe Dosierung von Antibiotika als eine Schwächung der körpereigenen Ressourcen; sie stellen ein »erhebliches Gesundheitsrisiko« dar und können auf lange Sicht »gewisse Veränderungen im Immunsystem, in der Zellstruktur und in der genetischen Ausstattung verursachen« – mit verheerenden Fogen für die zukünftige Gesundheit. Gegen die allopathische Medizin wird also der Vorwurf erhoben, daß sie sich auf die äußeren »Ursachen« von Krankheiten beschränkt. »Der Leitgedanke der Schulmedizin, die uns durch Immunisierung vor Krankheiten schützen will, beruht seinerseits auf einem höchst fragwürdigen philosophischen Konzept der Krankheitsursachen und vermittelt uns ein offensichtlich falsches Bild von den angeborenen Selbstregulierungsmechanismen des Körpers.«[8]

Die Anhänger der Überzeugung, daß Krankheiten grundsätzlich aus inneren Ursachen entstehen, sehen auch die Geschichte der Medizin in einem anderen Licht: Für sie liegt das Ende der großen Epidemien bereits vor der allgemeinen Einführung von Antibiotika und Impfstoffen, ist also nicht erst deren Folge. Allgemein verbesserte Gesundheitsstandards, sinkende Sterbeziffern sowie die Eindämmung der großen Epidemien werden eher auf eine verbesserte Ernährung und Hygiene zurückgeführt als auf das wundersame Wirken der Medizin. Die Naturtherapien versuchen gar nicht erst, den Virus hier oder dort zu lokalisieren. Das Entscheidende bei allen Krankheiten – von der gewöhnlichen Erkältung über Arthritis bis hin zu Krebs – ist für sie das allgemeine Wohlergehen des Wirtsorganismus. »Wenn das Immunsystem eines Menschen nicht beeinträchtigt ist, gelingt es ihm, den Virus abzuwehren und das Ausbrechen der Krankheit zu verhindern.«[9] Die großen Errungenschaften der modernen Medizin haben, so glaubt man, die Fähigkeit des Körpers, Krankheiten von selbst und aufgrund seiner inneren Lebenskraft abzuwehren, verhängnisvoll geschädigt. Aids ist nicht nur ein Symbol für die Versäumnis der allopathischen Medizin, unsere Gesundheit zu erhalten, sondern auch dafür, wie sie uns für die Belastungen des modernen Lebens anfällig macht.

Nachdem die spezifische Art und Beschaffenheit des Virus bei den alternativen Therapien nur eine untergordnete Rolle spielt, kommt es in erster Linie auf die Gesamtverfassung des einzelnen an, begriffen als Zustand seines Immunsystems in dem Augenblick, da er mit dem Virus in Kontakt gerät. »Es ist beinahe, als ob der Wirtsorganismus eine Entscheidung zwischen Krankheit und Gesundheit zu treffen hat. Der Wirtsorganismus, also der infizierte Mensch und sein Immunsystem, entscheidet darüber, ob Aids (oder eine andere Infektion) sich ausbreiten kann. Der Virus oder das Bakterium spielen nur dann eine Rolle, wenn ihnen dies erlaubt wird.«[10] In extremen Fällen wird sogar in Frage gestellt, ob es überhaupt so etwas wie einen Virus gibt; bezweifelt wird auf jeden Fall, daß dem Virus größere

Bedeutung zukommt als der »Entscheidung« des Wirtsorganismus, ihn zu kontrollieren: »Wenn Sie überzeugt sind, daß Aids etwas ist, das sich Ihrer Kontrolle entzieht, dann ist dieses Buch eindeutig nicht für Sie geschrieben.«[11] Wiederum erscheint Aids als besonders treffendes Beispiel für die alternative Auffassung von Gesundheit. Die anscheinend »selektive« Natur des Virus ist allzu leicht erklärt. Statt zu untersuchen, auf welche Weise ein Virus die Immunität schädigen kann, stellt man sich nun die Frage, warum das Immunsystem bestimmter Menschen so leicht zusammenbricht.

Eine psychospirituelle Krankheit

Die selektive Anfälligkeit bestimmter Menschen für den Virus, die der Schulmedizin so schwer zu schaffen macht, stellt für die alternativen Therapien, die ohnehin alle Krankheiten als Zeichen innerer Erschöpfung verstehen, kein Problem dar. Darum dreht sich die Aids-Diskussion in der alternativen Therapiebewegung vorrangig um die Frage, warum bestimmte Gruppen, die von der Krankheit am stärksten betroffen sind, für diese von vornherein so anfällig waren. Auf die »Selektivität« der Immunschwäche wird ansonsten besonders gern von sexuell konservativen Mitgliedern der Gesellschaft hingewiesen. Aids ist für sie die »Schwulenkrankheit« schlechthin, sozusagen ein Gottesgericht über den perversen Teil der Gesellschaft. Nach dieser Auffassung wird durch Aids nicht nur Homosexualität bestraft; die ganze Gesellschaft muß den Preis dafür entrichten, daß sie Homosexualität und Perversion so lange toleriert hat. Solche anti-homosexuellen Stellungnahmen ziehen unvermeidlich eine Grenze zwischen jenen, die es verdienen, krank zu sein, und jenen anderen, die sie als »unschuldige Opfer« bezeichnen – denen also, die ein makelloses Leben führen, nun aber ebenfalls für die allgemeine Verkommenheit der Gesellschaft büßen müssen.

Entschlossen setzen sich solche moralistischen Ansichten über Fakten hinweg, z.B. die Verbreitung von Aids in nicht-westlichen Gesellschaften – ganz zu schweigen von ihrer heuchlerischen Idealisierung sogenannter »normaler« sexueller Beziehungen. Alternative Therapien lassen sich im allgemeinen nicht von dergleichen normativ-moralisierenden und repressiven Ansichten über die Sexualität leiten. Die meisten aus der alternativ-therapeutischen Bewegung hervorgegangenen Schriften zum Thema Aids bekunden im Gegenteil Sympathie und Verständnis für homosexuelle Lebensweisen – mehr jedenfalls als manche andere Wortführer und Experten für Aids. Es ist kein Zufall, daß so viele Aidskranke sich den sogenannten ganzheitlichen Heilverfahren zugewandt haben, einmal um dem Pessimismus der Schulmedizin zu entgehen, und zum anderen, um sich moralischen Urteilen über die homosexuelle Lebensweise zu entziehen. Wenn Aidskranke überhaupt irgendwo Trost und Hoffnung gefunden haben, dann bei den alternativen Therapien.

Nachdem aber die ganzheitlichen Heilverfahren die Ursache von Krankheiten in einem Mangel an Gleichgewicht und Harmonie in der Persönlichkeit des Betroffenen erkennen, müssen sie dennoch fragen, *warum* das Leben eines Kranken aus dem Gleichgewicht geraten ist. Und nachdem solcher Nachdruck auf die Integration von Körper, Seele und Geist sowie auf die persönliche Verantwortung gelegt wird, ist es beinahe unvermeidlich, daß die Antworten besonders verschwommen ausfallen, wenn die Frage nach den tieferen Krankheitsursachen bei Aidskranken gestellt wird. Innerhalb der ganzheitlichen Gesundheitsbewegung gibt es eine Reihe bevorzugter Erklärungsmuster. Völlig frei von jeglichem Moralismus ist die Begründung, daß ein übermäßiger Gebrauch von Antibiotika viele Homosexuelle geschwächt und besonders anfällig gemacht habe. Weil Geschlechtskrankheiten in Homosexuellenkreisen verbreitet sind, so lautet diese weitverbreitete These, sind schwule Männer zwangsläufig hohen Dosen an Antibiotika ausgesetzt. Diese übermäßige Dosierung führt zu einer fortschreitenden Erschöpfung ihres natürlichen Immunsystems, das folglich bereits ernsthaft geschädigt war, bevor die Betreffenden mit Aids in Berührung kamen.

Die Gesamtheit der Homosexuellen wurde also durch die Schulmedizin geschädigt, ja sie erscheinen sogar als deren bevorzugte Opfer. Bei dieser Feststellung bleiben alternativmedizinische Erklärungsversuche aber nur selten stehen, geht es ihnen doch meist um eine gründlichere Erforschung des »tieferen Ungleichgewichts bei Aids-Kranken«[12]. Und als bevorzugte Ursache solcher tiefen Ungleichgewichtszustände wird, neben übermäßigem Einsatz von Antibiotika, häufig auch »übermäßiger« Sexgenuß genannt. Ein intensives Sexualleben gilt aus zwei Gründen als problematisch. Einmal aus rein »medizinischen« Gründen: Der männliche Samen, so glaubt man, zerstört Antikörper, da bei einem natürlichen Fortpflanzungsprozeß der instinktive Reflex der Vagina, schädliche Eindringlinge anzugreifen, überwunden werden muß. Ein übermäßig häufiger Empfang von Samenflüssigkeit soll demnach die Immunität des Körpers untergraben. Diese betont medizinische Begründung mündet bisweilen aber in weiterführende Annahmen über die Problematik von exzessivem Sex *per se*.

Häufig wechselnde und sorglose Sexualkontakte gelten für manche Vertreter alternativer Therapien als Ausdruck einer inneren Leere, als Zeichen dafür, daß etwas aus dem Gleichgewicht geraten ist, und daher als Symptom für eine tiefere Persönlichkeitsstörung, die zu erhöhter Anfälligkeit für Aids führen kann: »Viele, die an Aids leiden, haben erkannt, daß ihr Leben, bevor sie erkrankten, oft in eine ganz falsche Richtung lief – nicht in moralischem Sinn, sondern einfach insofern, als ihre alltägliche Existenz ihnen wenig Zufriedenheit und Erfüllung schenkte und ihr Leben von einem Gefühl tiefer Leere gekennzeichnet war.«[13] Diese Interpretation will sich jedes moralischen Urteils über gewisse Sexualpraktiken enthalten: »Aids ist nicht dazu da, uns zu lehren, daß Sex, insbesondere schwuler Sex, etwas schlechtes ist. Aids kann uns lehren, daß Sex ein Ausdruck unseres Selbst, unserer höchsten Gefühle ist. Wenn wir dies ignorieren und Sexualität mißbrauchen, so wird es auf uns zurückfallen.«[14]

Doch manchmal geht diese eher nachsichtige Betrachtungsweise, die beiläufigen Sex als Ausdruck innerer Einsamkeit und Sehnsucht wertet, fließend in ein nachdrücklicheres Moralisieren über. Es fällt dann schwer, zwischen der Definition eines »emotionalen Ungleichgewichts« und rechtsgerichteten Attacken gegen eine »perverse« Homosexualität zu unterscheiden:

> Die Unzulänglichkeit des Immunsystems hat anscheinend mehr mit einer hohen Streßbelastung zu tun, die durch eine feindliche Einstellung zum Leben bedingt ist und den Betreffenden gegenüber organischen, psychosozialen und spirituellen Angriffen wehrlos macht ... Homosexuelle und libidinös aktive Menschen leiden alle an megalomanischen Vorstellungen über ihre Sexualität und halten sich gern für allmächtig. Sie glauben, neuartige Wesen zu sein, Angehörige eines dritten Geschlechts; und dieser Glaube zwingt sie, sich dauernd selbst zu belügen. Dies ist gewiß eine zutiefst erschöpfende und ermüdende Aufgabe.[15]

Solche Deutungen münden meist in den Aufruf, unser Sexualverhalten neu zu ordnen, nicht etwa im Sinne von »safer sex« oder indem wir zu neuen Formen sexueller Beziehungen finden, sondern durch eine Neubewertung unserer »völlig irrigen Überzeugung, daß eine intensive sexuelle Betätigung eine Voraussetzung sexueller Reife ist«[16].

Auch wenn die meisten alternativen Stellungnahmen auf moralische Urteile über die Sexualität verzichten, herrscht doch die Ansicht vor, daß Aids wohl eher die Folge eines bestimmten Lebensstils als eines bestimmten Virus ist.

> Die ganzheitliche Auffassung von Gesundheit geht davon aus, daß die innere Einstellung lediglich die Voraussetzung der Anfälligkeit für Krankheiten schafft ... Nun gibt es Ansichten und Überzeugungen, die zu bestimmten Verhaltensweisen führen, wobei die Betreffenden ihre Ernährung oder ihre körperliche Fitneß vernachlässigen oder sich dauernd einem hohen Maß an Streß aussetzen. Dies aber disponiert den Menschen zu einer geschwächten physischen Kondition, die zum Ausbruch einer Krankheit führen kann.[17]

Auch hier begegnen wir wieder, wie in früheren Kapiteln, dem Streß als bevorzugter Erklärung für die individuelle Krankheitsanfälligkeit. Der Streß verschiebt die Gesundheitsbalance des einzelnen in Richtung Krankheit; der Streß ist auch Mittler zwischen Angriffen von außen und der Fähigkeit des Körpers, diese Angriffe abzuwehren. Die Immunität gilt als Barometer für die Fähigkeit des einzelnen, sich gegen den Streß zu behaupten. Für die alternativen Therapien stellt sich also die entscheidende Frage, warum die durch Aids betroffenen Gruppen soviel anfälliger für Streß sind.

Eine dieser Gruppen (die Holistic Group of Californa) hat eine relativ »progressive« Antwort gefunden. Sie erklärt die Streßbelastung, der solche Gruppen unterliegen, nämlich nicht durch die inneren Zwänge einer »unnatürlichen« Lebensweise, sondern sieht deren Ursache in dem Druck, der von außen auf eine diskriminierte Minderheit ausgeübt wird. Aids ist eine Krankheit, so heißt es, die sich besonders in kulturell isolierten Minoritäten ausbreiten kann, in denen der einzelne ein hohes Maß an Streß erfährt.

> Wir glauben, daß der Aids-Virus besonders Menschen und Gruppen befällt, die isoliert von der herrschenden Kultur leben – kulturell isolierte Minderheiten, die gezwungen sind, ihre emotionale, physische und spirituelle Eigenart abseits der größeren Gemeinschaft auszuleben, sowie Individuen in solchen isolierten Gemeinschaften, die unter übermäßigen psychosozialen und/oder sozio-ökonomischen Zwängen leiden. Die gesellschaftliche Isolation setzt Körper, Seele und Geist der Ausgestoßenen unter erhöhten individuellen und kollektiven Druck. Und diese Isolation, die oft als Selbsthaß oder mangelnde Selbstakzeptanz verinnerlicht wird, erlaubt es dem Aids-Virus, sich einzunisten, sobald er in den Kreislauf eingedrungen ist.[18]

Als logische Fortsetzung solcher Gedanken ist auch der Glaube an die psychospirituelle Natur von Aids entstanden. Diese Krankheit, so hören wir, wurzelt in einer Gemeinschaft, die bereits durch unerträgliche Streßbelastungen geschwächt ist. Der Zusammenbruch des Immunsystems steht demnach »in Verbindung mit einer tiefen Disharmonie, die den Kern dieser Krankheit bildet, einem Mangel an Liebe von außen und einem verinnerlichten Mangel an Selbstliebe«[19]. Diese Vorstellungen über die besondere Streßbelastung, unter der homosexuelle Männer stehen, lassen sich auch auf andere von der Krankheit befallene Gruppen übertragen, etwa die Haitianer oder Afrikaner. Aids ist also zu einer Krankheit der Unterdrückten geworden.

> Viele Menschen afrikanischen Ursprungs wachsen mit einem Gefühl der »kulturellen Kastration« auf, das sich auch bei manchen Männern haitianischer Harkunft nachweisen läßt. Es führt jedenfalls zu verminderter Selbstachtung und einem Gefühl der inneren Orientierungslosigkeit. Afrika ist als Kontinent so unterdrückt und zerrissen durch Rassismus und Imperialismus, daß alle Versuche seiner Völker, ihre Unabhängigkeit und Autonomie zu behaupten, häufig zu Militärdiktaturen degenerieren, die von solcher psychologischen und spirituellen Zerstückelung geradezu profitieren.[20]

Wenn ich solche Ansichten als progressiv bezeichnet habe, so meine ich, daß sie die »Schuld« an der Krankheit nicht deren Opfern zuschieben, sondern sie auf äußere Ursachen zurückführen – auf politische oder soziale Unterdrückung. Dennoch wirken sie merkwürdig opportunistisch. Wenn Aids nämlich die Krankheit einer unterdrückten Minderheit ist, so bleibt zum Beispiel ungeklärt, warum schwule Männer soviel anfälliger für Aids sind als lesbische Frauen; warum überhaupt manche Minderheiten gefährdeter sind als andere. Darüber hinaus ist die Tendenz, diese Krankheit zu psychologisieren und ihre Ursachen im Lebensstil zu suchen, an sich höchst problematisch. Die Psychologisierung der Krankheit ist aber, wie wir sahen, wesentlicher Bestandteil einer »ganzheitlichen« Auffassung, die besagt, daß Krankheiten des Körpers auch etwas mit Seele, Geist und Gefühlen zu tun haben. In bezug auf Aids hat diese Tendenz alarmierende Formen angenommen. Denn die Antwort auf die Frage, warum manche schwule Männer der Krankheit erliegen und andere nicht; oder warum schwule Männer anfälliger sind als andere Minderheitengruppen, findet sich stets in der vielbeschworenen Aids-Persönlichkeit.

Ähnlich wie die Krebs-Persönlichkeit, ist auch die Aids-Persönlichkeit angeblich mit bestimmten Merkmalen ausgestattet, »die den einzelnen für maligne Krankheitsverläufe anfällig machen. Ähnlich wie Krebs- und Arthritispatienten neigen Menschen, die Aids zum Opfer fallen, zum Selbstmitleid. Sie sind verbittert und haben eine geringe Selbstachtung. Sie haben Schwierigkeiten, dauerhafte Beziehungen einzugehen«[21]. Wie ich schon im 3. Kapitel anmerkte, genießen die genannten Eigenschaften generell eine geringe Wertschätzung. Sie lassen auf einen Menschen schließen, der sexuelle und soziale Probleme hat – einen Menschen, bei dem destruktive Wut und Verbitterung unter der Oberfläche brodeln. Im Kontext der alternativen Gesundheitsbewegung gelten solche Eigenschaften als Zeichen dafür, daß der Betreffende aus dem Gleichgewicht geraten ist, daß es ihm an innerer Harmonie fehlt, daß er ein Mensch ist, dessen Unglück sich in der Krankheit äußert und der geradezu nach innerer Veränderung verlangt. Im Umkehrschluß muß derjenige, dessen Immunsystem nicht gefährdet ist, ein Mensch sein, der ein konventionell glückliches, erfülltes Leben mit einem zuverlässigen Sexualpartner führt und sich nicht im Konflikt mit der Gesellschaft befindet.

Vieles von dem, was hier über Streß und die Homosexualität gesagt wird, macht eindeutig Sinn. Der Zwang zur Erfüllung heterosexueller Normen und zur Angleichung an sogenannte normale Verhaltensmuster der »Männlichkeit« und »Weiblichkeit« ist in unserer Kultur offenbar höchst destruktiv und streßbelastend. Dies aber erklärt nicht unbedingt die Virulenz einer bestimmten Krankheit in einer bestimmten Gemeinschaft. Auch erklärt es nicht, warum manche in dieser Gemeinschaft stärker gefährdet sind als andere. Erklärungen unter Berufung auf »psychospirituelle Leiden«, für die gewisse Charaktertypen anfälliger sind als andere, erscheinen mir ausgesprochen gefährlich, wobei die Gefahren den möglichen Wert einer verständnisvollen Unterstützung bei weitem überwiegen. Denn nachdem man die Hypothese aufgestellt hat, daß eine Vielzahl Homosexueller für diese Krankheit besonders anfällig ist, stellt sich unvermeidliche die Frage, warum dieser besondere Persönlichkeitstyp sich zumeist unter Homosexuellen findet. Von daher ist es nur ein kleiner Schritt bis zu extrem vereinfachenden und gefährlichen psychologischen Verallgemeinerungen über Homosexuelle.

> Die meisten homosexuellen Männer haben eine enge Bindung an ihre Mutter, aber bei einer Reihe von Aids-Kranken habe ich eine besonders starke Mutter-Kind-Beziehung festgestellt, wobei das Mutterbild des Betreffenden sich seit der frühen Kindheit kaum verändert hatte, das heißt, es war eine sehr passive Beziehung ... Wenn ein Erwachsener noch immer am »Schürzenband« seines nährenden Elternteils hängt, so bedeutet dies, daß der Betreffende nicht gefestigt ist.[22]

Auch in dieser »Charaktertypologie« wird die Krankheit eindeutig der persönlichen Verantwortung des einzelnen unterstellt. Wenn man ein Modell konstruiert, bei dem es der individuellen Entscheidung überlassen bleibt, ob man krank oder gesund sein will, so wirft dies gewaltige Probleme für denjenigen auf, der angeblich imstande ist, solche Entscheidungen zu treffen. Auch wenn in diesen Vorstellungen großes Verständnis für die unbewußten Zwänge bekundet wird, die einen Menschen krank machen, haftet denjenigen, die sich nicht ans Ufer der Gesundheit retten können, unleugbar ein Gefühl des Scheiterns an.

> Am Ende starb er doch. Aber erst, nachdem er eine gewisse Ruhe in sich gefunden hatte, nachdem er mit seiner Familie und seinen Freunden Frieden geschlossen und ihnen seine Gefühle auseinandergesetzt hatte. Er starb, weil er tief im Inneren diese Entscheidung getroffen hatte und glaubte, daß dies die einzige Möglichkeit war, nicht mehr kämpfen zu müssen. Ich respektiere seine Entscheidung, obwohl Sterben keineswegs die einzige Möglichkeit ist, sich über die Notwendigkeit, zu kämpfen, zu erheben und das Leben im Griff zu behalten.[23]

Gewiß kann es für einen Schwerkranken auch tröstlich sein, auf Ideen zu stoßen, die ihm scheinbar Einsichten in die eigene Persönlichkeit vermitteln können und diese mit der eigenen Krankheit in Beziehung setzen. Denn in einer Zeit, die sich ganz der Vorstellung verschrieben hat, daß wir unsere Persönlichkeit verändern können, scheint dieser Weg uns Hoffnung zu bieten. Wenn die Schulmedizin uns nicht heilen kann, könnte dies auf dem Weg einer Selbsttransformation gelingen; und manche der Ideen, die in der alternativen Heilkunde über Aids verbreitet werden, bieten eine gewisse Hoffnung, indem sie Menschen glücklich preisen, die »ihre Begegnung mit der Erworbenen Immunschwäche Aids als Sprungbrett zur Selbsttransformation genutzt haben«[24]. Zahllos sind die Berichte von Aids-Kranken, die über Aids so sprechen, als hätte erst die Krankheit ihnen die Chance geboten, ihr Leben zu verändern.

> Vielleicht haben einige Leute geglaubt, daß meine erste Reaktion auf die Diagnose tatsächlich manisch war, weil ich sie als eine Chance auffaßte. Die meisten meiner Bekannten sind spirituelle Menschen, und ihre Reaktion war unmittelbar und eindeutig: »Oh, phantastisch, das wird Spaß machen. Dein Leben wird sich völlig verändern, weil du jetzt mit deinem Leben etwas anfangen mußt, was du sonst nie getan hättest. Das weißt du. Das ist der Grund, warum es dir schlecht ging. Das ist der Grund, warum du krank geworden bist. Und das wird sich jetzt verändern.«[25]

In der alternativen Gesundheitsbewegung ist das Werk solcher Transformation, zu der Aids-Kranke ermutigt werden, tatsächlich zu einer Heilsmetapher geworden, nicht nur der Rettung des einzelnen, sondern im Sinne der Gesamtarbeit, die von der Gesellschaft zu leisten ist, um das Überleben des Planeten zu gewährleisten. Tatsächlich wird Aids als existentielle Aufforderung zu einer Veränderung oder Umkehr dargestellt, wobei Homosexuelle die spirituelle Vorhut dieser Veränderungen sind. »Im Weltmaßstab ist Aids ein Symbol für die Veränderungen, für die Geburtswehen, die die Erde durchmachen muß.«

Die revolutionäre Veränderung, die hier vorausgesagt wird, ist eine Veränderung des Bewußtseins, wobei das »Aids-Bewußtsein« (sic) als Negativität, persönliche Vernachlässigung und Gleichgültigkeit gegen Körper und Emährung aufgefaßt wird. »Hier haben wir es, glaube ich, mit einem Zustand der Angst, Negativität, Schuld und Wut zu tun, der einen Höhepunkt erreicht hat. Da wir dies jetzt am eigenen Körper erleben, werden wir vielleicht anfangen, uns weiterzuentwickeln und die Bedingungen kritisch zu untersuchen, die wir zu diesem Zeitpunkt für uns geschaffen haben.«[26] Es erscheint allzu kleinlich und ungerecht, solche Ansichten zu kritisieren, vor allem, wenn man weiß, daß sie von einem Masseur stammen, der sterbende Aids-Patienten behandelt – und dies zu einer Zeit, da sie von anderen oft ausgeschlossen und geächtet werden. Dennoch ist nicht zu übersehen, daß auch solche verständnisvollen Ansichten symptomatisch für die Tendenz sind, Krankheit zu psychologisieren und zu spiritualisieren. Der Kranke wird dann leicht zum »unausgeglichenen Menschen« umgedeutet und eine weitverbreitete Krankheit zum Spirituellen Waffenruf funktionalisiert. Von dieser Revolution ist ein sehr eindeutiges Ergebnis zu erwarten. Es ist die harmonisch in sich ruhende, »spirituelle« Persönlichkeit, frei von inneren und äußeren Konflikten, die sich ganz auf Ernährung, körperliche Übungen und Entspannung im Dienste der Gesundheit konzentriert.

Schluß

In diesem Buch haben wir eine Reihe von Glaubensvorstellungen über Gesundheit, Krankheit und den Körper kennengelernt, die teilweise eng miteinander zusammenhängen. Das Interesse an alternativen Therapien endet selten damit, eine bestimmte Behandlungsmethode für ein Leiden zu finden, an dem die allopathische Medizin versagt hat. Mit übernommen werden fast immer auch die dahinterstehenden philosophischen Konzepte: der Glaube an die wohltätigen, heilenden Kräfte der Natur und natürliche Energien, ein ganzheitliches Menschenbild sowie die Sorge um eine innere »Ökologie« des Körpers und die entsprechende Ernährung. Ich habe mir diese Konzepte näher angesehen und versucht, sie mit den sozialen Kräften in Beziehung zu setzen, um manche ihrer Annahmen zu hinterfragen. Dennoch bleiben bestimmte Fragen offen. Weshalb haben die Ansichten über Körper und Gesundheit sich eigentlich verändert? Und welches Bedürfnis befriedigen diese neuen Philosophien? Warum sind sie so populär?

Die simpelste Antwort auf die beiden letzten Fragen wäre, daß die alternativen Therapien die zentrale Bedeutung, die Körper und Gesundheit in unserem Bewußtsein gewonnen haben, explizit zum Ausdruck bringen und mit einer Theorie untermauern. Die Sorge um Gesundheit und Wohlergehen ist zur großen Obsession unserer Kultur geworden – einer Kultur, die aufgrund ihres hohen Lebens- und Hygienestandards in der Lage ist, sich solch eine introspektive Haltung zu erlauben und von einer Gesellschaft ohne Krankheiten zu träumen.

Aber hinter dieser neuen Sorge um Körper und Gesundheit steckt noch mehr: Sie bietet den Menschen Gelegenheit, ihre Unzufriedenheit mit der modernen Gesellschaft auszudrücken, und vermittelt ihnen zugleich das Gefühl, daß sie persönlich etwas tun, um den Übergriffen der Gesellschaft Widerstand zu leisten. Das Bewußtsein, Sozialkritik zu leisten, ist in der Gesundheitsbewegung so stark verankert, daß viele ihrer Anhänger sich als Avantgarde einer stillen Revolution empfinden. Doch der Weg dieser sozialen Revolution führt nur selten zu sozialer Rebellion; viel häufiger ist es eine Reise nach innen, ein Weg der persönlichen Transformation. Die Suche nach natürlicher Gesundheit steht im Mittelpunkt einer neuen Moral, die den einzelnen dazu ermutigt, persönliche Kontrolle über die Krankheit zu gewinnen. Und das wichtigste Mittel zu solcher Kontrolle ist ein »verändertes Bewußtsein« und eine veränderte Lebensweise. Aus dieser Betonung einer Bewußtseinsveränderung entspringen all jene mit religiöser Moralität verbundenen Phantasien und Projektionen – Phantasien von Ganzheit und Integration und dem Individuum als Urheber alles Guten und Schlechten, das ihm in seinem Leben widerfährt. Zusammen mit solchen Phantasien blüht die Industrie der »humanistischen Psychotherapien«, die der Willenskraft des einzelnen die Aufgabe zuschreiben, solche Veränderungen herbeizuführen.

Daß der Körper in den westlichen Gesellschaften in den Mittelpunkt einer persönlichen Moralauffassung gestellt wird, ist nicht neu. Einst war die Sexualität der Schauplatz einer bewußten Auseinandersetzung mit dem eigenen Körper. Über das Sexualverhalten konnten einstmals religiöse Konzepte wie Schuld, Sünde, Selbstverleugnung im einzelnen weiterexistieren. In der Sexualität und auf dem Gebiet des Sexualverhaltens war das Individuum aufgerufen, ein Höchstmaß an Selbstbestimmung zu üben und Entscheidungen über sein Verhalten zu treffen. In der viktorianischen Epoche geschah dies in Form persönlicher Einschränkung, durch die Kontrolle erniedrigender natürlicher Impulse. In der zweiten Hälfte des 20. Jahrhunderts ging es zunehmend darum, die eigenen Möglichkeiten zu entdecken und sich wieder mit der eigenen sinnlichen Natur in Verbindung zu bringen, um die Wahrheit über sich selbst zu erfahren. Wenn diese Periode auch weniger moralistisch erscheint, so ist sie doch die Kehrseite der viktonanischen Epoche. Noch immer wird der Körper als »Beweis« benutzt, dient er dazu, innere Werte zu demonstrieren.

Seit mehr als einem Jahrzehnt jedoch wird die Sexualität als Beweis allmählich obsolet. Zunehmend wird diese neue private Moral nun in der Gesundheit angesiedelt. Hier wird sich die Wahrheit über unser inneres Wesen und unsere Beziehung zur Natur erweisen. Daß die Gesundheit so wichtig geworden ist und Anlaß zu »moralischen« Überlegungen bietet, die einst an die Sexualität gebunden waren, scheint durch ein Zusammenwirken verschiedener sozialer Entwicklungen in den letzten zwanzig Jahren bedingt zu sein. Zunächst ist die Sexualität als Bezugspunkt eines moralischen Diskurses einfach zu unstabil geworden. Auch wenn die Reaktion auf Aids auf sexuellem Gebiet vielleicht einen Rückschlag bedeutet, ist nicht zu leugnen, daß in der Einstellung zur Sexualität weitreichende Veränderungen stattgefunden haben, die nicht mehr rückgängig zu machen sind. Es gibt keine allgemeingültige Sexualmoral mehr. Drei Faktoren haben die moralischen Gewißheiten auf sexuellem Gebiet erschüttert und zu einer bis dahin ungeahnten Freizügigkeit geführt: der Zusammenbruch der christlichen Moral als beherrschendem Ethos der Gesellschaft, die veränderte Stellung der Frau und die Verfügbarkeit von Verhütungsmitteln. Die Veränderungen, die sie bewirkt haben, sind so tiefgreifend, daß es kaum vorstellbar ist, daß die Sexualität jemals wieder einer moralischen Hegemonie unterworfen sein könnte.

Man könnte nun fragen, warum es überhaupt Moralvorstellungen über den Körper geben muß, wenn die Sexualität als Kristallisationspunkt ausgedient hat. Aber für eine Gesellschaft wie die unsere ist es nicht leicht, sich von den moralischen Kategorien des Christentums zu lösen, insbesondere von der Forderung, daß der einzelne seinen Wert beweisen muß, indem er eine gewisse Kontrolle über seinen Körper ausübt. Auch wenn die heutige Gesundheitsbewegung Körper und Geist als Ganzheit begreift, so transportiert sie doch eine Moral, nach der der einzelne sich zwischen positiven und negativen Zuständen, zwischen richtig und falsch zu »entscheiden« hat. Diese Moral tritt vielleicht nicht offen zutage. Zumindest gibt es keine

Rezepte, was wir tun oder unterlassen sollten. Dennoch ist auch die heutige Gesundheitsbewegung reich an Dualismen, wie sie für die Moralvorstellungen des Christentums so charakteristisch sind. Statt Gut und Böse haben wir nun den Gegensatz zwischen moderner Gesellschaft und Natur, zwischen Krankheit und Gesundheit. Unter diese beiden Kategorien werden alle Eigenschaften subsumiert, die einst den Begriffen »gut« und »böse« zugeordnet wurden. Wer ein natürliches Leben führt und sich natürlich ernährt, steht auf der Seite der ganzheitlichen, integrierten, ausgleichenden und heilenden Kräfte der Natur. Vor allem aber steht er auf der Seite der Gesundheit. Die Naturgesetze zu ignorieren heißt, die Partei des Fragmentierten, des Disharmonischen, der »Massengesellschaft« zu ergreifen, mit all ihrem Schmutz und Abfall, ihrer Technologie und Zerstörung. Letztendlich ist dies ein Bündnis mit der Krankheit. Der einzelne muß zwischen diesen Kategorien wählen; zwischen den lebenspendenden Kräften der Natur und den zerstörerischen Kräften der modernen Welt. Und das Zeichen für die Entscheidung, die wir treffen, ist die »Gesundheit«. Der Gegensatz zwischen Gesundheit und Krankheit ist der zwischen Ganzheit und Fragmentierung, zwischen Konflikt und Frieden.

Warum aber sollten Menschen, die sich erst seit kurzem von den moralischen Kategorien des Christentums und den sexuellen Zwängen einer repressiven Gesellschaft befreit haben, sich sofort einer neuen Philosophie unterwerfen, in der der Körper wiederum als Ausdruck ihres persönlichen Willens verstanden wird? Die Antwort liegt genau in der Formulierung, die ich eben verwendet habe: »persönlicher Wille«. Wir leben in einer Gesellschaft, die glaubt, daß der einzelne für sein Handeln verantwortlich ist und daß der einzelne letzten Endes sogar dafür verantwortlich ist, was ihm in der Gesellschaft widerfährt – ob er in ihr Erfolg hat oder untergeht. Dies ist das Vermächtnis des protestantischen Christentums mit seiner Vorstellung, daß das Seelenheil des einzelnen von seinen Taten bestimmt wird. Und diese Ansichten sind in unserer Gesellschaft noch immer tief verwurzelt, auch wenn wir unsere Gewissensentscheidungen nicht mehr von dem abhängig machen, was die Kirchen lehren.

Auch wenn uns konservative Politiker vom Niedergang der Gesellschaft und ihrer moralischen Aushöhlung durch sozialistische Theorien überzeugen wollen, die den einzelnen aus der Verantwortung entlassen und die Gesellschaftsstruktur für alle sozialen Übel haftbar machen – Tatsache ist, daß der Glaube an eine persönliche, individuelle Verantwortung des Menschen für sein Schicksal niemals wirklich erschüttert wurde. Das Wiedererstarken des politischen Konservatismus hat ihm lediglich neuen Auftrieb gegeben.

In den frühen siebziger Jahren wurde diese Ethik zumindest intellektuell ernsthaft in Frage gestellt. Nach Freud schien die Deutung plausibel, daß der einzelne von unbewußten Widersprüchen beherrscht wird und es deshalb illusionär ist, unser Leben aus eigener Willenskraft verändern zu wollen. Darüber hinaus fanden marxistische Ideen, die alle Übel der Gesellschaft in der Sozialstruktur lokalisierten, zeitweilig großen Widerhall. Wenn in einer Gesellschaft nur einige wenige über die ökonomischen Grundlagen und die Produktionsmittel verfügen, so das Argument, sind die anderen Klassen von vornherein strukturell benachteiligt. Auch wenn diese Ideen sich niemals auf breiter Front durchsetzen konnten, nahm der Staat doch verstärkt seine Verantwortung wahr – im Erziehungs- und Gesundheitswesen, in der Wohlfahrtspflege für die Alten und Behinderten –, und allgemein schien sich ein Gefühl sozialer Verantvortung auszubreiten: ein Gefühl dafür, daß es nicht einfach Sache des einzelnen war, sein Schicksal zu sichern. Aber schon Ende der siebziger Jahre waren diese neuen Ansätze heftigen Angriffen ausgesetzt. Konservative Politiker lasteten alle sozialen Probleme der Zeit dem »Wohlfahrtsstaat« an, der den einzelnen angeblich aus dem Gefühl individueller Verantwortung für das eigene Tun entließ. Der politische Konservatismus gab dagegen der Vorstellung neuen Auftrieb, daß der einzelne völlige Kontrolle über seine Handlungen habe und für sein Glück oder Pech selbst verantwortlich sei.

Der Trend zur alternativen Medizin ist symptomatisch für das, was zum gleichen Zeitpunkt in vielen Bereichen der Gesellschaft geschah. Jegliches Übel wurde auf den »Materialismus« zurückgeführt, als Sammelbegriff für jedes Denkmodell, das den einzelnen nicht allein für das Gute oder das Böse, das ihm im Leben zustößt, verantwortlich macht. Statt also die Strukturen der Arbeitswelt oder die konkreten Versäumnisse der Schulmedizin zu kritisieren, wurde pauschal das mangelnde Verantwortungsbewußtsein des einzelnen für seine Gesundheit für alle Fehlentwicklungen verantwortlich gemacht. In den alternativen Therapien sah man nun mehr als eine bloße Ergänzung oder Ersatz für die Versäumnisse der allopathischen Medizin. Sie waren fortan der Ort einer neuen Philosophie der persönlichen Verantwortung. Die alternativen Therapien wiederum bewaffneten sich mit einer Theorie, die sie bisweilen in einem simplifizierten Feminismus fanden, der die Welt in männliche und weibliche Pnnzipien aufteilte, wobei die Schulmedizin unter die Rubrik der »männlich-materialistisch-technologischen Werte« fiel.

Viele alternative Therapeuten werden zweifellos empört sein, sich in die Nähe konservativer Gesellschaftsbilder gerückt zu sehen. Für sie ist die Bewegung ein Sprachrohr der Unzufriedenheit mit dem gesellschaftlichen Status quo. Sie sehen die *allopathische* Medizin im Bund mit jenen konservativen Kräften, die Raubbau an der Natur und Umwelt treiben, weil sie auf das Recht des Individuums pochen, die Ressourcen dieser Welt um des Profitstrebens willen auszubeuten. Einer der Faszinationspunkte der alternativen Medizin liegt zweifellos darin, daß sie ein allgemein verbreitetes Gefühl einer gefährlichen gesellschaftlichen Fehlentwicklung deutlich zum Ausdruck bringt. Ob es sich nun um Ernährung oder Psychotherapie handelt oder nur um Ansichten über Natur und natürliche Gesundheit, nie fehlt der Hinweis auf die Anonymität der modernen technologischen Gesellschaft und die Schäden, die sie verursacht. Doch fast immer gleitet solche Kritik in pauschale Polarisierungen zwischen der »Moderne« einerseits und der Natur andererseits ab; selten dagegen artikuliert sie eine tiefergreifende Herausforderung an die Strukturen der kapitalistischen Gesellschaft. Ein Gefühl sozialer Ohnmacht äußert sich als Haß auf die Maschine.

Häufig mündet die Gesellschaftskritik der alternativen Therapien dagegen in die Sehnsucht nach allem, was von der modernen Gesellschaft zerstört wurde. Dieser Antagonismus zwischen Natur und moderner Gesellschaft ist allerdings keineswegs neu. In früheren Zeiten diente die Natur in ähnlicher Weise dazu, Sehnsucht nach etwas Verlorenem und Kritik an der bestehenden Gesellschaft auszudrücken – sei es die Sehnsucht nach einer verlorenen Unschuld, wie sie die romantischen Dichter artikulierten, oder der Verlust sexueller Spontaneität, wie in den sechziger Jahren. Heute bezeichnet der Begriff Natur eine verlorene Ganzheit und Gesundheit, und die Kritik an der Gesellschaft formuliert sich aus dem Gegensatz zu ihr. In der alternativen Gesundheitsbewegung ist Natur das Gegenteil allen menschlichen Handelns: Sie ist nicht fragmentiert, nicht willkürlich und sinnlos; sie weiß nichts von schlechter Haltung, schlechter Erziehung, schlechter Ernährung; vor allem kennt sie keine Krankheit. So ist die Kritik an der modernen Gesellschaft zugleich pauschal und reduziert: Sie konzentriert sich auf die Verderbnis der modernen Welt, die zur Degeneration des Körpers führt. Tatsächlich hat die Furcht vor Degenerationskrankheiten eine ungeahnte Bedeutung gewonnen, so als könnte man über die moderne Gesellschaft nichts Schlimmeres sagen, als daß wir alle krank sind und daß der einzelne seinen Körper zu wenig unter Kontrolle hat.

Körperliche Gesundheit, wie sie durch die in diesem Buch geschilderten alternativen Heilverfahren erreicht werden soll, ist die Front, an der der einzelne den Exzessen der »Moderne«, der Industrialisierung und der gesellschaftlichen Anonymität entgegentreten kann. Gesund zu werden ist gleichbedeutend mit einem Zurückfinden zur Natur und zu einer natürlichen Lebensweise, und dies ist der Weg, auf dem man der fortgeschrittenen Industriegesellschaft Widerstand leisten kann. Dieser Widerstand beruht nicht auf einer Analyse der gesellschaftlichen Strukturen, der sozialen Gegensätze, der ungleichen Verteilung der Ressourcen. Es ist ein persönlicher Widerstand, bei dem sich der einzelne gegen das moderne Leben »immun« macht. Die alternative Gesundheitsbewegung ist ein Ort, wo der einzelne auf höchst persönliche Art und Weise ein Gefühl für die Verderbnis der Moderne entwickeln und den Kampf gegen diese Verderbnis aufnehmen kann. Heute besteht diese Verderbnis nicht mehr in religiösen Sünden wie Habgier, Unkeuschheit, Sex und

Neid, auch nicht in ökonomischen Sünden des Kapitalismus, sondern in schlechter Elternschaft, schlechter Ernährung, schlechter Körperhaltung und dem Mißbrauch von Natur und Nahrung. Die Lösungen für diese Übel sind selten politischer Natur. Sie sind individuell. Es obliegt den Individuen, sich zu transformieren und Schmerz und Leid zu bekämpfen, die uns das moderne Leben auferlegt.

Manch einer mag einwenden, daß solche Bilder einer verderbten Welt sehr realen politischen Ängsten entspringen: Angst vor einer unpersönlichen Bürokratie; Angst vor der Auslöschung der Menschheit und des Planeten durch technologische Entwicklungen, die unserer Kontrolle entgleiten. Aus dieser Perspektive ist die Wiedereinsetzung der individuellen Verantwortung sowohl ein Symptom (jenes allgemeinen Gefühls der Ohnmacht) als auch eine Notwendigkeit: ein neues Stadium privater Politik. Solange der einzelne nicht die Verantwortung für seinen Körper übernimmt und den Kräften entgegentritt, die ihn krank machen, gibt es keine Hoffnung auf allgemeinere Veränderungen. Aber diese Erklärung greift zu kurz. Das Gefühl, in einer verderbten Welt zu leben, ist zu symbolisch und zu privat, als daß es sich ausschließlich aus verinnerlichten politischen Ängsten herleiten könnte. Diese Vorstellungen von der Verderbnis der Welt sind unmittelbare Nachfahren eines religiösen Dualismus: der Verderbnis der materiellen Welt im Gegensatz zur Perfektionierbarkeit des Individuums, auch wenn diese Suche nach Vollkommenheit heute auf den Körper und nicht mehr auf die Seele zielt – auf das Hier und Jetzt statt auf das Jenseits.

Offensichtlich ist auch, daß die Betonung privater Verantwortung nur selten zu selbstbewußtem politischen Handeln ermutigt. Mag sein, daß sie dem einzelnen das Gefühl vermittelt, gewisse Dinge ändern zu können – doch meist nur im Rahmen des bestehenden Status quo, der existierenden sozialen Strukturen. Das entscheidende Ziel aller Bemühungen ist, daß es dem einzelnen besser geht; daß er weniger Konflikte hat und sich von den Schrecknissen des modernen Lebens weniger unterkriegen läßt. Der Lohn aller Mühen ist manchmal recht paradox. Der einzelne wird erfolgreicher sein, mehr erreichen und besser mit dieser Gesellschaft zurechtkommen. Oft sind die Ziele explizit konservativ formuliert: Harmonie, Ordnung, Gleichgewicht sowie das Ende von Kampf und Streit und »unproduktiven« Konflikten. Daß ganz reale und objektive Interessen die Gesellschaft regieren, in der wir leben, wird ausgeblendet. Der heile und geheilte Mensch ist jemand, der in der existierenden Gesellschaft alles haben und alles werden kann. Kein Wunder also, daß der »Persönlichkeitstypus«, dem ich bei den Recherchen zu diesem Buch am häufigsten begegnete, der kerngesunde Unternehmer war – die perfekte Mischung einer privaten Körperpolitik mit friedlicher Koexistenz innerhalb der bestehenden ökonomischen Verhältnisse.

Zweifellos geschieht Teilen der alternativen Therapiebewegung Unrecht, wollte man sie nur auf solche privaten Lösungsstrategien reduzieren. Viele ihrer Anhänger engagieren sich aktiv in ökologischer Politik und Anti-Atomkraft-Kampagnen. Ebenso töricht wäre es, die Anliegen und Hoffnungen dieser Gesundheitsbewegung insgesamt in Frage zu stellen. Wer möchte sich schlecht fühlen und im Konflikt leben, vielleicht sogar krank sein, wenn man sich gesund und zufrieden fühlen kann? Und was ist so schlecht daran, beim einzelnen anzufangen und dann nach umfassenderen sozialen Veränderungen zu streben, die auf einer Gemeinschaft von veränderten Individuen aufbauen? Das Problem liegt darin, daß es bei dem Streben nach Selbsttransformation selten nur um optimale Gesundheit und Selbstbewußtsein geht. Ziel der Veränderung ist das konfliktfreie Individuum; das Individuum, das nicht mehr im Kampf gegen die Gesellschaft steht; das Individuum, das Wut und Zorn ausgesprochen hat und losgeworden ist, jene Gefühle, die es in Konflikt mit der Gesellschaft brachten. Es kann dir nur gut gehen, wenn du diesen emotionalen Zustand erreichst. Dies ist ein wahrhaft »alternativer« Weg, wenn alternativ zu sein friedliche Koexistenz mit den existierenden Strukturen bedeutet. Aktives Handeln ist dann nur noch eine Frage der privaten Entscheidung zwischen zwei Wegen, nicht mehr des Aufbaus einer anderen Gesellschaft mit anderen Werten.

Anmerkungen

Einleitung

1. ›Complementary Medicine in the U.K.‹, Research Council for Complementary Medicine, Juni 1986.
2. Report on Alternative Medicines, British Medical Association, 1986.
3. Robert S. Mendelsohn, *How to Raise a Healthy Child in spite of Your Doctor.*
4. ›Information about the Foundation, Foundation for Holistic Consciousness.

1. Kapitel

1. Reklame für Fleur Aromatherapy.
2. Informationsbroschüre des Council for Complementary and Alternative Medicine.
3. Informationsblatt der Hale Clinic, London.
4. ibid.
5. Informationsblatt über Orthobionomie.
6. ›Medical Herbalism‹, Broschüre des Council for Complementary and Alternative Medicine.
7. Interview mit einem Homöopathen.
8. Manifesto of the British Naturopathic and Osteopathic Association, 1987-88.
9. Janet Pleshette, *Cures That Work.*
10. Tom Moule, *Nature Cure.*
11. Reklame für Fleur Aromatherapy.
12. Interview mit einem T'ai Chi-Praktiker.
13. ›Natural Health‹, in der Zeitschrift *Here's Health*, Nov. 1987.
14. ›Medical Herbalism‹, op. cit.
15. Dr. Ronald Livingstone, *Healthy Living in a Polluted World.*
16. Interview mit einem Homöopathen.
17. Anne Murcott, ›You Are What You Eat: Anthropological Factors Influencing Food Choice‹, in Christopher Ritson et al. (Hsg.), *The Food Consumer.*
18. Informationsbroschüre der *Nature Cure Clinic.*
19. Werbung für Purolux Wasserbereitungsfilter.
20. Interview mit dem Leiter der School of Meditation, London.
21. ibid.
22. Werbung für Ma Huang, im *East/West Magazine*, Jan. 1987.
23. Annonce für blauen Mais, ibid.
24. Annonce für Mochi, ibid.
25. Informationsbroschüre über Reiki-Technik.
26. *Here's Health*, op. cit.

2. Kapitel

1. Broschüre des Institute of Optimum Nutrition.
2. Mark Plater, »Acupuncture and the State of Wholeness«, *Green Farm Magazine*, Vol. I, No. 4, 1986.
3. Artikel des Herausgebers zur neuen Gesundheitsseite, *The Guardian*, Juni 1988.
4. Dr. Bircher-Benner, in Janet Pleshette, *Cure That Work.*
5. Kenton, Leslie and Susannah, *Raw Energy. Eat Your Way to Radiant Health.*
6. Sandra Horn, *Relaxation.*
7. Institute of Optimum Nutrition, op. cit.

8. Robert Crawford, »A Cultural Account of Health«, in J.B. McKinlay (Hsg.), *Issues in the Political Economy of Health Care.*
9. Plater, op. cit.
10. Zitiert in *Homoeopathy Today*, 1986.
11. »A-Z of Alternative Health«, vorgestellt in der Zeitschrift *She.*
12. Manifesto of the British Naturopathic and Osteopathic Association, 1987-88.
13. Harry Benjamin, *Everybody's Guide to Nature Cure.*
14. Interview mit einem Akupunkteur.
15. *Alternative Medicine Today*, Sommer 1986.
16. Brian Inglis and Ruth West, *The Alternative Health Guide.*
17. Informationsblatt über Chiropraktik.
18. Inglis and West, op. cit.
19. Shakti Gawain, *Creative Visualization.*
20. Leon Chaitow, *Vaccination and Immunization.*
21. Barbara Griggs, zitiert bei Inglis and West, op. cit.
22. Evarts G. Loomis, »New Dimensions in Healing«, in *British Journal of Holistic Medicine*, Vol. I, April 1984.
23. Zitiert bei Inglis and West, op. cit.
24. Barbara Ray, in *International Journal of Holistic Health and Medicine*, Sommer 1985.
25. ibid.
26. Informationsblatt der Radionics Association, Banbury, Oxfordshire.
27. Inglis and West, op. cit.
28. Informationsblatt über Aura-Soma-Farbentherapie.
29. Interview mit Praktiker der Kirlianischen Fotografie.
30. »Dowsing«, *Green Cuisine Magazine,* September 1986.
31. ibid.
32. Reklame für Pulsorkristalle.
33. Malcolm Hulke, *The Encyclopaedia of Alternative Medicines and Self-Help.*
34. Vortrag über »Spiritual Healing« auf dem Festival of Mind, Body and Spirit, 1987.
35. Loomis, op. cit.
36. Frances Vaughan, *The Inward Arc.*
37. Horn, op. cit.
38. Vaughan, op. cit.
39. *Sunday Times*, Lifeplan Supplement (Beilage zum Thema Lebensgestaltung), März 1987.
40. Earl Mandell, *Shaping Up with Vitamins.*
41. ibid.
42. Annonce in der Zeitschrift *Shape.*
43. Annonce in der Zeitschrift *Lean Living.*
44. Artikel in der Zeitschrift *Healthy Living*, September 1986.
45. Artikel in der Zeitschrift *New Health*, September 1986.
46. Christopher Connolly and Hetty Einzig, *The Fitness Jungle.*
47. Zitiert im Lifeplan Supplement der *Sunday Times*, op. cit.

3. Kapitel

1. Patrick Pietroni, *Holistic Living.*
2. *A Course in Miracles.*
3. Interview mit Douglas und Nina Ashby von der Holistic Consciousness Foundation.
4. Zitiert nach Inglis and West, op. cit. S.
5. Interview, geführt bei der British Holistic Medical Association.

6. *Homoeopathy Today*, Sommer 1986.
7. Larry Dossey, *Beyond Illness.*
8. Pietroni, op. cit.
9. Jason Serinus, *Psychoimmunity and the Healing Process.*
10. Informationsbroschüre über Akupunktur.
11. Zitiert nach Leon Chaitow, *Vaccination and Immunization.*
12. Moule, op. cit.
13. Loomis, op. cit.
14. Interview mit G. Vithoulkas, *The Guardian*, Juli 1986.
15. ibid.
16. ibid.
17. in Ian Gawler, *You Can Conquer Cancer.*
18. Broschüre des Institute of Optimum Nutrition.
19. »The Age of Radiation«, in *Green Farm Magazine,* op. cit.
20. Horn, op. cit.
21. ibid.
22. John Harrison, *Love Your Disease: It's keeping you Healthy.*
23. ibid.
24. Michael A. Weiner, *Maximum Immunity.*
25. Gawler, op. cit.
26. Weiner, op. cit.
27. Susan Sontag, *Krankheit als Metapher.*
28. Gawler, op. cit.
29. Harrison, op. cit.
30. Claudia Bernhardt Pacheco, *Healing Through Consciousness.*
31. *Green Farm Magazine,* op. cit.
32. ibid.
33. Norman Lindsay, *My Mask.*
34. Serinus, op cit.
35. Moule, op. cit.
36. »Reflexology«, Informationsschrift, herausgegeben von der Bayley School of Reflexology.
37. Gawain, op. cit.

4. Kapitel

1. *Well-Being,* Channel 4 Publications.
2. Informationsbroschüre zur Pre-Creation or Soul Therapy, Arcane Medicine Lodge.
3. Leonard Orr und Sandra Ray, *Rebirthing in the New Age.*
4. Thomas A. Harris, *I'm OK – You're OK.*
5. Richard Bandler und John Grinder, *Frogs into Princes, Neuro-Linguistic Programming.*
6. Jerry Greenwald, *Be the Person You Were Meant to Be.*
7. ibid.
8. Informationsbroschüre des Karuna Institute for Core Process Psychotherapy.
9. John Rowan, *A Guide to Humanistic Psychology.*
10. Informationsbroschüre der Metamorphic Association.
11. ibid.
12. Greenwald, op. cit.
13. Rowan, op. cit.
14. Broschüre des Centre for Counselling and Psychotherapy Education.
15. Greenwald, op. cit.

16. Broschüre über Biodynamic Therapy - Jungian and Body Work.
17. Gawain, op. cit.
18. Information der Findhorn Foundation.
19. »Image Work and Guided Fantasy – Man and Woman«, Broschüre für Workshops mit J. Boeneng und J. Dieffenbacher.
20. Information über Workshops bei der Findhorn Foundation.
21. Leonard Orr, in Orr und Ray, op. cit.
22. Broschüre des Chiron Centre for Holistic Psychotherapy.
23. Gawain, op. cit.
24. Informationsprospekt über »Sound Health«, London.
25. British Rebirth Society.
26. ibid.
27. »Co-Counselling«, in Hulke, op. cit.
28. Phyllis Krystal, *Cutting the Ties that Bind.*
29. Greenwald, op. cit.
30. Gawain, op. cit.
31. Orr und Ray, op. cit.
32. Sabine Kurjo, »Networking in Mind, Body and Spirit«, Vortrag auf dem Festival of Mind, Body and Spirit, 1987.
33. Barry Long, »Self-Growth and the Spirit«, Broschüre.
34. Gawain, op. cit.
35. Pacheco, op. cit.
36. Zitiert nach R. Bandler and J. Grinder, op. cit.
37. Gawain, op. cit.
38. Informationsbroschüre über das Shen/Ko Natural Therapies Centre.
39. Ray, op. cit.
40. Brunel University, Programm für Self-Management.
41. »Active Birth Centres«, in der Zeitschrift *East/West,* Januar 1987.
42. Vortrag über »Women's Spirituality« von Joanna Noble auf dem Festival of Mind, Body and Spirit, 1987.
43. Long, op. cit.
44. Rowan, op. cit.
45. Gawain, op. cit.
46. Greenwald, op. cit.
47. Programm für Self-Management, Brunel University.
48. Gawain, op. cit.
49. ibid.
50. Broschüre über Re-Beliefing. Programme in Neuro-Linguistic Processing.
51. Seminare mit Rosemary Kearney, Annonce in der Zeitschrift *Human Potential.*
52. R. Valett, *Self-actualization: The Magical Powers of Self-Image Psychotherapy.*
53. ibid.
54. Broschüre über Re-Beliefing, op. cit.
55. Gawain, op. cit.
56. ibid.
57. ibid.
58. Orr und Ray, op. cit.
59. Werbebroschüre für das World Centre for Peace, Love, Harmony and Healing, Epping.
60. Phil Laut, *Money is My Friend.*
61. Pacheco, op. cit.

5. Kapitel

1. Manifesto of the British Naturopathic and Osteopathic Association, 1987-88.
2. Zitiert nach *The Vegetarian*, Juli/August 1986.
3. Broschüre, herausgegeben vom Institute of Optimum Nutrition.
4. »Vitamins in Perspective«, Felmore Ltd., Broschüre No. 14.
5. »Longer Lifespan«, Felmore Ltd., Broschüre No. 84.
6. »Keeping the Mind Young«, Felmore Ltd., Broschüre No. 44.
7. »Nutrition and Your Kids«, Felmore Ltd., Broschüre No. 126.
8. Vortrag von Gail Bradley von der Biosocial Therapy Association, auf der Alternativen Gesundheitsmesse, 1987.
9. ibid.
10. Emory W. Thurston, *The Parent's Guide to Better Nutrition for Tots to Teenagers.*
11. Pietroni, op cit.
12. Informationsblatt über makrobiotische Küche.
13. J. Lannon, »How People Choose Food«, in Ritson et al. (Hsg.), *The Food Consumer*, op. cit.
14. ibid.
15. »Keeping the Mind Young«, op. cit.
16. »Chemicals in Farming«, in der Zeitschrift *The Vegetarian*, Juli 1986.
17. R. Bralsford, »Food Processing«, in Ritson et al. (Hsg.), *The Food Consumer*, op. cit.
18. Moule, op. cit.
19. ibid.
20. Reklame für Home Milling Enterprises.
21. Charles Gerras (Hsg.), *Feasting on Raw Foods.*
22. Murcott, op. cit.
23. »Nutrition and Your Kids«, op. cit.
24. Gerras, op. cit.
25. »The Magic Story of Pelgor Herbs«, Werbebroschüre.
26. Murcott, op. cit.
27. ibid.
28. Livingstone, op. cit.
29. Reklame für Gelée royale.
30. »The Magic Story of Pelgor Herbs«, op. cit.
31. ibid.
32. Vortrag von Dr. Milo Siewert vor der Exhibition of Alternative Medicine, 1987.
33. *Green Farm Magazine*, Januar 1986.
34. Manifesto of the British Naturopathic and Osteopathic Association, op. cit.
35. Tom und Carole Valentine, *Medicine's Missing Link: Metabolic Typing and Your Personal Food Plan.*
36. ibid.

6. Kapitel

1. Charlene Spretnak, *The Politics of Women's Spirituality.*
2. Barbare Ehrenreich und Deirdre English, *Witches, Midwives and Nurses.*
3. ibid.
4. Einleitung zu Spretnak, op. cit.
5. »Active Birth Centres«, im *East/West* Magazin, Jan. 1987.
6. ibid.
7. Reklame für Women's Longevity, Energietrank auf Kräuterbasis.

8. Janet Balaskas, *Active Birth.*
9. »Active Birth Centres«, op. cit.
10. Michel Odent, *Birth Reborn.*
11. Sheila Kitzinger, Einleitung zu *Birth Reborn*, op. cit.
12. Zitiert nach Jean Donnison, in *Midwives and Medical Men.*
13. Peter Biller, »Childbirth in the Middle Ages«, *History Today*, August 1986.
14. Chellis Glendinning, »The Healing Powers of Women«, in Spretnak, op. cit.
15. Susan Griffin, *Woman and Nature.*
16. Glendinning, op. cit.
17. Griffin, op. cit.
18. W.I.T.C.H., »Spooking the Patriarchy«, in Spretnak, op. cit.
19. Starhawk, »Witchcraft as Goddess Religion«, in Spretnak, op. cit.
20. ibid.
21. ibid.
22. Starhawk, »Consciousness, Politics, Magic«, in Spretnak, op. cit.
23. Ly Warren-Clarke, *The Way of the Goddess: A Manual for Wiccan Initiation.*
24. Spretnak, op. cit.

7. Kapitel

1. Serinus, *Psychoimmunity and the Healing Process.*
2. ibid.
3. Sontag, op. cit.
4. Allan M. Brandt, *No Magic Bullet.*
5. Leon Chaitow, *Vaccination and Immunization.*
6. Serinus, op. cit.
7. ibid.
8. Chaitow, op. cit.
9. Dr. Jay Levy, *Time Magazine,* 3. November 1986.
10. Chaitow, op. cit.
11. Nick Bamforth, *Aids and the Healer Within.*
12. ibid.
13. ibid.
14. ibid.
15. Pacheco, op. cit.
16. ibid.
17. Paul Reed, *Serenity. Challenging the Fear of Aids.*
18. Serinus, op. cit.
19. ibid.
20. ibid.
21. Carl Somonton et al., *Getting Well Again.*
22. Bamforth, op. cit.
23. ibid.
24. Serinus, op. cit.
25. ibid.
26. Beitrag von I. Smith, in Serinus, op. cit.

Bibliographie

Balaskas, Janet, *Active Birth,* New York, McGraw Hill, 1983; dt. *Aktive Geburt. Ein praktischer Ratgeber für junge Eltern,* München 1993.

Barnforth, Nick, *Aids and the Healer Within,* New York, Amethyst Books, 1987.

Bandler, Richard und John Grinder, *Frogs into Princes: Neuro Linguistic Programming,* Moab, Ut., Real People Press, 1970; dt. *Neue Wege der Kurzzeit-Therapie: Neurolinguistische Programme,* Paderborn 1981.

Benjamin, Harry, *Everybody's Guide to Nature Cure,* North Hollywood, Ca., Newcastle Publications, 1982.

Birkinshaw, Elyse, *Turn Off Your Age,* Santa Barbara, Ca., Woodbridge Press, 1980.

Brandt, Allan M., *No Magic Bullet: A History of Venereal Disease in the United States Since 1880,* New York, Oxford University Press, 1985.

Brook, Danae, *Naturebirth: Preparing for Natural Birth in an Age of Technology,* London, Heinemann, 1985.

Chaitow, Leon, *Vaccination and Immunization, Dangers, Delusions and Alternatives,* Saffron Walden, C. W. Daniel, 1987.

Connolly, Christopher und Hetty Einzig, *The Fitness Jungle,* London, Century, 1986.

Course in Miracles, A, London, Arkana, 1985.

Donnison, Jean, *Midwives and Medical Men,* London, Heinemann, 1977.

Dossey, Larry, *Beyond Illness: Discovering the Experience of Health,* London, Shambhala, 1985; dt. *Sicht von Wohlbefinden, Krankheit und Schmerz,* Wien 1986.

Ehrenreich, Barbara und Deirdre English, *Witches, Midwives and Nurses: A History of Women Healers,* New York, Feminist Press, 1986; dt. *Hexen, Hebammen und Krankenschwestern,* München 1988.

Gawain, Shakti, *Creative Visualization,* New York, Bantam, 1982; dt. *Stell dir vor: Kreativ visualisieren,* Hamburg 1986.

Gawler, Ian, *You Can Conquer Cancer: A Self-help Guide to the Way Back to Health,* Wellingborough, Thorsons, 1986; dt. *So können Sie den Krebs besiegen,* München 1990.

Gerras, Charles (ed.), *Feasting on Raw Foods: Over 350 Healthy No-cook Recipes,* Wellingborough, Thorsons, 1986; dt. *Rohkost – frisch, gesund, köstlich,* Schaafheim 1989.

Greenwald, Jerry, *Be the Person You Were Meant to Be,* New York, Dell, 1973.

Griffin, Susan, *Woman and Nature: The Roaring Inside Her,* New York, Harper and Row, 1978; dt. *Frau und Natur. Das Brüllen in ihr.* Frankfurt a. M. 1987.

Harris, Thomas A., *I'm OK – You're OK,* London, Pan, 1973; dt. *Ich bin o.k., du bist o.k.: Wie man über seinen Schatten springen lernt,* Hamburg 1973.

Harrison, John, Love *Your Disease, it's keeping You healthy,* London, Angus and Robertson, 1984; dt. *Liebe deiner Krankheit – sie hält dich gesund,* München 1988.

Horn, Sandra, Relaxation: *A Self-help Guide to the Prevention and Control of Stress-related Illness,* Wellingborough, Thorsons, 1986.

Hulke, Malcolm (ed.), *The Encyclopedia of Alternative Medicine and Self Help,* New York, Schocken, 1979.

Inglis, Brian und Ruth West, *The Alternative Health Guide,* London, Michael Joseph, 1983; dt. *Der alternative Gesundheitsführer: Das umfassende Handbuch über die neuen und alten natürlichen Heilmethoden,* München 1984.

Kenton, Leslie und Susannah, *Raw Energy: Eat Your Way to Radiant Health,* London, Century Arrow, 1986; dt. *Kraftvolle Rohkost: Vitalität und Gesundheit durch naturbelassene Ernährung,* München 1987.

Krystal, Phyllis, *Cutting the Ties that Bind,* Los Angeles, Ca., Aura Enterprises, 1982; dt. *Die inneren Fesseln sprengen: Befreiung von falschen Sicherheiten,* Freiburg 1989.

Laut, Phil, *Money is My Friend,* Cincinnati, Ohio, Trinity Publications, 1979; dt. *Geld ist mein Freund: Die vier Gesetze des Reichtums,* München 1991.

Lindsay, Norman, *My Mask: for what little I know of the man behind it,* London, Angus and Robertson, 1970.

Livingstone, Ronald, *Healthy Living in a Polluted World,* Lebanon, Ky., The Cedar Press, 1973.

Mandell, Earl, *Shaping Up with Vitamins,* Arlington, Va., Arlington Books, 1985.

McKinlay, John B. (ed.), *Issues in the Political Economy of Health Care,* London, Tavistock, 1985.

Mendelsohn, Robert S., *How to Raise a Healthy Child in spite of Your Doctor,* Chicago, Contemporary Books, 1984; dt. *Wie ihr Kind gesund aufwachsen kann – auch ohne Doktor,* Holthausen/Münster 1990.

Moule, Tom, *Nature Cure in a Nutshell: The Simple Guide to Healthful Living,* London, Health for All Publishing, 1953.

Odent, Michel, Birth *Reborn: What Birth Can and Should Be,* London, Souvenir Press, 1984; dt. *Erfahrungen mit der sanften Geburt,* München 1986.

Orr, Leonard und Sondra Ray, *Rebirthing in the New Age,* Berkeley, Ca., Celestial Arts, 1977.

Pacheco, Claudia Bernhardt, *Healing Through Consciousness,* New York, Proton Editora, 1983.

Pietroni, Patrick, Holistic Living: *A Guide to Self Care,* London, J. M. Dent, 1986.

Pleshette, Janet, *Cures That Work: A Comprehensive Guide to Alternative Medicines That Really Work,* London, Century Arrow, 1986.

Reed, Paul, *Serenity. Challenging the Fear of Aids,* Berkeley, Ca., Celestial Arts, 1986.

Ritson, Christopher, et al. (eds.), *The Food Consumer,* Chichester, John Wiley, 1986.

Rowan, John, *A Guide to Humanistic Psychology,* Publication of the Association for Humanistic Psychology, 1987.

Serinus, Jason (ed.), *Psychoimmunity and the Healing Process: A Holistic Approach to Immunity and Aids,* Berkeley, Ca., Celestial Arts, 1986.

Simonton, Carl, et al., *Getting Well Again,* New York, Bantam, 1980; dt. *Wieder gesund werden: Eine Anleitung zur Aktivierung der Selbstheilungskräfte für Krebspatienten und ihre Angehörigen,* Hamburg 1985.

Sontag, Susan, *Illness as Metaphor,* New York, Farrar, Straus and Giroux, 1978; dt. *Krankheit als Metapher.* Frankfurt 1987.

Dies., *Aids und seine Metaphern,* München 1989.

Spretnak, Charlene, *The Politics of Women's Spirituality: Essays on the Rise of Spiritual Power Within the Feminist Movement,* New York, Doubleday, 1982.

Thurston, Emory W., *The Parent's Guide to Better Nutrition for Tots and Teenagers,* New Canaan, Ct., Keats Publishing, 1979.

Valentine, Tom and Carole, *Medicine's Missing Link: Metabolic Typing and Your Personal Food Plan,* Wellingborough, Thorsons, 1987.

Vaughan, Frances, *The Inward Arc: Healing and Wholeness in Psychotherapy and Spirituality,* London, Shambhala, 1985; dt. *Die Reise zur Ganzheit: Psychotherapie und spirituelle Suche,* München 1990.

Warren-Clarke, Ly, *The Way of the Goddess: A Manual for Wiccan Initiation,* New York, Avery Publications, o.J.

Weiner, Michael A., *Maximum Immunity: How to Fortify Your Natural Defences Against Cancer, AIDS, Arthritis, Allergies And Other Deficiency Diseases,* Bath, Gateway Books, 1986.

Well-Being, Channel 4 Publications, London, 1984.